増刊 レジデントノート
Vol.14-No.14

循環器診療の疑問、これで納得！
何となくが自信に変わる、現場で知りたいホントのところ

村川裕二／編

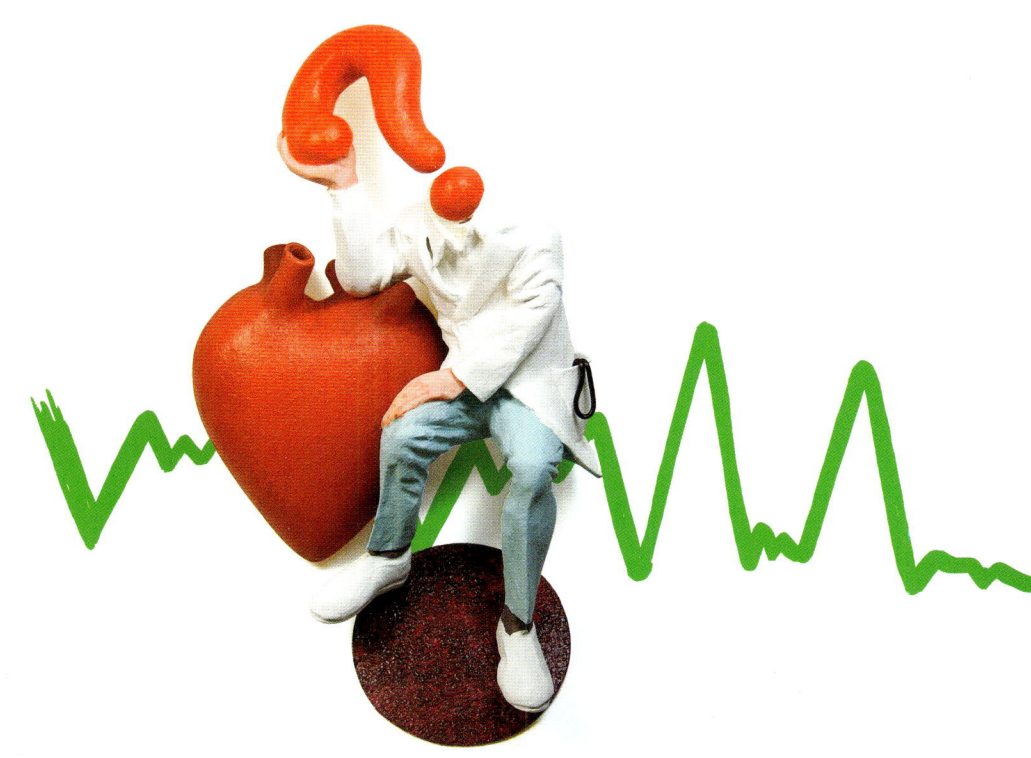

羊土社
YODOSHA

謹告

　本書に記載されている診断法・治療法に関しては，発行時点における最新の情報に基づき，正確を期するよう，著者ならびに出版社はそれぞれ最善の努力を払っております．しかし，医学，医療の進歩により，記載された内容が正確かつ完全ではなくなる場合もございます．

　したがって，実際の診断法・治療法で，熟知していない，あるいは汎用されていない新薬をはじめとする医薬品の使用，検査の実施および判読にあたっては，まず医薬品添付文書や機器および試薬の説明書で確認され，また診療技術に関しては十分考慮されたうえで，常に細心の注意を払われるようお願いいたします．

　本書記載の診断法・治療法・医薬品・検査法・疾患への適応などが，その後の医学研究ならびに医療の進歩により本書発行後に変更された場合，その診断法・治療法・医薬品・検査法・疾患への適応などによる不測の事故に対して，著者ならびに出版社はその責を負いかねますのでご了承ください．

はじめに

　とおい昔，閉塞性動脈硬化症とBuerger病のことを習いました．ふたつ並べて教わるので，どっちも同じくらいの頻度で遭遇するのかと思ってしまいました．潰瘍性大腸炎とCrohn病もセットになって講義がありました．なので，両方とも日常的に出会うもののようにインプットされました．病態の考え方には時代とともに変遷があるので一概には言えませんが，日頃出会うのは閉塞性動脈硬化症と潰瘍性大腸炎の方がずっと多いのはご存知の通りです．

　森や草原に狩りに出かける古代人の立場になって考えてみてください．草むらにライオンがどのくらいの確率で隠れているのか，川にいるのが小さなワニなのか，大きなワニなのかを知る必要があるはずです．さらに，自分の持っている槍や弓がパワフルな武器なのか，見かけ倒しなのかを知っていることも大事です．

　ところが，医学の教科書や講義には「ときにライオンに出会うこともある」し「ワニに出会った人がいる」と書いてあるだけなので，「逃げ出す練習をすべき」なのか「果敢に攻めて行くべきか」がピンときません．教える先生は洗練されたメッセージを送っているつもりでも，授業を受ける方が核心をつかめないのです．

　経験を積めば，「一応有効ということになっているが，まず使わない薬」があり，「診断はしてもほったらかしにする病気」があることを知ります．相手次第で，力を加減できるようになります．こうした「臨床のセンス」を会得するのは経験の蓄積に負うところが大きいでしょうが，「本で見たちょっとしたヒント」はその経験をうまく消化する手助けになるものです．

　この増刊号は，いろんなレベルの方を念頭において企画しました．

- まず循環器診療にはじめて接する方には，疾患や薬剤の基本的な感触を理解してもらおうと考えました．病棟では「何となく習慣」で行われていることがたくさんあります．それはそれで間に合いますが，「なぜ」，「いつ」，「だれに」という要素が見えるとロジックをもって良い結果を導けるようになり，自信にもなります．
- ある程度の経験を積んだ方には，「本当に理解しているのかどうか」振り返るようなテーマも取り上げてあります．それは，病態を理解して治療するという動きのなかに，フィロソフィーが込められるようになっていただきたいからです．フィロソフィーというと大げさですが，つまり後輩に蘊蓄を披露できるようになるというくらいの意味です．
- 「実際に頻拍を止めるときに何をするか」というような具体的なテーマもありま

す．ごく普通に行われていることですが，経験のない方には，「その簡単なこと」が見えないのです．教える方も，簡単なことを教えるのが難しいのです．
- 生化学，生理学，薬理学，遺伝子学なども，診療で忙しいとどんどん遠ざかっていきます．しかし，医療は「ベーシックな医学」を土台にしてなりたっています．そこで，分子生物学的な知見も触れられています．現代のプロフェッショナルは，現代の基礎医学にも多少接すると深みが出ると思うからです．

　何が自分にとって役に立つ情報かを知ることができるとは限りません．しかし，何が面白いかはすぐわかります．まず興味を持てるところ，面白いと思うところを覗いてください．執筆の先生方から渾身の原稿をいただきました．どんどん，引き込まれて，「臨床のセンス」が磨かれていくものと期待します．

2012年10月

村川裕二

増刊 レジデントノート
Vol.14-No.14

循環器診療の疑問、これで納得！
何となくが自信に変わる、現場で知りたいホントのところ

はじめに ……………………………………………………村川裕二	3 (2565)
Color Atlas …………………………………………………………	9 (2571)
執筆者一覧 …………………………………………………………	10 (2572)

第1章　心不全のこんなこと

1.　低ナトリウム血症と出会うとき ……………………川井　真　12 (2574)
　　1. まず基本　2. ここでつまずく：体液調節機構　3. 少しわかってきたころ：低ナトリウム血症の鑑別と治療　4. さらにステップアップ

2.　合併しやすい2つの疾患
　　〜心不全と肺炎 …………………………………門田宗之，伊勢孝之　18 (2580)
　　1. 意外に多い肺炎と心不全の合併　2. 心不全と肺炎の鑑別　3. 肺炎は心不全を，心不全は肺炎を増悪させる　4. 重症心不全では日和見感染も鑑別を（症例提示）

3.　心不全に呼吸管理する意味 ……………………………樋口義治　23 (2585)
　　1. まずは基本：酸素化の改善　2. ここでつまずく：陽圧換気への移行の判断　3. ここが見えれば　4. 治療のスジ

4.　非侵襲的陽圧換気（NPPV）をまずはじめる ………樋口義治　27 (2589)
　　1. まずは基本的な成り立ちを　2. NPPVの特徴を知る　3. 少しわかってくれば：NPPVの適応の判断　4. ここが見えれば：NPPVのモード設定　5. 治療のスジ

5.　利尿薬は魔法のくすりか ………………………………藤井洋之　31 (2593)
　　1. まず基本　2. 利尿薬の使い方　3. 使うとき気にすること　4. 反応が悪いとき考えること

6.　混ぜればいいのか，ドブタミンとドパミン …………青柳秀史　37 (2599)
　　1. ドパミン　2. ドブタミン　3. ドブタミンとドパミンの併用

7. 急性心不全のクリニカルシナリオという発想
 ………………………………………………………高橋智弘, 小松　隆　42 (2604)
　　1. まず基本　2. ここが見えれば

8. PDE-Ⅲ阻害薬の出番はいつ？ ……………………………………池ノ内　浩　47 (2609)
　　1. 強心薬の種類　2. まず基本：強心薬の作用機序　3. ここでつまずく：PDE-Ⅲ阻害薬とは
　　4. これまでの治療研究成績からわかること　5. PDE-Ⅲ阻害薬の使い方　6. 結論

9. hANPを使うとき，使わないとき ………………………………高部智哲　55 (2617)
　　1. 基本　2. hANPの特徴　3. hANPの適応　4. hANPを使わない場合　5. BNP製剤について

10. Forrester分類とNohria-Stevenson分類はどこが違う？
 ………………………………………………………………絹川真太郎　61 (2623)
　　1. まず基本：2つの分類の特徴　2. ここでつまずく　3. 少しわかってきたころ　4. ここが見えれ
　　ば―治療選択

11. 研修医のための心原性ショックの非薬物治療（補助循環）
 ……………………………………………………………………内藤　亮　66 (2628)
　　1. 心原性ショックの鑑別・診断　2. 治療の原則

12. 「拡張不全」，なぜ悪い？ ……………………………………………小早川　直　72 (2634)
　　1. 心室は時間によって弾性が変化する袋である　2. 弛緩にはエネルギーが必要である　Advanced
　　Lecture：タイチンと心機能

13. 胸水を認めたら ……………………………………三谷治夫, 福馬伸章　78 (2640)
　　1. どうやって，肺に水がたまるのか　2. 少しわかってきたところで　3. 胸水は，診断情報の濃縮
　　液（エキス）　4. こんなことがありました

14. 慢性心不全のPhilosophy ……………………………………………松村　穣　84 (2646)
　　1. まずは基本：慢性心不全って？　2. ここでつまずく？：心不全と診断するまで　3. 少しわかっ
　　てきたところで：ちょっと難しい話　4. ここが重要：慢性心不全治療のPhilosophy　5. 慢性心
　　不全治療の常識ではあるが　6. もう1つの大切な治療：基礎疾患の治療　7. それでも難しい慢性心不
　　全

15. 心不全にβ遮断薬を使う理由 ………………………………………伊勢孝之　91 (2653)
　　1. β遮断薬の種類と特徴　2. β遮断薬導入のタイミングとその方法　3. 心不全に対するβ遮断薬
　　の効果

16. レニン・アンジオテンシン系の基礎はどこまで必要か ……長田太助　96 (2658)
　　1. レニン・アンジオテンシン系の基本　2. 循環RA系と組織RA系　3. RA系の新展開　4. 薬物治
　　療の背景

17. 心不全はなぜ突然死するのか ………………………………………今井　靖　104 (2666)
　　1. 不全心における解剖学的・構造的変化が不整脈を生じやすくする　2. 神経・体液性因子も突然死
　　に関与　3. カルシウム過負荷による不整脈誘発性の増強　4. 心不全治療に用いる薬剤に関連した不
　　整脈の原因　5. 心臓突然死を生じやすいリスク因子は

第2章　虚血のこのごろ

1. 急性冠症候群にバイアスピリン®とプラビックス®を投与するのはなぜか
……………………………………………………………………杉下靖之　109　(2671)
1. まず基本　2. 常識的に：アスピリンの投与　3. 少しひねって：プラビックス®の役割　4. 少しわかってきたころ：アスピリン投与の問題点　5. こんなことがありました：実際の経験症例より

2. 誰にバイパス手術を勧めるのか……………………………………今中和人　115　(2677)
1. 虚血性心疾患治療の集団的勘違い　2. PCI vs. CABGのガチンコ　3. 日本のPCI/CABGのガイドライン　4. オフポンプ・イリュージョン　5. 非心臓疾患ではPCI？

3. 安定狭心症の考え方，あちらとこちら……………………………山口浩司　121　(2683)
1. 安定狭心症の治療方法は？　2. PCIの適応は？　3. 狭心症患者にまず必要な薬って？
Advanced Lecture：プラーク安定化って？

4. 薬剤溶出性ステント（DES）と非薬剤溶出性ステント（BMS）
……………………………………………………………………伊達基郎　126　(2688)
1. PCIの発展　2. ステント血栓症（stent thrombosis：ST）　3. ST上昇型心筋梗塞（STEMI）症例でDESは使用できるのか？　4. DES時代のBMSの役割とは？

5. 冠攣縮は本当に日本人に多いのか……………………………………原　政英　132　(2694)
1. 冠攣縮のメカニズムと原因　2. 冠攣縮の頻度と疫学　3. 診断のポイント　4. 症例提示

6. 硝酸薬とニコランジルは他人か………………………房崎哲也，小松　隆　141　(2703)
1. 硝酸薬の（薬理）作用　2. 硝酸薬投与の予後に関する研究の変遷　3. ニコランジルの（薬理）作用　4. ニコランジルの各病態に対する有効性　5. 使い分け・使い方

7. むずかしくてイヤになる動脈硬化のサイエンス
………………………………………………………………添木　武，佐田政隆　146　(2708)
1. まずは歴史から　2. 現代はどう考えられているのか　3. 実際の臨床との関係は？

第3章　不整脈をみたら

1. みかけはそれほどでもないが実は危険な心電図……………………速水紀幸　153　(2715)
1. まず基本　2. 実は危険な心電図

2. 心房細動に使える抗不整脈薬は何か………………………………畔上幸司　158　(2720)
1. まず基本　2. ここまでが常識　3. 少しわかってきたころ　4. ここがクリアできれば　5. ここが見えれば

3. 発作性上室性頻拍（PSVT）のとめかた〜手取り足取り
……………………………………………………………………出口喜昭　164　(2726)
1. まず基本：PSVTとは　2. 治療の流れ　3. ここでつまずく　4. 診断と治療の選択

4. 一時的ペーシング………………………………………………………田中泰章　170　(2732)
1. まず基本：一時的ペーシングの必要性の判断　2. 徐脈性不整脈の症状は？　3. 徐脈性不整脈の診断　4. 徐脈性不整脈治療の流れ　5. 個々の治療のすすめかた

5. 抗凝固療法
　　〜今どうなっている？ ……………………………………………山内康照　177　(2739)
　　　　1. 凝固カスケードと抗凝固薬の作用機序　2. 抗凝固薬の特徴　3. 心原性塞栓症リスクのスコアリング

6. はじめてのElectrical storm ………………………………………円城寺由久　186　(2748)
　　　　1. Electrical stormとは　2. 失神患者に遭遇したら　3. Electrical stormの要因　4. Electrical stormの対処法

7. 植込み型除細動器（ICD）を勧めたいとき …………………佐藤　明　192　(2754)
　　　　1. 植込み型除細動器，両室ペーシング機能付き植込み型除細動器とは　2. 植込み型除細動器はどんな症例に役立つの？　3. 植込み型除細動器の問題点

8. アブレーションに向いている心房細動 ………………………静田　聡　197　(2759)
　　　　1. まず基本：カテーテル・アブレーションとは？　2. 心房細動に対するアブレーション　3. 3Dナビゲーションシステムの開発と進歩　4. 症例提示：心房細動アブレーションの実際　5. 心房細動アブレーションの合併症　6. 心房細動アブレーションの成否の予知因子　7. 心房細動アブレーションのガイドラインでの適応基準

第4章　これも知っておきたい

1. アナフィラキシーに出会ったときの動き方 …………………原　知也　207　(2769)
　　　　1. アナフィラキシーの診断　2. 初期対応

2. 血圧が低いときに考えること ……………………………………佐川俊世　212　(2774)
　　　　1. まず基本　2. 実際の症例で考えてみよう

3. 甲状腺機能と不整脈 …………………………………杉浦杏奈，速水紀幸　218　(2780)
　　　　1. まず基本　2. 治療のスジ　3. 個人的な意見

4. ERでの心エコー ……………………………………山形研一郎，宇野漢成　222　(2784)
　　　　1. 急性心筋梗塞　2. 急性左心不全　3. 肺塞栓　4. 大動脈解離

5. 神経調節性失神（NMS）はありふれた病気か ………………丹野　郁　229　(2791)
　　　　1. 神経調節性失神の頻度　2. 神経調節性失神の機序　3. 神経調節性失神の診断　4. 神経調節性失神の治療　5. 神経調節性失神の予後

6. 大人で見つかる先天性心疾患 ……………………………………杉下和郎　234　(2796)
　　　　1. まず基本　2. ここでつまずく　3. 少しひねって　4. 少しわかってきたころ　5. ここが見えれば　6. 治療のスジ　7. 考え方が変わった

● 索引 ………………………………………………………………………………………241　(2803)

Color Atlas

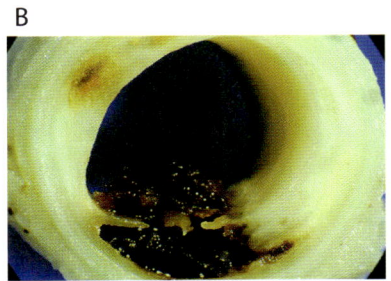

❶ プラークの破綻
（p.147，図1B 参照）

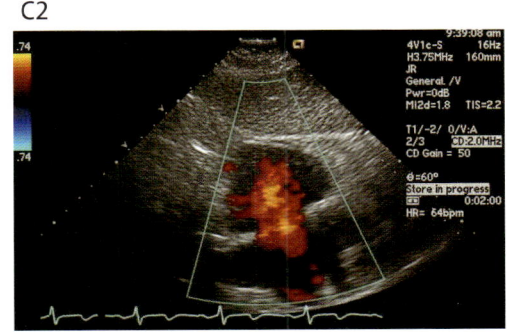

❷ 40年近く放置していた心房中隔欠損症
心エコー検査：カラードプラー
（p.236，図C2 参照）

B

   左房造影   3DCT

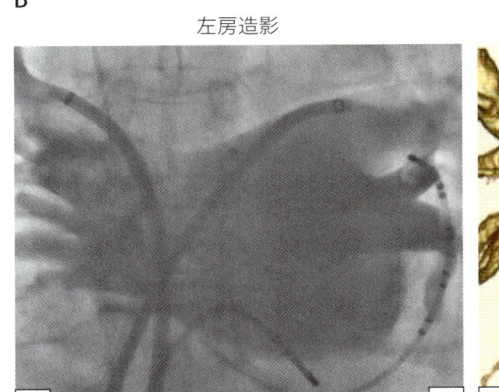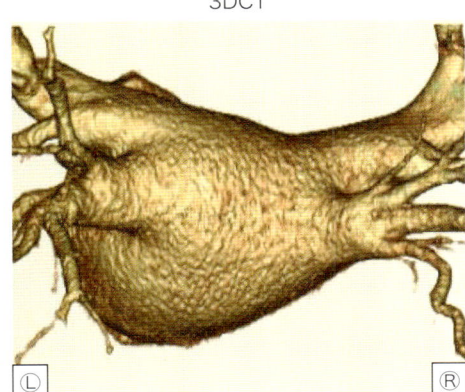

C

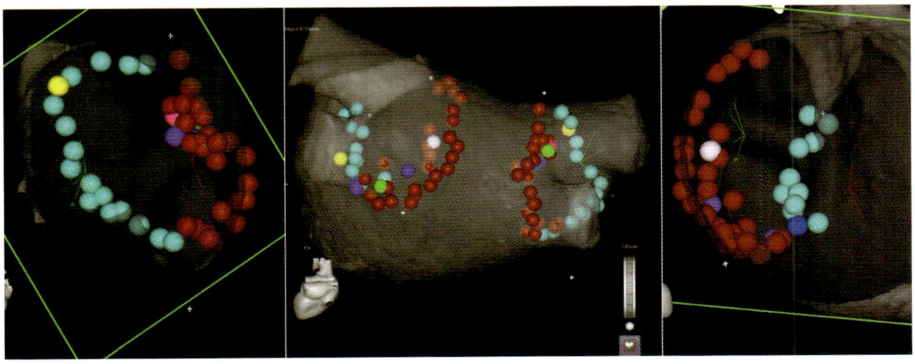

❸ CARTO®システムによる3Dマッピング
 B）左房造影と3DCTのイメージの重ね合わせ（CARTOMERGE™）
 C）CARTO®システム上の焼灼ポイント
（p.199，図2B，C 参照）

■執筆者一覧

■編 集
村川裕二　　帝京大学医学部附属溝口病院第四内科

■執筆（掲載順）

川井　真	東京慈恵会医科大学内科学講座循環器内科
門田宗之	徳島大学病院循環器内科
伊勢孝之	徳島大学病院循環器内科
樋口義治	日本大学医学部付属板橋病院内科学分野循環器内科学教室
藤井洋之	横浜南共済病院循環器内科
青柳秀史	横浜市立みなと赤十字病院心臓不整脈先進診療科
髙橋智弘	岩手医科大学内科学講座心血管・腎・内分泌分野
小松　隆	岩手医科大学内科学講座心血管・腎・内分泌分野
池ノ内浩	日本赤十字社医療センター循環器内科
高部智哲	江東病院循環器内科
絹川真太郎	北海道大学大学院医学研究科循環病態内科学
内藤　亮	順天堂大学循環器内科
小早川直	千葉愛友会記念病院内科・循環器科
三谷治夫	虎の門病院循環器センター内科
福馬伸章	虎の門病院循環器センター内科
松村　穣	さいたま赤十字病院循環器科，群馬大学医学部臓器病態内科学
長田太助	獨協医科大学循環器内科
今井　靖	東京大学医学部附属病院循環器内科
杉下靖之	公立学校共済組合関東中央病院循環器内科
今中和人	埼玉医科大学総合医療センター心臓血管外科
山口浩司	徳島大学病院循環器内科
伊達基郎	特定医療法人渡辺医学会桜橋渡辺病院心臓・血管センター内科
原　政英	大分大学医学部総合内科学第一講座
房崎哲也	岩手医科大学内科学講座循環器内科分野
添木　武	徳島大学大学院ヘルスバイオサイエンス研究部循環器内科学
佐田政隆	徳島大学大学院ヘルスバイオサイエンス研究部循環器内科学
速水紀幸	帝京大学医学部附属溝口病院第四内科
畔上幸司	新百合ケ丘総合病院循環器内科
出口喜昭	東海大学循環器内科
田中泰章	東京医科歯科大学循環器内科
山内康照	武蔵野赤十字病院循環器科
円城寺由久	大崎病院東京ハートセンター循環器内科不整脈診療部
佐藤　明	さいたま赤十字病院循環器科
静田　聡	京都大学医学部附属病院循環器内科
原　知也	徳島大学病院循環器内科
佐川俊世	帝京大学医学部附属病院救急科ERセンター
杉浦杏奈	帝京大学医学部附属溝口病院第四内科
山形研一郎	東京大学医学部附属病院循環器内科
宇野漢成	東京大学医学部附属病院循環器内科コンピュータ画像診断学/予防医学講座
丹野　郁	昭和大学医学部内科学講座循環器内科学部門
杉下和郎	JR東京総合病院循環器内科

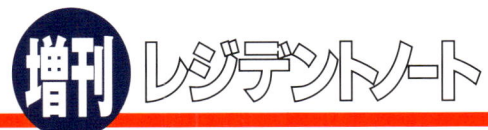

循環器診療の疑問、これで納得！

何となくが自信に変わる、現場で知りたいホントのところ

第1章 心不全のこんなこと

1. 低ナトリウム血症と出会うとき

川井　真

Point

- 心不全治療の基本は，ナトリウム排泄型利尿薬が第一選択薬となる
- 電解質代謝異常の鑑別には，排泄率の算出が役立つ
- 低ナトリウム血症は，血漿浸透圧の高低と細胞外液量の増減により病態が異なる
- 経口V2受容体拮抗薬は，難治性の体液貯留した心不全に有効である

はじめに

　心不全は，心ポンプ機能が低下し主要臓器への灌流不全やうっ血に基づく症状が出現した状態であり，肺と体静脈系のうっ血のコントロールが治療の基本となるため，すみやかに改善することが重要である．最も効果的な治療は体液を減らすことであり，利尿薬は理にかなった治療薬である．近年は利尿と心筋保護目的に，心房性ナトリウム利尿ペプチドそのものを製剤として創薬されたカルペリチドが頻用されるが，注射薬のため外来治療では経口利尿薬が中心となる．本稿では利尿薬による体液管理とその副作用としての低ナトリウム血症に関して解説する．

1. まず基本

① 心不全治療の基本・利尿薬

　心不全では，病態把握のためにForresterの分類や身体所見から得られるNohria-Stevensonの分類により血行動態の把握を行い（第1章-10「Forrester分類とNohria-Stevenson分類はどこが違う？」参照），うっ血所見を認める場合に利尿薬はよい適応となる．

　利尿薬は作用機序と部位により分類することができる[1]（図1）が，他にもいくつかの利尿効果のある新しい機序の薬剤がある．詳細は他稿も参照．

1）ループ利尿薬

　ヘンレ係蹄上行脚髄質部に作用する最も強力な利尿作用をもつ利尿薬であり，うっ血症状の改善のために第一選択で使用されるが，腎血流や糸球体濾過量を変化させないため腎障害時にも使用できる．サイアザイド系利尿薬やスピロノラクトンとの併用も効果的である．

2）サイアザイド系利尿薬

　遠位尿細管に作用しナトリウムの再吸収を抑制させる効果があり，ナトリウム利尿により降圧

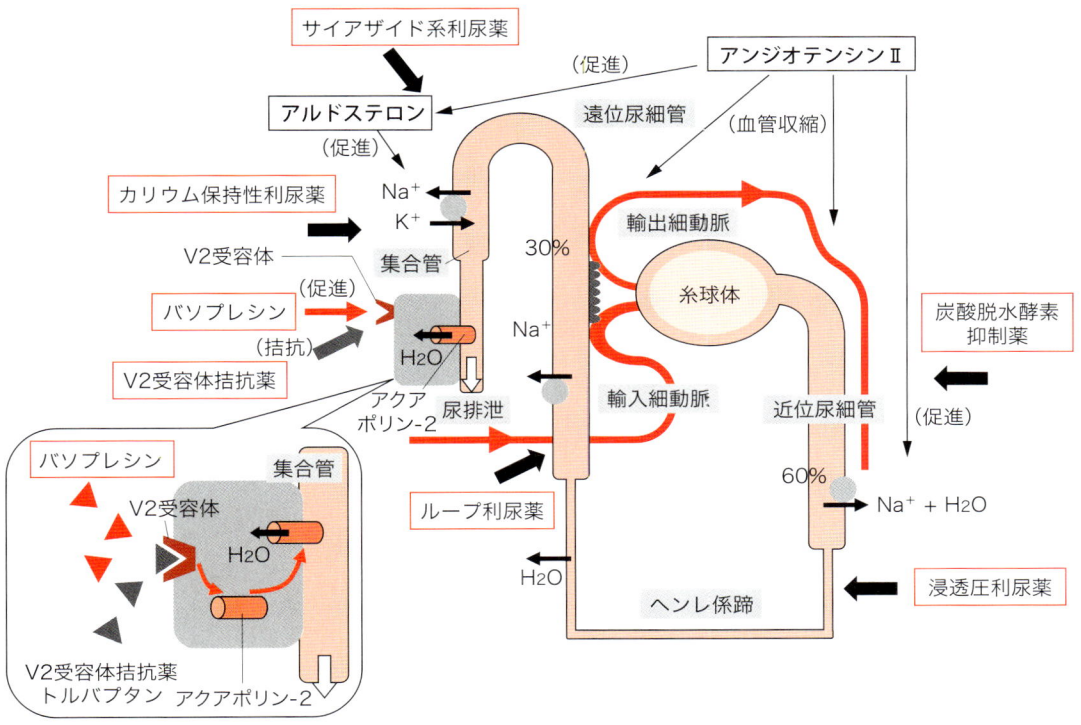

図1　ネフロンにおける利尿薬の作用部位
各部位のナトリウム再吸収の割合とアンジオテンシンIIとアルドステロンのネフロンに対する作用．V2受容体は腎集合管細胞膜に存在し，バソプレシンにより刺激されると，Gタンパク（Gs）を介してcAMP産生が増加しPKAが活性化されアクアポリン-2（AQP2）を管腔側細胞膜へ移動させることで，膜の水透過性が亢進し再吸収により選択的に水を体内へ取り込む（文献1より引用）

効果も期待できる反面，腎血流低下作用のために腎機能低下時には使用し難い．利尿効果は弱いが，ループ利尿薬と併用することで，心不全時の過剰なナトリウムの排泄と利尿効果を増強することができる．

3）カリウム保持性利尿薬

遠位尿細管より先の集合管へ作用しナトリウムの再吸収を抑制するが，その抑制は全体の数%のために利尿作用自体は弱い．前記の遠位尿細管の管腔側細胞膜から作用するサイアザイド系利尿薬とは異なり，毛細血管側より尿細管細胞へ入り，集合管でのナトリウム再吸収を抑制するためカリウム保持に働く．また，エプレレノンの抗アルドステロン作用による心血管系の線維化抑制は，心不全の予後改善をもたらした[2]．

4）経口バソプレシン（V2）受容体拮抗薬

トルバプタンなどは，従来の利尿薬で認める電解質異常も少なく，新しい経口心不全治療薬として期待されている．慢性心不全においてバソプレシンが上昇する報告もあり[3]，本薬剤は強力な水利尿作用や電解質バランスを是正する利尿薬として注目されている．詳細は後述する．

5）心房性ナトリウム利尿ペプチド

強力な利尿効果を発揮するが，体内産生物質である点が1）～4）の利尿薬とは決定的に異なる．レニン—アンジオテンシン—アルドステロン（RAA）系活性や交感神経系活性やリモデリングの抑制効果をもち，他の利尿薬とは異なり電解質異常や腎機能障害を引き起こしにくい点が優

れているが，経口薬はないため投与法が限定される．

6）炭酸脱水酵素抑制薬

アセタゾラミドなど近位尿細管でNa$^+$再吸収を阻害して排泄を促すが，緑内障やてんかんなどの疾患で使用される．次項の浸透圧利尿薬とともに，降圧治療を目的に使用されることはほとんどない．

7）浸透圧利尿薬

イソソルビド，D-マンニトール，濃グリセリンなど糸球体で濾過されても再吸収されないため，尿細管内で浸透圧が上昇して水とNa$^+$再吸収が抑制される．脳神経外科領域疾患で用いられることが多い．

2. ここでつまずく：体液調節機構

生体内環境において，水・電解質代謝の恒常性の維持は重要であり，かつ許容される変化の範囲がきわめて狭い．特に，**ホルモン異常や利尿薬による医原性の水・電解質異常もあり，病態の鑑別が重要である**．水・電解質の出入りを推定し，脱水の有無と種類を調べることで，体液調節の状態がわかる[4]．

■1 水・電解質の出入りを算出・推定する

尿の電解質濃度，排泄量や排泄率（fractional excretion：FE）を調べる．

排泄量は1日の蓄尿があれば尿中濃度に尿量を乗じて1日排泄量を計算し，評価することができる．蓄尿ができないときには，1日尿中クレアチニン排泄量を1gと仮定し，スポット尿のクレアチニン濃度を同時に測定して，その値で除して"1gのクレアチニンあたり"の排泄量を1日排泄量として推定する．クレアチニン補正値なので，mEq/gCrあるいはmg/gCrで表す．

また，排泄率（FE）は電解質aの尿中排泄量を電解質aの糸球体濾過量で除したものであり，下記の式から求めることができる．

$$\text{蓄尿ができない場合の1日排泄量 (mEq/gCr)} = \frac{\text{1日尿中クレアチニン排泄量 (1gと仮定)}}{\text{スポット尿のクレアチニン濃度}}$$

$$\text{FE (\%)} = \frac{(\text{電解質aの尿中濃度} \times \text{血中クレアチニン濃度})}{(\text{電解質aの血中濃度} \times \text{尿中クレアチニン濃度})}$$

血清濃度と排泄率（FE）との組み合わせから，**摂取過剰または不足なのか，腎の排泄亢進または低下（尿細管分泌・再吸収での亢進または低下）なのか**，の4つの組み合わせが鑑別できる（図2）．ナトリウム排泄率は正常では1％以下である．

■2 脱水の有無を評価する

いわゆる"脱水"は，血漿浸透圧の増減により3つのタイプに分けられる．電解質（ナトリウム）よりも水分が多く失われる「**高張性脱水**」は，水分が細胞内から細胞外へ移動するため，末梢循環不全症状（血圧低下，四肢冷感）は出現しにくく，飲水により緩和される．また，水分よ

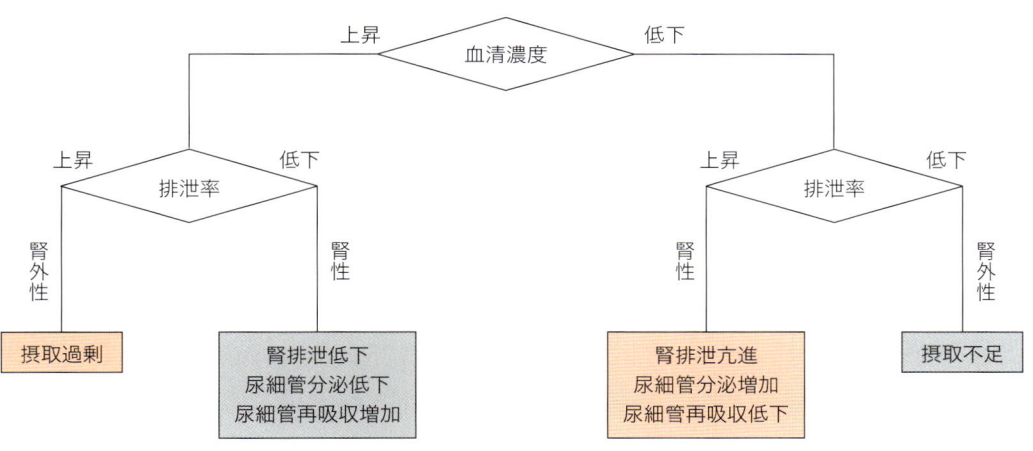

図2　血清濃度と排泄率（FE）による電解質出入の分類
血清濃度と排泄率（FE）による分類により，電解質の体内動態を4つのパターンに分けて考えることができる（文献3をもとに作成）

りも電解質（ナトリウム）が多く失われる「**低張性脱水**」は，水分が細胞内に移行するため，細胞外液量減少による末梢循環不全症状が出現する．電解質補給が適切でなかった場合など，医原性のものがほとんどである．実際には，両者の混合型である「**等張性脱水**」が多い病態であり，細胞外液と等浸透圧の体液が失われ，血漿浸透圧は変化しないが，高度の脱水では循環血漿量減少による血圧低下を認める．

3. 少しわかってきたころ：低ナトリウム血症の鑑別と治療

1 低ナトリウム血症の鑑別

血清ナトリウム濃度は135～150 mEq/Lの範囲に厳格に調節されており，125～134 mEq/Lを軽度，115～124 mEq/Lを中等度，114 mEq/Lを高度低下の低ナトリウム血症と定義する．水・電解質異常のなかで頻度は多く，ナトリウムは細胞外液の主な陽イオンであり，血漿浸透圧に大きく影響を及ぼすが，一般的な低ナトリウム血症とは，低張（低浸透圧）性のものをいう．

1）低張性低ナトリウム血症

最も遭遇する低ナトリウム血症であり，血清ナトリウム濃度は低下するが，必ずしもナトリウムが欠乏しているわけではなく，相対的に水が多い場合がほとんどである．低浸透圧にもかかわらず腎からの水分排泄が適切に行われないためであり，原疾患により有効循環血漿量が低下し，**抗利尿ホルモン（antidiuretic hormone：ADH）分泌亢進**が原因となっていることが多い．有効循環血漿量の増減により，次の3つに鑑別される．

a）循環血漿量減少型低ナトリウム血症

過剰な利尿薬投与や塩類喪失性腎症，腎以外の嘔吐・下痢などの消化管からの水分と体内ナトリウム過剰喪失により起こる．

b）循環血漿量正常型低ナトリウム血症

高齢者の悪性腫瘍（肺癌）や中枢神経疾患などに関連したADH過剰症候群（Syndrome of inappropriate secretion of antidiuretic hormone：SIADH）や甲状腺機能低下症，下垂体・

副腎機能低下症により起こる，循環血漿量がわずかに増加している病態である．

c）循環血漿量増加型低ナトリウム血症

うっ血性心不全，肝硬変などの浮腫性疾患や腎不全において，細胞外液量が増加したために起こる病態である．原疾患により有効循環血漿量が低下し，ADH分泌亢進となり水分貯留を助長する．

2）高張性/等張性低ナトリウム血症

高血糖や細胞内に浸透しない高張液（グリセオールなど）を大量に輸液した場合に，細胞内から細胞外への水の移動が起こると高張性低ナトリウム血症になる．また，脂質や異常蛋白（多発性骨髄腫）などの血清中の固形成分が高度に増加すると総体液量が見かけ上増え，相対的にナトリウム濃度が低下して，等張性低ナトリウム血症となる．後者はいわば偽性低ナトリウム血症である．

2 利尿薬と低ナトリウム血症

利尿薬による低ナトリウム血症はサイアザイド系利尿薬に多く，ナトリウム排泄量増加と腎臓の希釈能に影響を及ぼすことによる．さらに，体液喪失によりADH分泌が亢進して水分貯留が生じ，低ナトリウム血症が悪化する．特に高齢者は，低ナトリウム血症を起こしやすく，とりわけ腎臓の水分排泄に問題がある場合に多い．ループ利尿薬による低ナトリウム血症はこれに比しはるかに少ない．

3 低ナトリウム血症の症状と治療

臨床症状は浸透圧によって水分が細胞内に移動することが原因で起きる**神経学的症状**であり，**頭痛，錯乱，昏迷，発作や昏睡**が生じる．診断は血漿ナトリウム濃度の測定によって行い，血漿および尿の電解質や浸透圧が原因の解明に有用である．治療は，水分摂取制限，水分排出促進，欠乏しているナトリウムの補充，および原因の治療などを行う．

低ナトリウム血症を急速に補正すると浸透圧性脱髄症候群などの神経系合併症のリスクが生じる．ナトリウムの補正は0.5 mEq/L/時以下の速さで是正するが，原因が特定されれば同時に治療を行う．また，利尿薬誘発性ならば利尿薬の中止，過剰な点滴静注などの非経口補液により生じた軽度の低ナトリウム血症であれば低張液療法の中止，そして水分摂取量の制限が必要なこともある．

4. さらにステップアップ

1 抗利尿ホルモン（バソプレシン）の体内動態

循環動態の恒常性を維持するための抗利尿ホルモンであるバソプレシンは，下垂体後葉の神経終末に貯蔵され，前視床下部の浸透圧受容体による血漿浸透圧上昇や，動脈の圧受容体からの循環血液量減少刺激により分泌が促進され，自由水の再吸収を増加させる．3種類のバソプレシン受容体のうちV2受容体は腎集合管細胞膜に存在し，バソプレシンにより刺激されると，小胞体内にある水チャネル，アクアポリン-2を介し管腔内の水を選択的に体内へ取り込み，抗利尿効果を発揮する[1]（**図1**）．

2 心不全におけるバソプレシンと経口V2受容体拮抗薬

心不全のポンプ失調により循環血液量が減少し血圧維持のためRAA系が亢進すると，ナトリウム再吸収が過剰状態となる．これにより血漿浸透圧が上昇すると，バソプレシン分泌が亢進しうっ血はさらに悪化する．

トルバプタンは，短期的な水分貯留と浮腫改善の効果は強く，血圧変動や電解質異常などの悪影響も少ないため利尿薬として優れている．この反面，口渇が強く長期予後改善やリモデリング抑制効果は認められないため，比較的短期間における心不全治療薬としては強力なツールになりうる．

心不全では基本的にナトリウムが蓄積していなければ，体液貯留は生じないため，ナトリウム排泄型（ナトリウム利尿）の利尿薬が第一選択薬となることは変わりない．しかし，これらの利尿薬で体液貯留が改善し難い心不全病態では，トルバプタンの追加投与を行うことで，水分のみの排泄を増加して体液貯留状態を急速に改善し，尿中への電解質排泄を助長せずうっ血症状をすみやかに軽減することが期待できる．最も注意すべき点は，**短時間に多量の水利尿が生じるため，血清ナトリウムが急激に上昇し高ナトリウム血症となることである**．

おわりに

心不全治療において，ループ利尿薬やサイアザイド系利尿薬により低ナトリウム血症や低カリウム血症などの電解質異常を誘発すると，催不整脈性の点でも問題となる．事実，低ナトリウム血症は心不全の予後を悪化させる規定因子である[5]．心不全治療中の電解質濃度に関しては，特に高齢者においてはとりわけ配慮する必要がある．

参考文献

1) 川井真：【重要ポイントをバッチリ理解！ おさえておきたい循環器疾患の治療薬】水だけ出す利尿薬 トルバプタン．Heart, 1：434-441, 2011
   ↑V2受容体拮抗薬・トルバプタンのことを詳しく解説している．

2) Pitt, B., et al.：Eplerenone Post-Acute Myocardial Infarction Heart Failure Efficacy and Survival Study Investigators. Eplerenone, a selective aldosterone blocker, in patients with left ventricular dysfunction after myocardial infarction. N Engl J Med, 348：1309-1321, 2003
   ↑エプレレノンの追加投与が，心筋梗塞後の心不全に対して予後改善することを示した論文．

3) 内田俊也：水電解質胃異常，日腎会誌，44：18-28, 2002
   ↑水電解質異常に関して詳細に解説してある日本腎臓学会誌の特集．【Primers of Nephrology】のシリーズは勉強になる．(http://www.jsn.or.jp/guideline/)

4) Goldsmith, S. R., et al.：Increased plasma arginine vasopressin levels in patients with congestive heart failure：J Am Coll Cardiol, 1：1385-1390, 1983
   ↑慢性心不全では，バソプレシンが上昇していることを示した．

5) Kearney, M. T., et al.：Predicting death due to progressive heart failure in patients with mild-to-moderare chronic heart failure. J Am Coll Cardiol, 40：1801-1808, 2002
   ↑低ナトリウム血症は，心不全の予後を悪化させる規定因子であることを示した．

プロフィール

川井　真（Makoto Kawai）
東京慈恵会医科大学内科学講座　循環器内科　准教授
基礎研究では，心筋筋小胞体におけるカルシウムハンドリングに関して，また，臨床研究では，心不全における血漿BNP動態と心エコー図による評価について関心があり，探究している．

第1章 心不全のこんなこと

2. 合併しやすい2つの疾患
～心不全と肺炎

門田宗之，伊勢孝之

> **Point**
> ・意外に多い肺炎と心不全の合併
> ・心不全と肺炎の鑑別
> ・肺炎は心不全を，心不全は肺炎を増悪させる
> ・重症心不全では日和見感染も鑑別を

はじめに

　心不全と肺炎は，特に高齢者において日常臨床で頻繁にみられる疾患である．それゆえに，この2疾患の鑑別や治療に頭を悩ませた，もしくは痛い目にあった経験があるのはおそらく筆者だけではないと思われる．近年，高齢化に伴い心不全と肺炎は年々増加しており，両者の治療の重要性は増している．この稿では，主に肺炎に焦点を当てた感染性疾患と心不全との関係を述べたい．

1. 意外に多い肺炎と心不全の合併

　高齢者の急性呼吸不全の原因として，頻度・緊急性が高いのは，やはり心原性肺水腫と肺炎であり，両者で全体の約70％を占める[1]（表）．また肺炎を含めた呼吸器感染症が心原性肺水腫の

表　65歳以上の高齢者の急性呼吸不全の原因

専門家による急性呼吸不全の原因の診断と死亡率		
診断	患者数（％）	死亡率，％
心原性肺水腫	219（43）	21［16－27］
市中肺炎	181（35）	17［12－23］
慢性呼吸器疾患の悪化	164（32）	12［8－16］
肺塞栓	93（18）	15［9－24］
気管支炎	23（4）	4［0－21］
急性喘息	15（3）	0［0－20］
その他	78（15）	24［16－34］
診断なし	8（2）	0［0－32］

文献1より引用

約20％に合併するのに対し，逆に高齢者の肺炎からみても心不全の合併頻度は20％程度といわれている[2]．つまり，高齢者が呼吸困難を訴えてきた場合，ものすごく単純に計算すると10人に1人が肺炎＋心不全の状態であることになる．ゆえに，心不全で入院した場合は肺炎の合併を，肺炎で入院した場合は心不全の合併の有無を常に留意する必要がある．

2. 心不全と肺炎の鑑別

救急外来などで肺炎か，心不全か，その鑑別に難渋し初期治療の方針に迷ってしまうことはよくある．近年はBNP（脳性ナトリウム利尿ペプチド）の有用性が広く認められており，鑑別に頻繁に利用されている[6]．図1にBNPを用いた急性呼吸不全患者の鑑別フローチャートを示す．ただし，このフローチャートが実際の症例で当てはまらないことや両者の合併症例も多く，身体所見や画像所見の注意深い観察が必要である．X線所見で，心不全に典型的なバタフライ・シャド

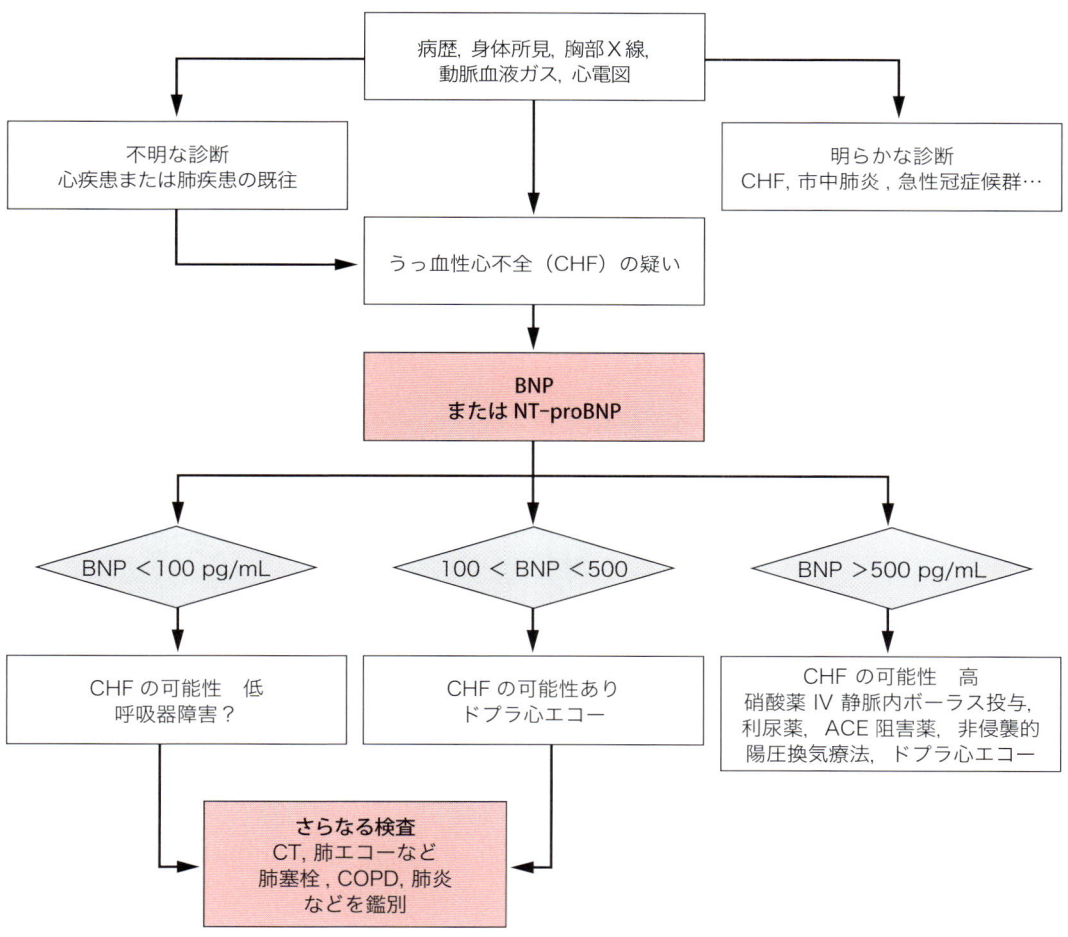

図1　急性呼吸不全に対する鑑別フローチャート
文献7より引用

ウであっても肺炎が陰影の一部に隠れていたり，片側性の浸潤影であってもvanishing tumorや局在性の肺水腫が原因だったりすることもある．判断に迷う症例は，循環器内科医と呼吸器内科医との連携も重要である．また肺炎と心不全はどちらも重篤な疾患であり，両者の鑑別が難しい場合は治療を同時に行いながら鑑別を進めていくことも必要である．加えて，入院時の検査で感染症が疑われなくとも，心不全の経過が長くなるにつれ，院内発症する可能性も忘れてはならない[7]．

3. 肺炎は心不全を，心不全は肺炎を増悪させる

では，なぜ肺炎と心不全を合併する頻度が高いのか．詳細な機序は未だ不明な点が多いが，肺炎と心不全の間にさまざまな負の相互作用が存在することが言われている．具体的には，細菌やウイルスなどに感染した状態では，炎症性サイトカインの増加によって血管内皮細胞や心内膜から細胞傷害性物質である一酸化窒素（NO）が多量に産生され，主に過剰なcGMPの産生による心筋収縮能の低下を招く[3]（図2）．逆に，心不全患者は慢性的な肺うっ血や胸水貯留状態のため，喀痰増加，肺拡張能の低下，無気肺などを引き起こし，呼吸器感染症を併発しやすい．また心不全の状態では細胞性免疫の低下，液性免疫の異常をきたすことが報告されており，心不全が重症であればあるほど易感染状態で感染症が増悪しやすいともいえる[4]．つまり，感染症と心不全は互いに悪循環をつくり出す増悪因子なのである．

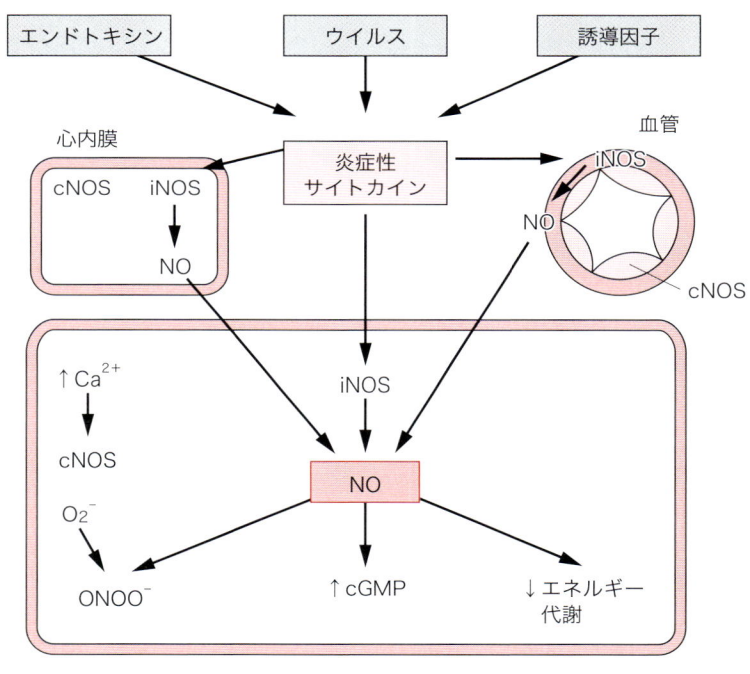

図2　心筋細胞に対する感染の影響
文献3をもとに作成

4. 重症心不全では日和見感染も鑑別を（症例提示）

上記のごとく，心不全状態では免疫力の低下をきたし，日和見感染もきたしうる．筆者が経験した症例を1例提示する．

症例

80代の男性で，虚血性心疾患に伴う低心機能のため，心不全による入退院をくり返していた．20XX年5月下旬に起床時より呼吸苦，意識障害を生じ当院へ搬送された．BNP 1,417pg/dLと高値を認め，心不全の増悪に伴う急性循環不全と診断し入院加療を行った．入院時発熱はなく，CRP陰性で胸部X線所見からも肺炎は合併していないと判断した．しかし入院後，心不全は難治性でCRPの上昇を認め，第2病日の胸部X線で右下肺野に浸潤影を認めた（図3A）．喀痰培養を提出のうえ，細菌性肺炎の合併を疑い，抗菌薬投与を開始したが無効で，むしろCRPは上昇傾向であった．第7病日の胸部X線では粒状影が全肺野に広がり（図3B），同日施行した胸部CTではX線同様に両側肺野のびまん性粒状影，両側下肺野の浸潤影がみられた（図4）．真菌感染の鑑別目的で提出したβ-Dグルカンが228pg/

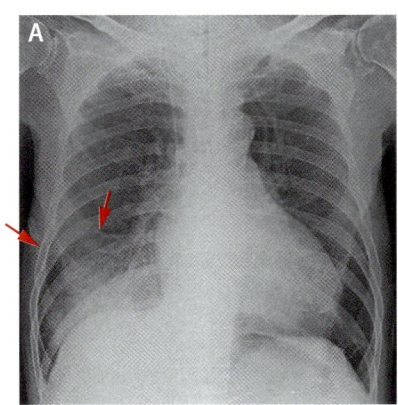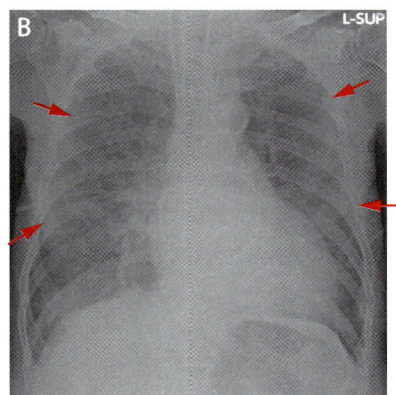

図3　単純X線写真（A：第2病日，B：第7病日）

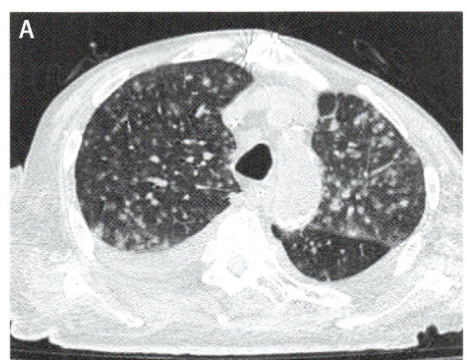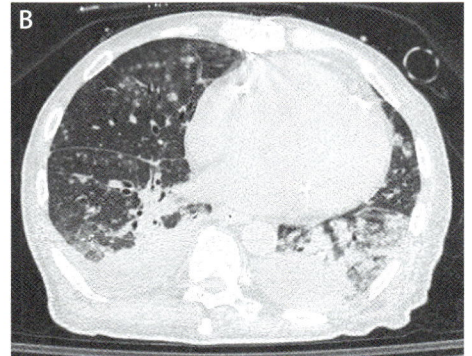

図4　胸部CT（第7病日）

mLと異常高値を示し，喀痰よりアスペルギルスが検出され肺アスペルギルス症と診断した．その後，抗真菌薬の追加も奏功せず，うっ血性心不全が増悪し永眠された．病理解剖では心不全所見に加え，両側肺野にびまん性にアスペルギルスの菌糸を認め肺アスペルギルス症に矛盾しない所見であった．

本症例はいささか極端な例かもしれないが，肺アスペルギルス症は長期糖尿病罹患者や免疫抑制患者だけでなく，重症心不全患者にも認められることがある[5]．ゆえに重症心不全症例で非典型的な肺炎には，日和見感染の合併も鑑別すべきである．

おわりに

心不全と肺炎は相互的に病態を悪くするため，心不全の初期治療の段階から，あるいは肺炎と心不全を合併していないか，注意深く経過を見ていくことが必要である．迅速な対応でその後の経過は大きく変化するため，これらのことを念頭において診療を心がけていくべきである．

文献

1) Ray, P., et al.: Acute respiratory failure in the elderly: etiology, emergency diagnosis and prognosis. Crit Care, 10: R82, 2006
2) Hak, E., et al.: Prognostic factors for serious morbidity and mortality from community-acquired lower respiratory tract infections among the elderly in primary care. Fam Pract, 22: 375-380, 2005
3) 和泉 徹ほか：急性心不全治療ガイドライン（2011年改訂版）
4) Ray, P., et al.: Acute respiratory failure in the elderly: diagnosis and prognosis. Age and Ageing, 37: 251-257, 2008
5) Matsumori, A., et al.: The use of cytokine inhibitors A new therapeutic insight into heart failure. Int Journal of Cardiology, 62 Suppl. 1: S3-S12, 1997
6) Stephan von Haehling, S., et al.: Leukocyte Redistribution: Effects of Beta Blockers in Patients with Chronic Heart Failure. PLoS ONE, 4: e6411. doi: 10.1371/journal.pone.0006411
7) Whitson, B. A., et al.: Levitronix ventricular assist devices as a bridge to recovery after profound biventricular heart failure associated with pulmonary aspergillosis. J Heart Lung Transplant, 26: 345-349, 2007

プロフィール

門田宗之（Muneyuki Kadota）
徳島大学病院　循環器内科
2010年徳島大学医学部卒業．2012年4月より現職の循環器内科に従事．医師として患者さんに有益な診療ができるよう心がけています．

伊勢孝之（Takayuki Ise）
徳島大学病院　循環器内科
2010年徳島大学医学部卒業．2011年より現職の循環器内科に従事．心不全患者さんの感染症の有無の評価とコントロールはよく悩まされることと思います．この特集を，先生方の日常診療のお役に立てていただけましたら幸いです．

第1章　心不全のこんなこと

3. 心不全に呼吸管理する意味

樋口義治

● Point ●

- 急性期にまず行うべきは迅速な酸素化の改善である
- 酸素投与のみか，陽圧呼吸管理が必要かを迅速に判断する
- 呼吸管理により心臓への負荷が取り除かれ，肺うっ血が改善する
- 呼吸とは呼吸筋による労働であり，呼吸困難を放置すると疲労する

はじめに

　急性心不全の治療において，急性期のゴールはすみやかな酸素化の改善と血行動態の是正である．急性期を乗り切った後には長期予後を見据えた心血管系保護と再発予防を考えなければならない．酸素化の改善のための各種呼吸管理の特徴と，血行動態への影響について概説する．

1. まずは基本：酸素化の改善

　急性左心不全においてはその後方障害として肺うっ血・肺水腫が生じ，呼吸困難と酸素化の障害がみられる．まず行うべきは酸素化の改善であり，急性心不全治療ガイドライン（2011年度版）でも血中酸素飽和度95％以上と動脈血中酸素分圧80 mmHg以上を達成するように呼吸管理をすべきとされている[1]．酸素投与のみでよい場合もあれば，陽圧換気が必要とされる場合もある．陽圧換気は顔面に密着するマスクを用いた**非侵襲的陽圧換気**（non-invasive positive pressure ventilation：NPPV）と気管挿管を伴う**侵襲的陽圧換気**に分けられるが，近年ではNPPVの有用性が注目され，急性心不全治療における陽圧呼吸管理の第一選択と考えられている（表1）．

表1　急性心不全における呼吸管理

クラスⅠの適応
・ 酸素投与（動脈血酸素飽和度 >95％，動脈血酸素分圧 >80mmHgを維持）：エビデンスレベルC
・ 酸素投与で無効の場合のNPPV：エビデンスレベルA
・ NPPV抵抗性，意識障害，喀痰排出困難な場合の気管挿管による人工呼吸管理：エビデンスレベルC
・ NPPVが実施できない場合の気管挿管による人工呼吸管理：エビデンスレベルC

文献1より引用

2. ここでつまずく：陽圧換気への移行の判断

　酸素マスクで初期治療を開始しても，臨床所見が改善していなければすみやかにNPPVへ移行すべきである．すなわち10L以上の酸素投与でも十分な酸素化（動脈血酸素飽和度95％以上）が達成されない場合や酸素化がされていても呼吸困難の所見がみられる場合である．呼吸困難患者は頻呼吸となり（しばしば30回/分以上となる），呼吸補助筋の使用がみられる．**特に吸息時には胸鎖乳突筋と前斜角筋が吸気運動のために動員されるので見逃さない**．呼吸筋・呼吸補助筋の疲労はいずれ呼吸状態の悪化，さらに病状の急変につながることがある．酸素化が保たれている患者でも呼吸筋疲労が見えればすみやかに陽圧換気を考える．

■ 単純酸素投与と陽圧換気の根本的違いについて

　心原性肺水腫において，単純酸素投与ではしばしば酸素化能力に限界がある．原因は肺胞内が水腫液で満たされ有効な肺胞容積が得られないためである．それ故に**10Lの酸素投与でも臨床所見が改善しなければ，無気肺と同じ状況になっていると考えるべきである**．陽圧換気では呼気終末陽圧（positive end expiratory pressure：PEEP）を5〜10 cmH$_2$O程度に設定することにより，肺胞内圧が上昇，気道終末部の虚脱を解除し，肺胞容量を増加させることとなる．

3. ここが見えれば

1 酸素化の意味

　低酸素血症を化学受容器が感知すれば全身の交感神経活性が亢進し，それにより末梢細動脈の筋緊張が亢進し全身血管抵抗の上昇につながる．これは左心系にとって後負荷の増加となり左心不全がさらに悪化し，肺水腫が進行して悪いサイクルが廻る．急性心原性肺水腫では低酸素血症による換気亢進のため通常は低炭酸ガス血症を示す．しかし重症化すると有効な換気面積が失われ，高炭酸ガス血症となる．高炭酸ガス血症は全身の呼吸性アシドーシスを招き，末梢の化学受容器と中枢神経系を刺激して心血管系交感神経がさらに亢進する．

　以上のことから，**酸素化の改善は交感神経の緊張を抑え後負荷軽減へとつながり血行動態が安定する**．さらに腎臓にとっても交感神経活性の緊張は腎血流を絞ることとなり糸球体濾過が減少する．すなわち酸素化によって**腎血流も改善し糸球体濾過が増え尿量が得られる**ことにつながる．

2 陽圧換気の意味

　マスクなどの通常の酸素投与では吸気時には胸腔内が陰圧となる．それに対して陽圧換気法（NPPV，気管挿管）では吸気時に胸腔内が陽圧となり，右心への静脈灌流が減少し左室前負荷が軽減される．心不全患者で半座位（ファーラー位）をとると楽になることと基本的に同じ機序である．さらに静脈灌流が減ることによって右心室の張り出しが改善し，中隔心筋の運動制限がなくなるため，結果として左心機能が改善する．

表2　NPPVと気管挿管の長所・短所

種類	長所	短所
NPPV	・非侵襲的 ・迅速に導入可能 ・意思の疎通が可能 ・間歇的な換気補助も可能	・基本的には自発呼吸下で行う必要がある ・気道確保の確実性には劣る ・肺炎など気道分泌物が多い場合には不適格 ・患者の協力が得られなければならない
気管挿管	・確実な気道確保により換気ができる ・自発呼吸の有無にかかわらず使用できる ・喀痰の吸引が可能で気道浄化を図れる	・侵襲的 ・鎮静薬使用が必須であり循環抑制のリスクがある ・呼吸器関連肺炎のリスク ・過度の陽圧による肺の圧損傷のリスク

4. 治療のスジ

1 酸素投与・NPPV・気管挿管の選択のポイント

　酸素投与では供給酸素以外に外気も吸入されるので実際の酸素吸入量はさまざまである．軽度の低酸素血症では鼻カニューレ（酸素濃度は上限40％程度）であるが，より高度であれば酸素マスク（40〜60％程度の酸素濃度供給が期待できる），リザーバー付きマスク（60〜100％酸素濃度供給が期待できる）を使用する．

　急性心不全に伴う心原性肺水腫では臨床所見を診てすみやかにNPPVへ移行するよう推奨されているが，酸素化改善に最も寄与するのがPEEPである[2]．同じ陽圧換気でありながら侵襲的な気管挿管下で人工呼吸管理をする意味としては，**確実な換気ができることと肺炎などを合併し気道分泌物が多量でも使用できる点**にある．肺水腫が重症化すると肺コンプライアンスが低下し，低酸素・高炭酸ガス血症の状態となり，気管挿管による確実な換気が必要となる．肺炎を合併しているとNPPVでは喀痰を押し込めるのみで排出ができないので気管挿管の適応である．ただし，気管挿管では十分な鎮静が必要であり，循環抑制や気道感染のリスクには十分留意する必要がある．NPPVと気管挿管の長所・短所を表2にまとめた．

2 気管挿管後の人工呼吸器の設定

　NPPV開始後は酸素化と臨床所見を評価し，気管挿管に移行するべきかを判断する．PEEP＞12 cmH$_2$OでもPaO$_2$＞60 Torrを維持できずに呼吸困難感が持続しているならば，気管挿管を考慮しなければならない．気管挿管後の人工呼吸器の初期の設定は確実な換気のために従量式強制換気とし，FiO$_2$ 100％，呼吸数12回/分，PEEP 10 cmH$_2$O，一回換気量を体重60 kg程度の体格ならば500 mL，小柄であれば400 mLに設定する．動脈血液ガス分析を見てPaO$_2$＞100 Torrであれば，すみやかにFiO$_2$を70％程度まで下げ，以降も30分ごとに評価してPaO$_2$＞80 Torrを維持しつつFiO$_2$を下げて行く．以上は最も単純な人工呼吸器でもできるので使用法には精通しておく必要がある．強制換気中は気道内圧に注意し，ピーク値が30 cmH$_2$Oを超えるようであれば従圧式換気のできる機種に変更しなければならないが詳細は成書に譲る．

おわりに

　急性心不全の初療に単に酸素投与でよいのか，陽圧換気に切り替えるか，気管挿管が必要か，

の判断に臨床医のセンスが問われます．呼吸運動は筋肉労働，患者さんを診て"呼吸を読む"ことが重要です．いくらデータがよくても全力疾走のごとく呼吸努力をしていればそのうち疲れて破綻します．患者さんの呼吸を読んで適切な呼吸管理ができるようになれば治療のスジがよろしいです．

文献

1) 循環器病の診断と治療に関するガイドライン．急性心不全治療ガイドライン（2011年改訂版）．http://www.j-circ.or.jp/guideline/pdf/JCS2011_izumi_h.pdf（2012年10月閲覧）
2) Bersten, A. D., et al. : Treatment of severe cardiogenic pulmonary edema with continuous positive airway pressure delivered by face mask. N Engl J Med, 325 : 1825-1830, 1991

プロフィール

樋口義治（Yoshiharu Higuchi）
日本大学医学部付属板橋病院内科学分野循環器内科学教室に所属，冠動脈インターベンションとCCU管理を専門としています．
2012年3月まで大阪の民間病院で勤務医をしておりました．4月から東京の人です．私の診療のプリンシプルは，虚心坦懐に一症例を丹念に診ることです．

第1章 心不全のこんなこと

4. 非侵襲的陽圧換気（NPPV）を まずはじめる

樋口義治

● Point ●

・急性心原性肺水腫の治療においては第一選択の呼吸管理である
・酸素化の改善のみならず，"肺うっ血をとる"治療である
・CPAPモードを基本として導入する
・無効であれば気管挿管の時機を逸してはならない

はじめに

　急性心原性肺水腫に対するNPPV治療は2006年度版日本呼吸器学会NPPVガイドライン[1]でレベルⅠ，推奨度Aとされ第一選択の呼吸管理として推奨された．日本循環器学会急性心不全治療ガイドライン[2]においても2006年度版ではクラスⅡaの適応であったが2011年改訂版ではクラスⅠの適応となり，その迅速な導入が推奨されるようになった．

1. まずは基本的な成り立ちを

　NPPV（non-invasive positive pressure ventilation，非侵襲的陽圧換気）とは上気道から陽圧をもって換気する手段であり，吸気相/呼気相で陽圧のレベルを変化させてサポートを行うbilevel positive airway pressure（bilevel PAP）と持続的気道内陽圧（continuous positive airway pressure：CPAP）の両者を含む．歴史的にはNPPVの言葉が認識されはじめたのは1989年以降[3]のことであるが，呼吸器学分野では"気管挿管回避率の上昇"という観点で語られていた．近年の心原性肺水腫に対するNPPVの適応は，単に気管挿管の回避というのみならず，病態に則した根本的な治療法として考えるべきであろう．急性心原性肺水腫において，NPPVは従来治療に比べて呼吸数の減少，頻拍の改善，動脈血酸素化や血行動態の改善など病状の改善がすみやかに得られ，メタ解析によっても気管挿管の頻度の低減，死亡率の改善などの結果が得られている[4]．

表　NPPVの適応症例・不適応症例

適応症例	不適応症例
・意識がクリア ・気道浄化（咳嗽反射，喀痰排出）が可能 ・自発呼吸がある	・ショック症例 ・自発呼吸のない場合 ・肺炎など気道分泌物が多い場合 ・高度な換気不全

NPPV不適応例に該当すれば最初から気管挿管を行う

2. NPPVの特徴を知る

　心原性肺水腫に対してNPPVを含めた陽圧換気をする有効性については，1章3."心不全に呼吸管理する意味"に述べた．すなわちNPPVは酸素化の改善のみならず，肺うっ血をとる治療としても，第一選択として考えるべき治療法である．NPPVは非侵襲的に簡便・迅速に施行できることを特徴とする．患者協力が得られていれば基本的には鎮静が不要，あるいは軽い鎮静で事が足りる．したがって**鎮静薬による過度の循環抑制を回避できる**ことが気管挿管に比べて大きな長所である．

■こんな症例がありました
　陳旧性心筋梗塞の既往のある80歳台の女性．夜間突然の呼吸困難で急性心不全を発症．来院時は電撃性肺水腫で，血圧は200/120 mmHgと高値．いわゆるクリニカルシナリオ1（sBP>140mmHg）の症例であったが，意識朦朧としており，気管挿管を選択した．プロポフォール（ディプリバン®）で鎮静をかけたところ急激に血圧が低下し，収縮期圧<60 mmHgとなった．血圧維持のためにカテコラミン（ドパミン：イノバン®）が必要となった症例である．元々低心機能の症例であり，鎮静による急激な血管拡張のため血圧が低下したと考えられる．もしも十分な換気ができてNPPVのみですんでいればカテコラミンは必要なかった症例かもしれない．

3. 少しわかってくれば：NPPVの適応の判断

　初療の段階で陽圧呼吸管理の適応かを判断する．基本的には心原性肺水腫であればNPPVを第一選択に用いてもよいし，呼吸困難感を伴う低酸素血症では特に改善が見込める．ただし，NPPVは自発呼吸を基本とした呼吸管理である．したがって**自発呼吸により有効な換気ができない状況では不適応**であり，気管挿管を行い侵襲的陽圧換気を考慮する（表）．

4. ここが見えれば：NPPVのモード設定

　NPPVのモードには**bilevel PAP**と**CPAP**がある．bilevel PAPでは吸気相陽圧（inspiratory PAP：IPAP）と呼気相陽圧（expiratory PAP：EPAP）を設定する必要があるが，EPAPとはすなわち呼気終末陽圧（positive end expiratory pressure：PEEP）と同意義であり，IPAPとEPAPの差がサポート圧である．IPAPの最高容認圧は食道入口部開放圧に従う．つまりこの圧が約15

cmH₂Oを超えると気道に入らずに呑気することになる．したがってIPAP＞15 cmH₂Oが必要な症例にはNPPVは無効であり気管挿管が要求される．

■ bilevel PAPとCPAPどちらを使う？

　bilevel PAPでは吸気にサポート圧がかかるので，呼吸筋疲労のある症例や高炭酸ガス血症では望ましいと考えられてきた．しかし実際にはCPAPとbilevel PAPのどちらが優れているかを調べた研究では有意差が認められなかった[5]．理由の1つは**患者の認容性**であり，意識清明な状態で吸気時にサポート圧をかけられるのはかなり辛く，CPAPの方が認容性が高い．

　また，心原性肺水腫において酸素化に最も有効であるのがPEEPであり，CPAPモードでも酸素化と血行動態の改善が十分に期待できる[6]．逆に言うとbilevel PAPを使用しなければならないような状況では早々に気管挿管を想定しておかなければならない．

5. 治療のスジ

1 NPPV導入と離脱のコツ

　心原性肺水腫に対しては簡便であり認容性も高いCPAPを推奨する．FiO₂＝100％，呼吸数12回/分，CPAP＝5 cmH₂Oで開始，パルスオキシメーターにより動脈血酸素飽和度（SpO₂）をみて＞95％となるようにCPAPを2～3 cmH₂Oずつ上げていく．CPAP＞12 cmH₂Oでも臨床所見の改善がない状況では，NPPVの有効性は乏しいと判断し気管挿管も考慮しなければならない．

　離脱の第一段階はFiO₂の低下であり，SpO₂＞95％を保てるように30分ごとにFiO₂を段階的に下げていく．FiO₂＝40％で酸素化が十分ならばCPAPを下げていく．30分ごとに3 cmH₂Oずつ下げていき，CPAPが3 cmH₂O以下で酸素化が問題なく，呼吸困難がなければ，酸素マスク5 L投与に変更する．

2 NPPVの効果判定—NPPVをあまり引きずってはいけない

　NPPVから気管挿管下人工呼吸への移行については躊躇することなく判断が必要．通常はNPPV開始30分で効果が現れる．有効であれば吸気努力が少なくなり，呼吸数の減少と頻脈の改善が得られる．

　酸素化の指標として動脈血中酸素分圧・投与酸素濃度比（PaO₂/FiO₂比）を用いて200以下ならば十分な酸素化ができていないと判断する．意識朦朧で呼吸がおぼつかない場合やNPPV下でも呼吸困難感があり呼吸回数が増えて（だいたい20回/分以上であれば注意を要する），呼吸筋疲労がある場合も気管挿管の適応である．

おわりに

　急性心不全における呼吸管理の流れを図に示します（図）．もっている治療手段は多い方がよいです．特に現在第一選択とされているNPPVを使いこなすことが重要．さりとて気管挿管へのタイミングは逃さない．一刻一秒を争う急性心原性肺水腫ですが，患者さんを注意深く観察することはやはり大切です．

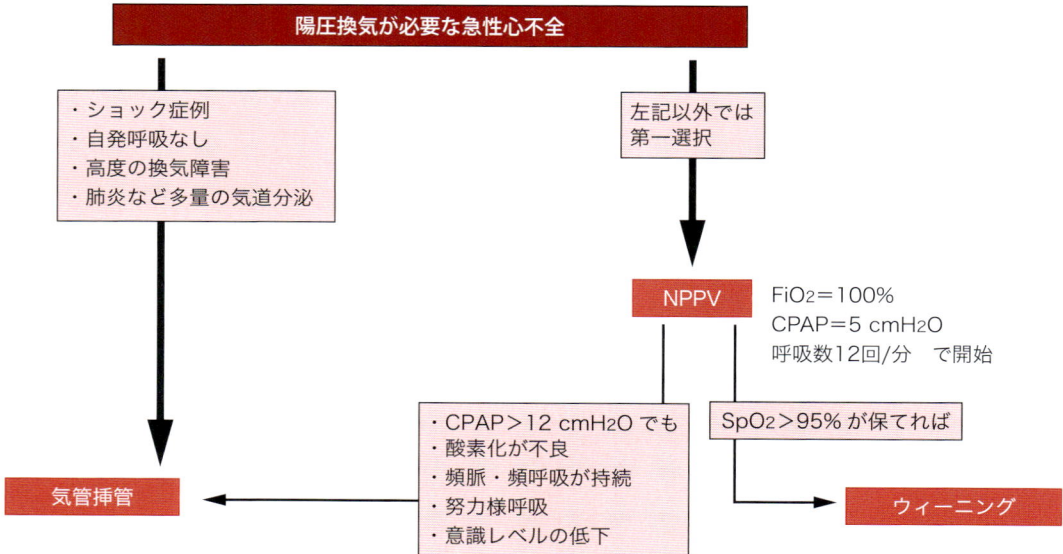

図 急性心不全における呼吸管理の流れ
NPPVを基本とした呼吸管理を身につける.ただし,治療の節目では気管挿管の可能性を念頭において治療効果の判定を行う

文献

1) 「NPPV（非侵襲的陽圧換気療法）ガイドライン」（日本呼吸器学会NPPVガイドライン作成委員会／編），南江堂，2006
2) 循環器病の診断と治療に関するガイドライン．急性心不全治療ガイドライン（2011年改訂版）．http://www.j-circ.or.jp/guideline/pdf/JCS2011_izumi_h.pdf（2012年9月閲覧）
3) Meduri, G. U., et al.：Noninvasive face mask ventilation in patients with acute respiratory failure. Chest, 95：865-870, 1989
4) Peter, J. V., et al.：Effect of non-invasive positive pressure ventilation on mortality in patients with acute cardiogenic pulmonary edema：a meta-analysis. Lancet, 367：1155-1163, 2006
5) Park, M., et al.：Randomised, prospective trial of oxygen, continuous positive airway pressure, and bilevel positive airway pressure by face mask in acute cardiogenic pulmonary edema. Crit Care Med, 32：207-2415, 2004
6) Bersten, A. D., et al.：Treatment of severe cardiogenic pulmonary edema with continuous positive airway pressure delivered by face mask. N Engl J Med, 325：1825-1830,1991

プロフィール

樋口義治（Yoshiharu Higuchi）
日本大学医学部付属板橋病院内科学分野循環器内科学教室
プロフィールは第1章-3参照

第1章　心不全のこんなこと

5. 利尿薬は魔法のくすりか

藤井洋之

● Point ●

- ループ利尿薬は低カリウム血症，カリウム保持性利尿薬は高カリウム血症に注意する
- BUN・クレアチニンが上昇してきたら利尿薬の減量・中止を考慮する
- 利尿薬の反応が悪いときは，循環血漿量が足りていることを評価してから増量する

はじめに

心不全治療において利尿薬は有用な薬だが，なんでもかんでも使えばよいというものでもない．ここでは心不全でよく使用するループ利尿薬・カリウム保持性利尿薬について解説する．

1. まず基本

1 利尿薬とは

多くの利尿薬は腎臓に働きかけ尿中ナトリウム排泄を増加させる薬剤である．細胞外液の浸透圧はナトリウムによって規定されるため，ナトリウムを体外に排泄することにより水も排泄され，循環血漿量および間質液量を低下させることにより浮腫・肺水腫を改善させる．

2 利尿薬の作用機序（図1）

1）ループ利尿薬（図1 A）

ループ利尿薬はヘンレの太い上行脚において管腔側膜にあるNa-K-2Cl輸送体のクロライド結合部位に競合することにより塩化ナトリウムの再吸収を抑制する．

2）カリウム保持性利尿薬（図1 B）

カリウム保持性利尿薬（例：スピロノラクトン）はアルドステロンに拮抗し集合管のナトリウムチャネルを抑制することによりナトリウムの再吸収を抑制する．通常ナトリウムイオンの再吸収により尿細管腔内が電気的陰性になり細胞内から管腔内へのカリウムの分泌が促進されるが，この利尿薬でナトリウム再吸収が抑制されるためカリウムの分泌も減少しカリウムが保持される．トリアムテレンもナトリウムチャネルを抑制することにより同様の薬効を示す．

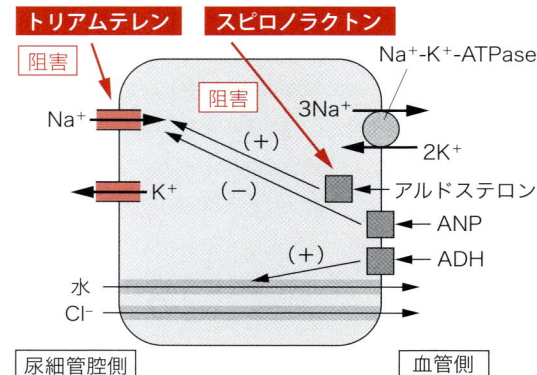

図1 腎臓における利尿薬の作用機序
A）血管側のNa$^+$–K$^+$–ATPaseポンプによりナトリウムが細胞外にくみだされ，尿細管から細胞内にナトリウムが入りやすくなる．ヘンレの太い上行脚ではNa–K–2Cl輸送体によってナトリウムとともにカリウムとクロライドも同時に細胞内に取り込まれるが，クロライド輸送が律速段階となっている．このためループ利尿薬がクロライド結合部位に競合することによってナトリウムの再吸収が抑制される
B）ヘンレの太い上行脚と同様の機序で尿細管から細胞内にナトリウムが入りやすくなっている．集合管ではナトリウムチャネルにより再吸収を行うが，これはアルドステロンで増加し心房性ナトリウム利尿ペプチド（ANP）で減少する．カリウム保持性利尿薬はこの系を阻害する．水吸収は抗利尿ホルモン（ADH）により制御されており，ADHの存在により水の透過性が亢進する

3 各利尿薬のちがい（表1）

1）利尿効果

　健常者では濾過されたナトリウムの約50〜60％は近位尿細管，35〜40％はヘンレのループ，5〜8％は遠位尿細管，2〜4％は集合管で再吸収され，99％以上が尿細管で再吸収されることになる．ループ利尿薬は作用部位であるヘンレループにおけるナトリウムの再吸収量が集合管に比べ多いため，カリウム保持性利尿薬より強力である．

2）カリウムへの影響

　ループ利尿薬は集合管へのナトリウムと水の到達量を増加させるため，集合管におけるナトリウム再吸収を促進し，カリウム分泌につながる．また循環血漿量低下に伴うレニン–アンジオテンシン系（RAS）の活性化も集合管におけるカリウム分泌を促進し低カリウム血症を惹起する．ただし，トラセミドはループ利尿薬だがアルドステロン受容体阻害作用を併せもつため，カリウムの変動は少なくなる．また，カリウム保持性利尿薬はカリウム排泄が低下するため高カリウム血症になりやすくなる．

3）作用時間

　ループ利尿薬は効果発現が早く持続時間は3〜6時間と短めだが，カリウム保持性利尿薬は効果発現まで8〜24時間と時間がかかる．

表1 各利尿薬の特徴

種類	作用部位	濾過されたナトリウムの作用部位での再吸収率	阻害される輸送体	代表的な薬剤
ループ利尿薬	ヘンレループの太い上行脚	35〜40%	管腔側Na-K-2Cl輸送体のクロライド結合部位のクロライド結合部位に競合	フロセミド（ラシックス®, オイテンシン®など） アゾセミド（ダイアート®） トラセミド（ルプラック®）
サイアザイド系利尿薬	遠位尿細管	5〜8%	管腔側Na-Cl輸送体のクロライド結合部位に競合	ヒドロクロロチアジド アンジオテンシンII受容体拮抗薬との合剤に使用（プレミネント®など） トリクロルメチアジド（フルイトラン®）
カリウム保持性利尿薬	集合管	2〜4%	アルドステロンに拮抗することにより管腔側のナトリウムチャネル閉鎖	スピロノラクトン（アルダクトン®A） トリアムテレン（トリテレン®） カンレノ酸カリウム（ソルダクトン®注） エプレレノン（セララ®）

ループ利尿薬・サイアザイド・カリウム保持性利尿薬について，作用部位・ナトリウム再吸収率・代表的薬剤を表に示した．本文中では触れなかったが，サイアザイドも含め記載した

2. 利尿薬の使い方

1 急性心不全

　急速に利尿をつける必要があるためループ利尿薬のよい適応となる．用量依存性に効くため，**フロセミドを10〜20 mgからワンショット静注**し，効果がなければ40 mg, 80 mgと増量する．通常200 mgで反応がなければ他の方法を考える．静注が基本だが，持続点滴の方が総ナトリウム排泄量が多いとの報告もあり試みてよい．また，ループ利尿薬のみでは低カリウム血症が起きやすいため，カリウム製剤などの併用を考慮する．

　ループ利尿薬の作用部位は尿細管腔側に存在するため，効果発現には利尿薬が尿細管液内に存在している必要があり，このため腎機能障害例などでは通常より多量の利尿薬投与が必要となる．なお，心不全の急性期で乏尿のときは利尿薬が尿細管に到達せず，なかなか利尿がつかない．最初多量の利尿薬が必要でいったん尿が出だすと少量の利尿薬でコントロールがつくようになるのはこのためである．

　内服薬を用いる場合は，消化管浮腫などによる利尿薬吸収不全が生じる可能性があり効果が減弱するので，用量を多く必要とする．この場合心不全改善後に過量となることもあるので注意が必要である．

2 慢性心不全

　ループ利尿薬の内服が中心となる．カリウム保持性利尿薬は単独での効果は弱いが，カリウム保持の目的で併用される．**RALES試験でスピロノラクトンが心不全患者の予後改善効果を示しており予後改善目的でも用いられる．**

　ループ利尿薬のみでは効果不十分な場合，ヘンレループで再吸収されなかったナトリウムが遠位尿細管や集合管に流れ込んでここでの再吸収が亢進している可能性があり，サイアザイドやカリウム保持性利尿薬の併用によって管理が可能になることがある．

3. 使うとき気にすること

1 副作用

1）過度の水分除去

　利尿薬投与によりナトリウムと水が排泄され循環血漿量が減少するが，毛細血管の静水圧も低下し間質から水が血管内に回収され血漿量は保持される．しかし過度の体液の除去により心拍出量や組織灌流が低下することがある．**腎血流量はBUNやクレアチニン濃度により評価できる**ので，利尿が図れているときにこれらの値が安定していれば臨床的に有意な組織灌流の低下はきたしていないと判断できる．逆に他に原因なくこれらのパラメーターが上昇したら利尿薬治療の継続を控えるべき兆候となる．

　純粋な急性心不全においては，ナトリウム貯留による血漿量増加に伴い末梢の毛細血管の充満圧が高まりその結果浮腫が生じているため，利尿薬治療により体液喪失が起きても比較的すみやかに間質から水が回収され，体液除去速度にはほとんど制限がない．もちろん腎機能や電解質の監視は必要だが，水バランスに関して言えば浮腫が存在している状況では比較的安心して利尿薬を使える．しかし**低アルブミン血症が関与している場合**は膠質浸透圧に伴う血管内から間質への水の移動があり，浮腫が持続していても循環血漿量が十分あるとは限らず注意が必要である．

　過度の水分除去が生じると，**心臓に関しては前負荷低下による血圧低下，腎臓に関しては腎血流低下に伴う腎前性腎不全**が生じる．特に，心機能が非常に悪く代償機序としての体液貯留で血圧を保っている慢性心不全の状態では，利尿薬の開始・増量時に循環血漿量の減少による低血圧をきたしやすいので注意が必要である．

2）電解質異常

a）カリウム

　ループ利尿薬は低カリウム血症になりやすい．低カリウム血症は心筋の自動能の亢進や活動電位持続時間延長により上室性・心室性不整脈を起こりやすくする．特に心不全など内因性のカテコラミンが分泌されている状況では心室頻拍や心室細動のリスクが高くなる．またジギタリスが併用されている場合にはジギタリス中毒が起きやすくなる．

　一方**カリウム保持性利尿薬は高カリウム血症をきたすことがあり**，特に腎機能障害例では注意が必要となる．高カリウム血症は心筋の静止膜電位を浅くし脱分極速度が低下することにより興奮伝達速度が低下し，心房内・房室・心室内伝導障害が生じる．著明な高カリウム血症では心停止をきたす．

b）ナトリウム

　低ナトリウム血症については第1章-1"低ナトリウム血症と出会うとき"で解説されているが，利尿薬によっても惹起される．

c）時間経過

　利尿薬により水・ナトリウムの喪失が起きるが，これに拮抗する交感神経系・RAS系の活性化・ANP放出低下・ADH増加などによりナトリウム・水の再吸収促進が生じるため，しばらくすると定常状態となる．このためナトリウム喪失が起きるのは利尿薬療法開始後ほぼ1週間以内に限られ，一定量の利尿薬の投与に関連した体液および電解質の臨床的効果および合併症はおおむね2週間以内に現れる．

　慢性心不全内服加療では，一定量の利尿薬投与で投与2週間以降の電解質異常や過度の水分除去に伴う腎機能悪化をきたすことは他の要因がなければ通常ないといえる．

表2　利尿薬の副作用

ループ利尿薬
・低カリウム血症，低ナトリウム血症，低マグネシウム血症，高尿酸血症
・代謝性アルカローシス，脱水
・難聴，下痢
・血液疾患（血小板減少症，無顆粒球症）

カリウム保持性利尿薬
・高カリウム血症
・女性化乳房*，多毛症*，月経不順*，睾丸萎縮*
・巨赤芽球性貧血#，尿路結晶#
*：スピロノラクトン，エプレレノン
#：トリアムテレン

電解質異常や脱水は利尿薬固有の問題といえるが，それぞれ特異的な副作用もあるので念頭におく必要がある．スピロノラクトンの女性化乳房は抗アルドステロン作用により生じる

3）高尿酸血症

近位尿細管で有機溶質がナトリウムと共輸送によって再吸収され，この有機溶質と交換で尿酸が再吸収される．利尿薬によりRAS系が賦活されナトリウムと有機溶質の吸収が亢進し，尿酸の再吸収も増加し高尿酸血症になる．

4）各利尿薬固有の副作用（表2）

利尿薬に共通した副作用は前述したが，その他にスピロノラクトンの女性化乳房など各利尿薬に固有の副作用がある．

2 腎機能低下例での注意

利尿薬によって循環血漿量が減り，その結果腎血流量が減り糸球体濾過率（GFR）が低下する．**腎機能低下例では腎血流低下に伴う腎前性の腎不全が致命的な腎機能障害につながることもあり，腎機能の推移などに注意する必要がある．**

3 循環血漿量低下時の注意

基本的に**循環血漿量が少ないときは効果が期待できない**．効果のない薬を漫然と使用することになり副作用のリスクが増えるだけとなる．またなまじ反応してしまうと循環血漿量の著明な低下をきたし臓器障害や血圧低下をきたす．利尿薬の反応が乏しい場合には循環血漿量の把握が重要であり，から打ちに注意する必要がある．

循環血漿量が少ない状態で利尿薬を使用しなければならない場合は間質から血管内に水が回収される速さに合わせて利尿をつける必要がある．BUN，クレアチニンをモニターし，上昇しないことを確認しつつ使用する．また，アルブミンなどの投与により血管内の膠質浸透圧を上げて間質から水を回収してから利尿薬を使用するといった工夫が必要となる場合もある．

4 外来での注意

慢性心不全において内服利尿薬が至適に使用されていれば，浮腫などのコントロールもつき，電解質なども定常状態を保ち，よい状態をつくることができる．しかし水分摂取不足や夏季など循環血漿量が低下する状況が加わったにもかかわらず漫然と使用すると，脱水を惹起して腎血流量が低下し腎不全を増悪させることがある．

4. 反応が悪いとき考えること

　急性心不全などに対し静脈内投与を行っているとき，尿量が少ないと利尿薬の用量が足りないと判断して追加投与することがある．循環血漿量が足りていればよいが，循環血漿量が不足している状態で利尿薬を追加投与すると効果がないばかりか腎機能障害や血圧低下などの副作用を出現させるだけとなる．この場合，補液やアルブミンの投与などにより循環血漿量を確保しつつ利尿をつけなければならない．循環血漿量が不足すると血液が濃縮し，BUN，クレアチニンが上昇するため，モニタリングを行う．上昇時には利尿薬減量または補液を考慮する．なお，アルブミン投与直後に利尿薬を使用すると反応が得られやすい．

　利尿薬の反応が悪い場合，**どのような要因で利尿がつかないかを評価すること**は非常に重要となる．

おわりに

　利尿薬は循環器領域では頻回に使われる有用な薬剤だが，患者の病態，検査データなどより至適に用いられているかを考えながら使う必要がある．電解質や腎機能，循環血漿量などを把握しないで漫然と用いると患者の状態を悪くするので注意が必要である．

プロフィール

藤井洋之（Hiroyuki Fujii）
横浜南共済病院　循環器内科　循環器検査部長
1991年　東京医科歯科大学医学部卒業
2000年　横浜南共済病院　循環器内科　医長
2009年　現職
現在循環器内科ではNo.3であり，いわゆる中間管理職で上からも下からもつき上げられています．研修医時代は臨床onlyで夜中も休日も楽しく臨床を楽しんでいました．皆さんも今の時代をenjoyして下さい．

第1章 心不全のこんなこと

6. 混ぜればいいのか，ドブタミンとドパミン

青柳秀史

Point

- ・投与量と作用を知る
- ・心原性ショックをきたした心不全患者に短期間使用する
- ・低用量ドパミンに腎機能改善のエビデンスはない
- ・ドパミン，ドブタミン併用は両者の欠点を補う可能性がある

はじめに

　ドパミン，ドブタミンは現在でも世界中で急性心不全治療に使用されている主要な強心薬である．両者とも強心薬という点で同じであるが，それぞれの性質を知ったうえで，使い分けるべき薬剤である．これからこの2剤について解説する．

1. ドパミン

① まず基本：ドパミンの薬理作用

1）生理学的側面（表1）

　ドパミンは，その投与濃度によりα受容体，β_1受容体，DA（ドパミン）受容体に作用し，効果が得られる．β_1受容体は，Caの細胞内流入を促進し，心筋の収縮力を増加させる．β_2受容体，DA受容体を介して血管が拡張し，α受容体（1，2とも）を介して血管が収縮する．

2）薬理学的側面（表2）

　①低用量投与（1～3μg/kg/分）

　DA_1，DA_2受容体を介して腎血管を拡張する．腎血流増加とナトリウム排泄に作用する．腎血流量は，用量依存的に増加する（3μg/kg/分まで）．腎血管抵抗は，用量依存的に低下する（2μg/kg/分まで）．2～3μg/kg/分では心拍出量増加と関係なく腎血流量を上げ，尿量を増やすとされている．ドパミンは尿細管および集合管に作用して，ナトリウム再吸収を抑え，排泄を増加させる．

　②中用量投与（3～10μg/kg/分）

　β_1受容体を介して心拍数と心拍出量増加を生じる．3μg/kg/分以上で用量依存的に増加する．ドパミンが神経末端からノルアドレナリンの放出を促し，β_1受容体，α受容体に作用し，さら

表1 交感神経受容体の局在部位と作用

交感神経受容体	局在部位	作用
β_1	心筋 洞房結節 房室結節	心筋収縮力増大 心拍数増加 伝導亢進
β_2	血管平滑筋 気管支平滑筋	血管拡張 気管支拡張
α	血管平滑筋	血管収縮
DA_1	腎動脈 腸管膜動脈 冠動脈	血管拡張
DA_2	交感神経節	交感神経末端からの ノルアドレナリン 遊離抑制

心筋細胞には,おもにβ_1(β_2)受容体が存在している.β_1受容体を介して,Caの細胞内流入を促進し,心筋の収縮力を増加させる.血管平滑筋にはβ_2受容体,α,DA受容体が存在する.β_2受容体を介して血管が拡張し,α受容体を介し,血管収縮を引き起こす.DA受容体を刺激すると反対に血管拡張を引き起こす

表2 カテコラミン製剤の受容体特異性および作用

		α	β_1	β_2	DA_1	DA_2
ドパミン	低用量	−	−	−	＋	＋
	中用量	−	＋	−	＋	＋
	高用量	＋	＋	−	＋	＋
ドブタミン		±	＋＋	＋	−	−

		心筋収縮力増大	心拍数増加	腎血流増加・ 利尿作用	血管収縮・ 血圧上昇
ドパミン	低用量	−	−	＋＋	−
	中用量	＋	＋＋	＋〜＋＋	±
	高用量	＋＋	＋＋	±〜−	＋＋
ドブタミン		＋＋	＋	−	＋

ドパミンは低用量でDA受容体を介して腎血管を拡張し,腎血流増加とナトリウム排泄に作用する.中用量でβ_1受容体を介して心拍数と心拍出量増加を生じる.高用量でα受容体を刺激し,末梢動脈の収縮をきたす.ドブタミンは中用量以上でβ_1受容体を介して心拍出量増大をきたす

に心拍数が増加する.5 μg/kg/分以上では,α受容体を介して末梢血管抵抗,腎血管抵抗を増加し,血圧上昇を生じる.心収縮力増加,心拍数増加による心筋酸素消費量増加は,心不全に好ましくない効果である.

　③高用量投与(10〜20 μg/kg/分)

　α受容体を介して,末梢動脈収縮を引き起こす.よって**四肢や臓器の虚血を引き起こす危険性が高まり,不整脈の出現頻度も上昇する**.臨床では好ましい投与量ではない.

2 常識的に:各学会のガイドライン

　2011年JCSガイドライン[1]では,収縮期血圧90 mmHg未満の**急性心原性肺水腫や心原性ショック症例に使用を推奨している**.また,ESC急性心不全治療ガイドライン[2]では,**急性心不**

全患者や血圧低下，乏尿患者において少量持続投与し，腎血流と利尿を改善させるとしている．しかし，2009年改訂版ACC/AHAガイドライン[3]は，心不全患者への長期強心薬持続静脈投与は，推奨していない．また，アメリカ心不全学会急性心不全治療ガイドライン[4]でも，ドパミン使用に関して言及していない．

3 ここが見えれば（中，高レベル）

ドパミンは，心臓と血管両方に作用し，血圧上昇を期待するとともに低用量では利尿効果もある．血圧低下により利尿が乏しい場合，血圧上昇により，たとえ中用量以上のドパミンでも二次的に利尿を維持することがある．ドパミンは，Forrester分類におけるSubset IVのような，**収縮期血圧が低下し，容量低下のない左心不全**で効果的である．クリニカルシナリオ（CS）[5]では，**収縮期血圧100 mmHg未満のCS3において血圧上昇目的に使用**する．使用期間は不整脈のリスク増加や長期使用による予後改善の報告がないことからも**急性期，短期間に限るべき**である．

4 考え方が変わった：低用量ドパミン（renal dose）について

1）低用量ドパミンは，浮腫改善に効果的か？

ドパミンによる利尿およびナトリウム排泄と腎血管拡張作用は，経験的に浮腫に効果的である．しかし，実際にエビデンスのレベルで検証するとほとんど報告されていない．Olivaらの報告[6]では，うっ血性心不全患者（NYHA II〜III）6名に対してドパミンとフロセミドのナトリウム排泄に関して検討している．1〜3 μg/kg/分のドパミンおよびフロセミド静脈注射は，ナトリウム排泄をそれぞれ7〜37Meq/ 3時間，277Meq/ 3時間増加させた．しかし，フロセミドにドパミンを追加してもナトリウム排泄は増強されなかったことから，**ドパミンのナトリウム排泄に対する有効性は証明されなかった**．

2）低用量ドパミンによる利尿作用は腎機能にとってよいか？

早期腎障害患者における低用量ドパミンの効果に対する，多施設無作為化二重盲検試験では，有意に腎障害を予防する効果はないと報告された．Bellomoの報告[7]では，無作為割り付け（ドパミン群161名，プラセボ群163名）を行い，2 μg/kg/分をドパミン群に投与した．結果は，**クレアチニン値，腎移植必要患者数，死亡数，入院期間，ICU滞在期間において有意差は認めなかった**．また，Friedrichら[8]は，低用量ドパミン（0.5 μg/kg/分以下）とプラセボを急性腎不全患者に使用し，効果を比較した．対象は3,359名．投与1日目の**一時的なクレアチニン値低下，クレアチニンクリアランス上昇，尿量増加**を示したが有意ではなく，その後も改善は認めなかった．死亡率，腎移植の頻度も改善も認められなかった．

2. ドブタミン

1 まず基本：ドブタミンの薬理作用

1）生理学的側面（表1）

ドブタミンは，ドパミン同様$β_1$，2，α受容体に作用する．β受容体を介し，カルシウムの細胞内流入を促進し，心筋の収縮力を増加させる．これにより，心拍出量増大をきたす．

2）薬理学的側面（表2）

①低用量投与（1〜3 μg/kg/分）

$β_2$とα受容体を介し，血管拡張をきたし，全身の血管抵抗を低下させ，後負荷軽減により間接的に心拍出量を増やす．20μg/kg/分まで**用量依存的に陽性変力作用を発揮する**．

②**中用量（3～10μg/kg/分）～高用量投与（10～20μg/kg/分）**

10μg/kg/分では心拍出量増大が期待できる．高用量では$α_1$作用のため血管収縮，心拍数上昇，催不整脈作用をきたすことから使用を控える．

2 常識的に：各学会のガイドライン

2011年JCSガイドライン[1]では，**肺うっ血があり，血圧低下が危惧される症例に対して，必要最小量を最短期間用いることが推奨**されている．ACC/AHAガイドライン2009年改訂版[3]では，**低灌流と関連する低血圧があり，心内充満圧上昇が明らかな場合**，より決定的な治療を考慮しつつ，ドブタミンを使用するとしている．ECSガイドライン[2]でも治療を行うことは有益であろうとする，クラスⅡaに分類されている．2010年アメリカ心不全学会急性心不全治療ガイドライン[4]では，**左室駆出率低下，末梢組織の低灌流による障害をきたし，収縮期血圧90 mmHg未満の患者に適応**としている．

3 ここが見えれば（中，高レベル）

ドブタミンは，心収縮力増加を目的に使用する．Forrester分類では，心係数低下が心不全の原因となっているSubset Ⅲ，Ⅳがよい適応である．心拍数増加は，ドパミンほど強くないため，心筋酸素需要増大は低く抑えられる．血圧上昇は，高用量使用により出現するが，3～4μg/kg/分では血圧維持効果は乏しい．血圧維持困難なら，他のカテコラミンやIABP，PCPSを併用する．使用期間は，ドパミン同様に急性期，短期間にとどめる．24～48時間以上の持続投与によりβ受容体のdown regulationをきたし，β作動の効果減弱が起こる．

3. ドブタミンとドパミンの併用

臨床ではよく見かけるが，エビデンスのレベルでは報告は少ない．

1 併用の根拠

ドパミンは10～15μg/kg/分で心不全に不利な肺動脈楔入圧（PCWP），左室充満圧の増加をきたす[9)10)]．一方，ドブタミンは，心拍出量増加，一回拍出量増加，PCWP低下をきたす．しかし平均動脈圧（MAP）や体血管抵抗（SAR）を落とし，血圧の低い心不全患者に不利となる．2剤併用は，心不全に好ましくない効果を互いに補う可能性がある．

Richard Cら[11]は，8名（虚血性心筋障害4名，心筋症4名）の心原性ショック患者にドパミン15μg/kg/分，ドブタミン15μg/kg/分，ドパミン＋ドブタミンそれぞれ7.5μg/kg/分を投与．血行動態改善（心系数増加，一回拍出係数増加，MAP上昇，PCWP変動なし，SAR変動なし）がドパミン＋ドブタミン併用で認められたとしている．

2 具体的使用方法

Francis GSら[10]は，13名の心筋虚血が誘因となった心不全患者を対象にドパミン，ドブタミンをそれぞれ2.5，5，10μg/kg/分，10分間投与し血行動態を評価した．心拍数，MAP，SAR

は2剤で有意差をみとめなかった．ドブタミン5μg/kg/分は，ドパミンに比べ心係数の有意な改善を認めた．ドパミン5および10μg/kg/分は，左室充満圧がドブタミンに比べ有意に高かった．以上から併用する際は，5〜10μg/kg/分の範囲が妥当である．2剤の比率は，施設や病態にもよるが，ドパミン：ドブタミン，0.5〜1：1が一般的である．

3 注意点

心不全をきたした状態で2剤の投与量を増加することは，不整脈のリスクが増す．特にドパミンはドブタミンよりも心室性不整脈をきたしやすい．併用が高用量となった場合，ドブタミンの血管抵抗低下作用が乏しくなり，PCWPや左室充満圧増加をきたし，心不全に不利に働く．単剤同様，高用量，長期使用は避けるべきである．

文献

1) 循環器病の診断と治療に関するガイドライン．急性心不全治療ガイドライン（2011年改訂版）．http://www.j-circ.or.jp/guideline/pdf/JCS2011_izumi_h.pdf（2012年9月閲覧）
2) Nieminen, M. S., et al.：Executive summary of the guidelines on the diagnosis and treatment of acute heart failure：the Task Force on Acute Heart Failure of the European Society of Cardiology. Eur Heart J, 26：384-416, 2005
3) Mariell, J., et al.：ACC/AHA guide line for the diagnosis and management of heart failure. Circulation, 119：1977-2016, 2009
4) Heart Failure Society of America, Lindenfeld, J., et al.：HFSA 2010 Comprehensive Heart Failure Practice Guideline. J Card Fail, 16：e1-194, 2010
5) Mebazza, A., et al.：Practical recommendation for prehospital and early hospital management of patients presenting with acute heart failure syndrome. Crit Care Med, 36（suppl）：S129-S139, 2008
6) Oliva, F., et al.：Intermittent 6-month low-dose dobutamine infusion in severe heart failure：DICE multicenter trial. Am Heart J, 138：247-253, 1999
7) Bellomo, R., et al.：Low-dose dopamine in patients with early renal dysfunction：a placebo-controlled randomized trial. Australian and New Zealand Intensive Care Society（ANZICS）Clinical Trials Group. Lancet, 356：2139-2143, 2000
8) Friedrich, J. O., et al.：Meta-analysis：low-dose dopamine increases urine output but does not prevent renal dysfunction or death. Ann Intern Med, 5：510-524, 2005
9) Loeb, H. S., et al.：Superiority of dobutamine over dopamine for augmentation of cardiac output in patients with chronic low output cardiac failure. Circulation, 55：375-378, 1977
10) Francis, G. S., et al.：Comparative hemodynamic effects of dopamine and dobutamine in patients with acute cardiogenic circulatory collapse. Am Heart J, 103：995-1000, 1982
11) Richard, C., et al.：Combined hemodynamic effects of dopamine and dobutamine in cardiogenic shock. Circulation, 67：620-626, 1983

プロフィール

青柳秀史（Hideshi Aoyagi）
横浜市立みなと赤十字病院　心臓不整脈先進診療科　副部長
平成9年3月　聖マリアンナ医科大学医学部卒業
日本内科学会認定医，日本内科学会認定専門医，日本循環器学会専門医
19年4月　横浜市立みなと赤十字病院　循環器内科勤務

専門分野：循環器内科，不整脈（電気生理，カテーテルアブレーション）
DOA，DOBともにはじめは細かい特徴まで気をくばって使うのですが，そのうち知識や使いわけもあやふやになりがちに…そんなときはまたこの本を読みなおしてください．

第1章 心不全のこんなこと

7. 急性心不全のクリニカルシナリオという発想

髙橋智弘，小松　隆

● Point ●

- 急性心不全の予後改善のためには早期治療開始が重要であり，また急性心不全患者の入院時収縮期血圧が重要な予後予測因子であるとみなされてきている
- 急性心不全の超急性期の病態把握について，収縮期血圧に注目したクリニカルシナリオによる分類が提案された
- クリニカルシナリオは簡単かつ迅速に分類が可能で，これを用いることで最適な治療をより早期に行えるというメリットがある
- クリニカルシナリオはあくまで超急性期の病態把握法であり，初期治療開始後に治療の軌道修正が必要である

はじめに

　近年，数々の大規模臨床試験により慢性心不全の治療に関して大きな進歩があり，慢性心不全の罹患率や死亡率は減少してきた．しかし急性心不全の治療に関しては十分なエビデンスはなく，病院前を含む急性心不全の超急性期治療に関するガイドラインもないため，この時期の管理は主に症状の緩和と血行動態の安定を目的とした経験的治療となっている．一方で急性心不全の早期治療開始が予後改善の鍵であり，急性心不全に対する救急の現場での対応が重要と考えられている．最近，急性心不全の超急性期の病態把握ならびに治療指針についてクリニカルシナリオとよばれる新たな提言がなされており，本稿ではクリニカルシナリオについて概説する．

1. まず基本

1 超急性期管理が重要

　ADHEREの後ろ向き研究で，血管作動薬の開始時期が早い救急入院患者は遅い一般入院患者に比べて入院日数の中央値が少なく（4.5日対7日），入院中の死亡率も低い（4.3％対10.9％）と報告されており[1]，急性心不全の予後改善のためには救急の現場でのより速い対応が重要と考えられている．

2 入院時収縮期血圧に注目

OPTIMIZE-HF研究によると，急性心不全患者の入院時収縮期血圧が低いほど院内，退院60日後，90日後のいずれの死亡率も高くなっている．このように急性心不全患者の入院時収縮期血圧は近年最も重要な予後予測因子とみなされるようになってきた[2]．この収縮期血圧に注目し，その背景にある病態をまとめて治療方針をたて，リスクの層別化も行えるようにしたのが**クリニカルシナリオ**とよばれる急性心不全の臨床分類である．

3 クリニカルシナリオとは

2008年Mebazaaら[3]は，最近の大規模臨床試験の成績をふまえ，急性心不全の病院前を含む超急性期の病態把握について収縮期血圧に注目したクリニカルシナリオによる分類を提案し（表1），クリニカルシナリオごとの治療指針を示した．また，これをふまえて，日本循環器学会の急性心不全治療ガイドラインにクリニカルシナリオについてまとめられている．

1）クリニカルシナリオ1（CS1）

血圧上昇群（収縮期血圧＞140mmHg）である．このシナリオでは通常症状は急激に進行する．広範な肺うっ血による呼吸困難を呈するのに対し，全身の浮腫は軽度のことが多い．血圧の上昇に伴う充満圧の急速な上昇が特徴であり，左室収縮は保たれていることが多い．他のCSと比較し虚血性心疾患が少なく，血清クレアチニン値が高値であることが多く，短期予後は比較的よい

表1 クリニカルシナリオ

CS1	・収縮期血圧＞140mmHg ・急激に発症する ・主病態はびまん性肺水腫 ・全身性浮腫は軽度（体液量が正常または低下している場合もある） ・急性の充満圧の上昇，左室駆出率は保持されていることが多い ・病態生理としては血管性
CS2	・収縮期血圧100から140mmHg ・徐々に発症し体重増加を伴う ・主病態は全身性浮腫 ・肺水腫は軽度 ・慢性の充満圧，静脈圧や肺動脈圧の上昇 ・その他の臓器障害（腎機能障害や肝機能障害，貧血，低アルブミン血症）
CS3	・収縮期血圧＜100mmHg ・急激あるいは徐々に発症する ・主病態は低灌流 ・全身浮腫や肺水腫は軽度 ・充満圧の上昇 ・以下の2つの病態がある 　①低灌流または心原性ショックを認める場合 　②低灌流または心原性ショックがない場合
CS4	・急性心不全の症状および徴候 ・急性冠症候群の診断 ・心臓トロポニンの単独の上昇だけではCS4に分類しない
CS5	・急激または緩徐な発症 ・肺水腫はない ・右室機能不全 ・全身性の静脈うっ血所見

文献3より引用（文献4も参照のこと）

とされている．

2）クリニカルシナリオ2（CS2）
血圧正常群（収縮期血圧100〜140mmHg）である．このシナリオでは通常症状は徐々に進行し，体重増加を伴う．肺うっ血よりも全身浮腫が優位であり，慢性心不全の状態を呈する．腎機能障害，貧血，低アルブミン血症など種々の臓器障害を合併している．

3）クリニカルシナリオ3（CS3）
血圧低値群（収縮期血圧＜100mmHg）である．このシナリオでは低灌流の徴候が優位であり，肺うっ血，全身浮腫とも少ない．明らかな低灌流，心原性ショックを呈する群とそれ以外の群に分けられる．多くの患者は進行した終末期心不全の状態を呈する．

4）クリニカルシナリオ4（CS4）
急性冠症候群に伴う急性心不全群である．急性冠症候群の管理についてはすでにエビデンスが豊富であるため，他の原因による心不全から除外し，急性冠症候群に対する治療が求められる．

5）クリニカルシナリオ5（CS5）
右室不全による急性心不全群である．肺高血圧または右室梗塞により発症し，三尖弁逆流を呈する．通常肺うっ血は認めず，左心系は低灌流を呈する．この病態による心不全は他の病態による心不全と管理が異なるため別のシナリオに分類されている．

4 クリニカルシナリオを用いてどのように急性心不全管理を行うか？

Mebazaaらが提唱している急性心不全の患者管理のアルゴリズムを図1に示す．

1）クリニカルシナリオを決定するための患者評価
急性心不全の患者管理の第一歩は，臨床診断を確立し，患者の呈している状態から患者のクリニカルシナリオを決定することである．この臨床評価のために**心血管危険因子，既往歴，現病歴，現在の治療薬，症状，身体所見**などを評価する必要がある．

患者が救急外来へ搬入されたら直ちに非侵襲的なモニタリングとして酸素飽和度，血圧，呼吸数，心電図モニターなどを行う．12誘導心電図，胸部X線写真は全例で行う．尿量測定もできるだけ頻回に行う．心エコー図検査は状況に応じてできるだけ早い時期に行う．CK-MBとトロポニンTまたはIを含む血液生化学検査を行い，必要があればBNPやNT-proBNPも検査する．

酸素投与を行い，必要があれば非侵襲的陽圧呼吸を行う．非侵襲的陽圧呼吸には気管挿管による人工呼吸管理を回避し生命予後を改善する効果があるため必要があればできるだけ早期から実施する．もちろん気管挿管による人工呼吸管理が必要な場合はこれを躊躇しない．

超急性期の患者評価は患者の症状を中心に行い，この時期の侵襲的なモニタリングは必ずしも必要ではない．CS3で経過が思わしくないときは侵襲的なモニタリングを考慮すべきであり，CS4は急性冠症候群として可及的すみやかに対処する必要がある．

2）クリニカルシナリオを用いた急性心不全の薬物療法
治療に関してだが，まず利尿薬単独の治療は多くの患者で必要ないと考えられ，**利尿薬は全身性体液貯留所見がある場合にのみ使用すべき**とされている．このため，利尿薬は体液貯留を認めるCS2とCS5に対して有用と考えられ，CS1に対しては硝酸薬などの血管拡張薬の補助としての使用となる．利尿薬を使用した場合，30分〜1時間後に病態の再評価を行う．評価の対象としては，症状の改善，身体徴候の改善，血行動態，酸素飽和度，利尿の改善があげられる．利尿薬を使用する場合には急激な大量の利尿ではなく，穏やかな利尿を目標とし，常に電解質の変動に注意する必要がある．

初診時の管理	
・非侵襲的モニタリング（酸素飽和度，血圧，体温）	・生化学検査
・酸素吸入	・BNPまたはNT-pro BNP
・非侵襲的陽圧呼吸（適応があれば）	・心電図
・身体所見	・胸部X線写真

治療	
CS1	・非侵襲的陽圧呼吸と硝酸薬，容量過負荷がある場合を除いて利尿薬の適応はほとんどない
CS2	・非侵襲的陽圧呼吸と硝酸薬，慢性の全身性体液貯留が認められる場合に利尿薬を使用
CS3	・体液貯留所見がなければ容量負荷を試みる，強心薬 ・改善が認められなければ肺動脈カテーテル ・血圧＜100mmHgおよび低灌流が持続している場合には血管収縮薬
CS4	・非侵襲的陽圧呼吸と硝酸薬，心臓カテーテル検査， ・ガイドラインが推奨する急性冠症候群の管理（アスピリン，ヘパリン，再灌流療法），IABP
CS5	・容量負荷を避ける ・収縮期血圧＞90mmHgおよび慢性の全身性体液貯留が認められる場合に利尿薬を使用 ・収縮期血圧＜90mmHgの場合は強心薬 ・収縮期血圧＞100mmHgに改善しない場合は血管収縮薬

治療目標	
・呼吸困難の軽減	・尿量＞0.5mL/Kg/min
・状態の改善	・収縮期血圧の維持と改善
・心拍数の減少	・適正な灌流に回復

身体所見，臨床検査を行い再評価

図1 超急性期の急性心不全患者管理のために提案されたアルゴリズム
文献3より引用（文献4も参照のこと）

　血管拡張薬に関しては，硝酸薬がCS1，CS2，収縮期血圧110mmHgを超えるCS4で推奨されている．このため，**血圧が保たれている急性心不全に対して救急外来でまず硝酸薬スプレーの舌下投与を試み，続いて硝酸薬の持続静注を行うことが推奨されている．**血圧の急激な降下を避けるため頻回に血圧測定を行う必要がある．

　強心薬は主にCS3の少数の患者に対して使用する．ドブタミン，ミルリノンは他の治療に反応しない低灌流所見，低心拍出量，低血圧，高充満圧を呈する患者の早期治療として有用かもしれないとされている．それでも収縮期血圧が100mmHg未満ならば，適切な容量負荷の後に血管収縮薬であるノルエピネフリンの使用を考慮すべきとされている．

2. ここが見えれば

1 クリニカルシナリオのメリット

　クリニカルシナリオは急性心不全の超急性期の病態把握法として提唱されたものであり，救急外来で急性心不全を初診したときに用いると非常に有用と考えられる．クリニカルシナリオのメリットは，**初診時の収縮期血圧に注目することで簡単かつ迅速に分類することが可能**である点で

ある．クリニカルシナリオの分類を用いることで患者は最適な治療をより早期に受けることができるという長所があり，このことは急性心不全の予後改善につながっていくと考えられている．

2 クリニカルシナリオを用いる際の注意点

　クリニカルシナリオを用いるメリットは簡単かつ迅速に分類可能という点だが，注意点としては**初診時の収縮期血圧値のみでクリニカルシナリオの分類を決定してはいけない**ということである．それぞれのクリニカルシナリオの意味する病態をよく理解したうえで，自分の目の前にいる患者を診察するときに初診時収縮期血圧に注目しつつ病歴，身体所見，基本的な検査結果などから病態を把握してクリニカルシナリオの分類を行っていくことが救急外来でのよりよい急性心不全治療につながっていくと考えられる．

　またクリニカルシナリオを用いることで迅速に急性心不全の治療を開始することが可能だが，これに固執して治療を継続してはいけない．急性心不全の超急性期管理で重要なことは，治療と並行して自覚症状，身体所見，検査結果などから**頻回に病態の再評価をくり返していくこと**であり，Nohria-Stevensonの分類などを用いながら急性心不全の病態把握に努め，治療の軌道修正をしていく必要がある．そして最終的には急性心不全の病態のみならずその原因疾患の診断，重症度評価を行い原因疾患の治療につなげていくことが重要である．

おわりに

　本稿ではクリニカルシナリオについて述べた．クリニカルシナリオは既存のガイドラインに置き換えられるものではなく，むしろガイドラインの実施を容易にする道具として役立たせることを提唱者たちは期待している．クリニカルシナリオを用いて急性心不全の超急性期管理を行うことで患者の予後改善に寄与できれば幸いである．

参考文献

1) Emerman, C. L. : Treatment of the acute decompensation of heart failure : efficacy and phamacoeconomics of early initiation of therapy in the emergency department. Rev Cardiovasc Med, 4 (suppl 7) : S13-S20, 2003
2) Gheorghiade, M., et al. : Systolic blood pressure at admission, clinical characteristics, and outcomes in patients hospitalized with acute heart failure. JAMA, 296 : 2217-2226, 2006
3) Mebazaa, A., et al. : Practical recommendations for prehospital and early in-hospital management of patients presenting with acute heart failure syndromes. Crit Care Med, 36 : S129-S139, 2008
4) 循環器病の診断と治療に関するガイドライン．急性心不全治療ガイドライン（2011年改訂版）http://www.j-circ.or.jp/guideline/pdf/JCS2011_izumi_h.pdf（2012年9月閲覧）

プロフィール

髙橋智弘（Tomohiro Takahashi）
岩手医科大学内科学講座　心血管・腎・内分泌分野
1995年自治医科大学卒業．現在岩手県高度救命救急センターに勤務し，急性心不全の薬物療法に従事しています．

小松　隆（Takashi Komatsu）
岩手医科大学内科学講座　心血管・腎・内分泌分野
1989年弘前大学医学部大学院卒業．現在，岩手医科大学医学部附属循環器センターに勤務し，主に不整脈疾患の診療に従事しています．

第1章 心不全のこんなこと

8. PDE-Ⅲ阻害薬の出番はいつ？

池ノ内 浩

Point

- "ホスホジエステラーゼⅢa（PDE-Ⅲa）"は心筋細胞と血管平滑筋細胞の中に限局して存在する酵素で，cAMPをAMPに分解することで細胞内シグナル伝達を終了させる役割を果たしている
- "PDE-Ⅲ阻害薬"は心筋細胞内のcAMP分解酵素であるPDE-Ⅲを阻害してcAMPから5′AMPへの分解を抑制し，アドレナリン受容体を介さずに直接に強心作用を示すことができる
- PDE-Ⅲ阻害薬は明らかな血管拡張作用を示し，末梢血管や肺動脈を拡張する
- cAMPは心筋細胞に毒性を示す可能性が示唆されている．心不全患者において心筋細胞内cAMPは減少しているが，これは適応現象であり，高濃度内因性カテコラミンの心毒性を軽減していると考えられる

はじめに

　強心薬は急性心不全において頻繁に使用され，代償不全に陥った心不全患者の状態を改善できる大変に有用な治療薬である．一方，心不全患者の長期予後改善には直結せず，むしろ悪化が懸念される．やせ馬に鞭打つと考えられる強心薬では，一時的な改善が得られても，長期的な持続は望めないものと思われる．事実，心不全の長期予後を改善させる薬剤は，一言で言えば強心薬とは全く逆の作用を示す薬物である．すなわち，交感神経遮断薬であり，レニン・アンジオテンシン・アルドステロン系の抑制薬であることは周知の事実である．それでも，強心薬は肺うっ血，胸水貯留，乏尿，全身浮腫，低酸素血症，低血圧，起坐呼吸といった症状の出現した重症急性心不全ではしばしば大変に有用で強力な治療手段と言わざるを得ない．本稿ではこれらの強心薬のうち特にホスホジエステラーゼⅢ（PDE-Ⅲ）阻害薬の特徴と使用方法について述べる．

1. 強心薬の種類（表1）

❶ ジギタリス製剤

　しばしば脈拍コントロールに用いられるが，強心作用は弱く急性期に用いられることは多くない．

表1　強心薬の種類

	一般名	商品名	特徴
ジギタリス製剤	ジゴキシン ジギトキシン メチルジゴキシン	ジゴキシン® ジギトキシン® ラニラピッド®	経口，静注，腎排泄 経口，肝代謝，半減期が長い 経口，ジゴキシンと類似
カテコラミン	ドパミン塩酸塩 ドブタミン塩酸塩 ドカルパミン アドレナリン ノルアドレナリン イソプレナリン塩酸塩	イノバン®，カコージン®，プレドパ®など ドブトレックス®ほか タナドーパ® ボスミン®，アドレナリン® ノルアドレナリン® プロタノール®S，プロタノール®	静注，少量で腎血流増加，中等量で強心作用 静注，強心作用が強い 経口，強心作用は弱い 注射用，心停止蘇生時，喘息発作時 静注，昇圧薬として作用 経口，静注，徐脈などに使用
ホスホジエステラーゼⅢ阻害薬	ミルリノン オルプリノン ピモベンダン	ミルリーラ® コアテック® アカルディ®	静注，強心作用と血管拡張作用 静注，強心作用と血管拡張作用 経口，カルシウム感受性を高める作用を併せ持つ

2 カテコラミン

ドパミン製剤，ドブタミン製剤，アドレナリン，ノルアドレナリン，イソプロテレノールなどがあり，一般に作用は強力で，代償不全に陥った重症心不全で頻繁に使用される．

3 PDE-Ⅲ阻害薬

ミルリノン，オルプリノンなどがある．単独またはカテコラミンと併用で使用される．

2. まず基本：強心薬の作用機序[1]

もともとカテコラミンは人体内に存在し，副腎皮質から放出されるアドレナリン，心臓や血管の交感神経末端から放出されるノルアドレナリンが主体である．アドレナリンの作用はαとβの2つのアドレナリン受容体とそのサブタイプを介して出現する．

1 心臓ではβアドレナリン受容体が主体

βアドレナリン受容体サブタイプは3種類で，このうちβ1受容体刺激が心筋の収縮力増強，拡張能改善，陽性変時作用を示す．β1受容体は，ヒト心臓に存在するβアドレナリン受容体の70〜80％を占める．

2 βアドレナリン受容体から強心作用の発現にはカルシウムイオンが大切（図1）

β受容体を刺激すると共役するGs蛋白がアデニル酸シクラーゼを活性化し，アデニル酸シクラーゼはアデノシン三リン酸（ATP）からcAMPを産生する．cAMPがプロテインキナーゼA（PKA）を活性化し，細胞膜のカルシウムチャネルと筋小胞体上のリアノジン受容体をリン酸化する．これにより細胞内へのカルシウムイオン（Ca^{2+}）の流入が増大，細胞内Ca^{2+}濃度が増加する．心筋細胞内Ca^{2+}の増加はアクチンミオシン連関を増強させるため，心筋収縮の増大，すなわち強心作用として現れる．

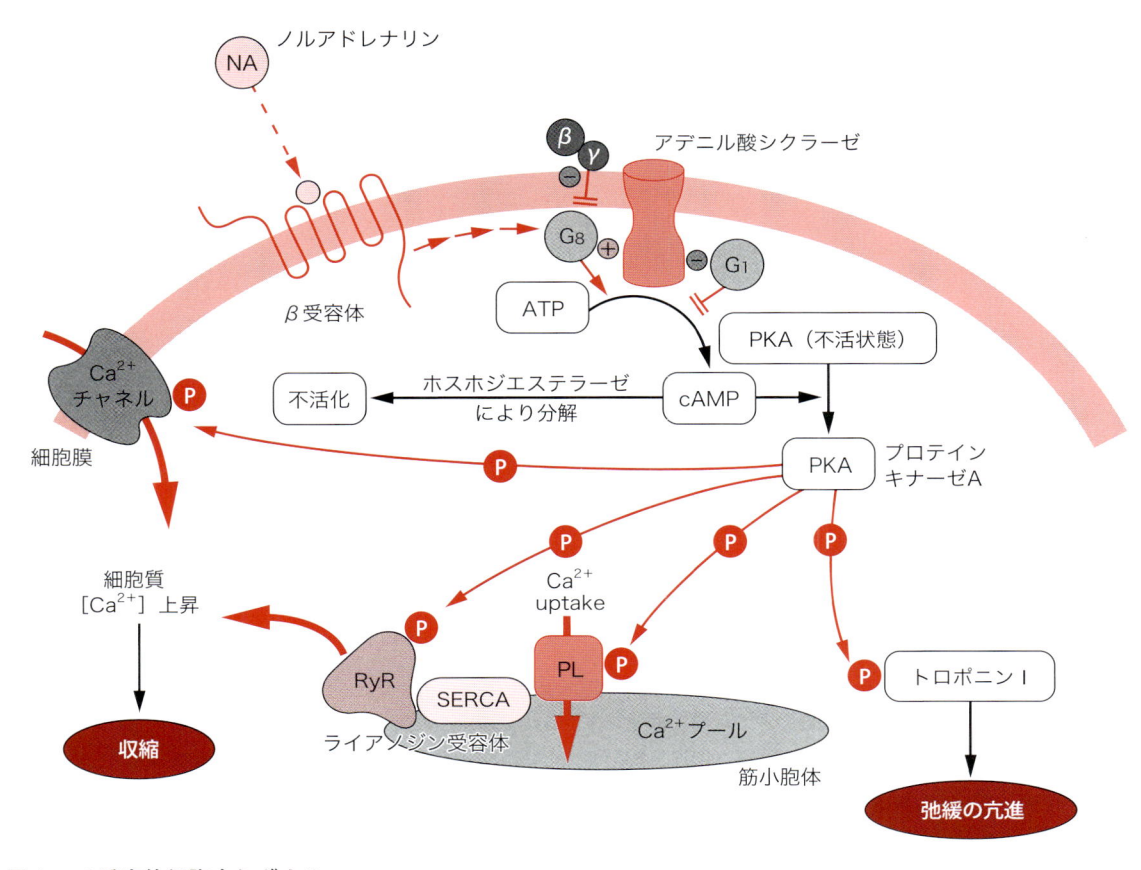

図1 β受容体細胞内シグナル
β受容体にノルアドレナリン（NE）などの刺激が加わると，アデニル酸シクラーゼ（AC）によりcAMPが産生され，cAMPがプロテインキナーゼA（PKA）を活性化することで細胞内外からカルシウムが動員され収縮力が増大する．詳しくは本文参照．PL（ホスホランバン phospholamban）：SERCAを抑制している．SERCA（sarcoplasmic reticulum Ca^{2+} ATPase）：Ca^{2+}ポンプ

3. ここでつまずく：PDE-Ⅲ阻害薬とは

　心筋細胞内のcAMP分解酵素であるPDE-Ⅲを阻害してcAMPから5'AMPへの分解を抑制する．これにより細胞内のcAMP濃度を上昇させ，細胞内へのCa^{2+}流入量が増加，収縮力が増加する．血管平滑筋細胞でもPDE-Ⅲ阻害薬は細胞内cAMPを増加させるが，血管平滑筋ではこれは筋肉の弛緩つまり血管の拡張作用として現れる（図1の右下部分参照）．

◼ PDE-Ⅲ阻害薬の特徴

1）強心作用─カテコラミンとの違いは？

　カテコラミンはプロテインキナーゼA（PKA）を介してcAMPの産生を増加させるが，PDE-Ⅲ阻害薬は分解を抑制することでcAMPを増加させる．したがって，カテコラミンとPDE-Ⅲ阻害薬は併用により強い強心効果が期待される．また，アドレナリン受容体を介さずに直接に強心作用を示すため，理論的にPDE-Ⅲ阻害薬はβ受容体数の減少（down regulation）やβ受容体の感受性低下，さらに併用するβ遮断薬の影響を受けにくいはずである．実際，β遮断薬のカルベ

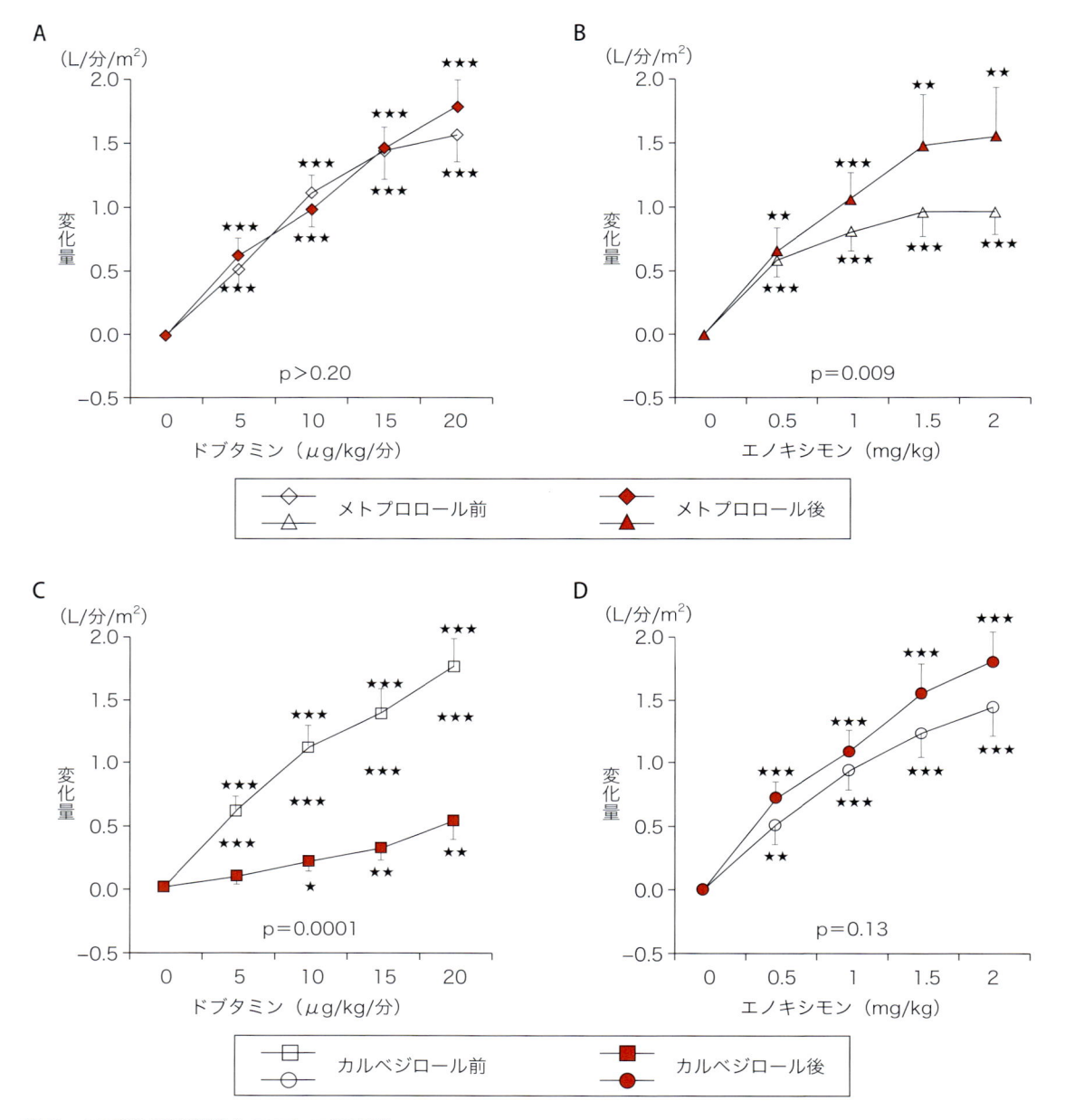

図2 交感神経遮断薬とPDE-Ⅲ阻害薬
β遮断薬のメトプロロール（A, B）またはカルベジロール（C, D）の投与前後で，強心薬の心拍出量増加効果を比較したもの．ドブタミン（A, C）とエノキシモン（B, D）の効果を比較している．メトプロロール投与前後では2つの強心薬の効果に大きな違いは認められない．一方，カルベジロール投与後ではドブタミンの効果が大きく低下したが（C），PDE-Ⅲ阻害薬のエノキシモンでは用量依存性に心拍出量が増大する効果は良好に維持されている（D）（文献2より引用）

ジロールと併用した臨床試験において，ドブタミンと比較して有意な血行動態改善を示した（図2）[2]．ところが，実際の臨床ではドブタミンの劣性は必ずしも確認されていない．しかし，他剤で乏尿が続く症例でPDE-Ⅲ阻害薬が利尿を改善させることはしばしば経験される．

2）血管拡張作用があるのが特徴

ノルアドレナリンは強力な血管収縮作用を示し，ドパミンも高用量では血管収縮に働く．ドブタミンは血管収縮をきたさないものの拡張作用はごくわずかである．これらと比較して**PDE-Ⅲ阻害薬は明確に血管拡張作用を示し，末梢血管や肺動脈を拡張する**．これはcAMPが血管平滑筋細胞においては血管拡張に働くためである．体血圧が高く肺高血圧を伴った心不全では心臓の前負荷や後負荷を軽減し，肺高血圧を軽減するのに役立つ．一方，血圧の低い症例では血圧をより低下させる可能性があり注意が必要である．

2 他の血管拡張薬による治療とどこがちがう？

亜硝酸薬やレニン・アンジオテンシン阻害薬は血管拡張作用があり心不全患者の長期予後を改善することが知られており，継続使用することが推奨されている．しかし，**PDE-Ⅲ阻害薬では長期連用は予後の悪化をきたすことが懸念されており血管拡張治療として長期に使用することは避けるべきである**．短期的には肺高血圧の低下などに有効と考えられる．

4. これまでの治療研究成績からわかること

1 PROMISE試験では死亡率増加（図3）[3]

重症慢性心不全患者（NYHA Ⅲ-Ⅳ）1,088人で標準治療に上乗せで治療，経口ミルリノン群561人とプラセボ群527人を平均6.1カ月間観察．**ミルリノン群の死亡が28％，心血管死亡が34％増加し，試験は早期に中止**．特に重症（NYHA Ⅳ）群の死亡率が53％増加．入院頻度，治療脱落，低血圧，失神の頻度がミルリノン群で有意に増加．この結果，経口薬の慢性投与は非認可．他の強心薬ドブタミン，ザモテロール，エノキシモン，イマゾダンなどの小規模試験でも同様の結果が確認され，強心薬，特にPDE-Ⅲ阻害薬の長期投与は予後を悪くする可能性が示唆さ

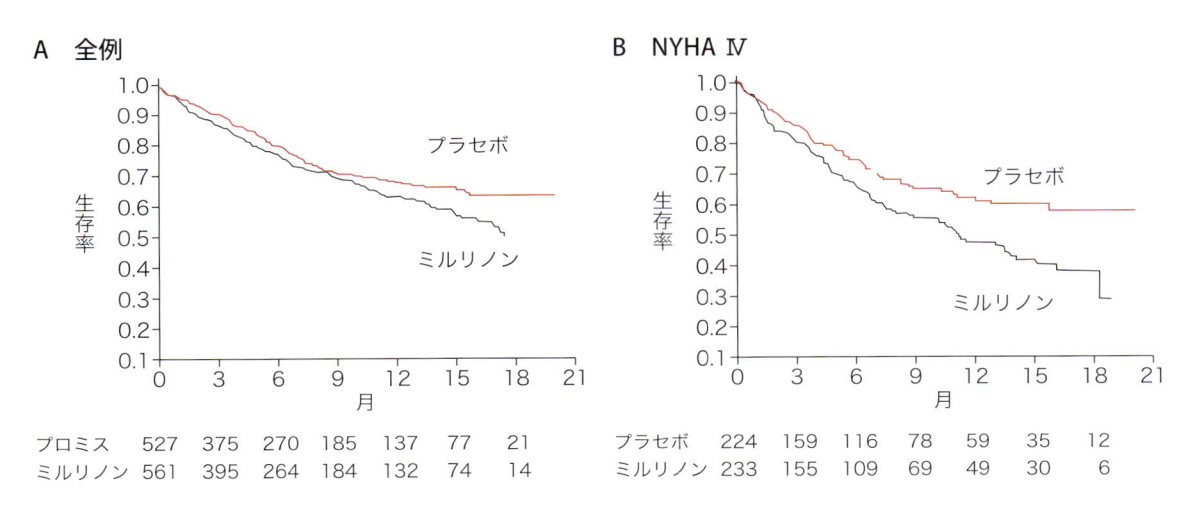

A　全例

| プロミス | 527 | 375 | 270 | 185 | 137 | 77 | 21 |
| ミルリノン | 561 | 395 | 264 | 184 | 132 | 74 | 14 |

B　NYHA Ⅳ

| プラセボ | 224 | 159 | 116 | 78 | 59 | 35 | 12 |
| ミルリノン | 233 | 155 | 109 | 69 | 49 | 30 | 6 |

図3　PROMISE試験
慢性心不全症例でのミルリノンとプラセボの経口投与試験．1年半を経過したところで，ミルリノン群の死亡率が増加．特に，NYHA Ⅳの重症群では有意に死亡が増加したため，試験は早期に中止となった（文献3より引用）

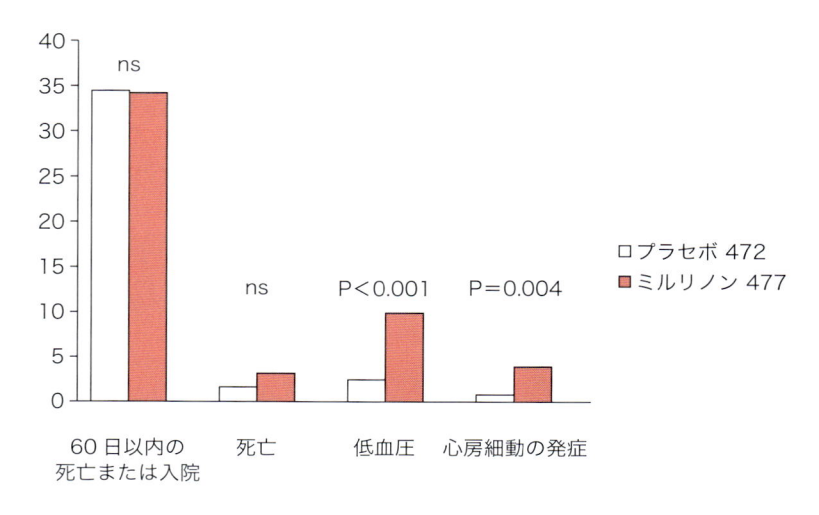

図4 OPTIME-CHF試験
951人の心不全増悪患者にミルリノンの静脈内投与を48時間行った試験．入院期間が一次エンドポイントであったが有意差は認められなかった．低血圧，心房細動などの副作用を含めるとミルリノン群の方が劣っていた（文献4より引用）

れた．心筋細胞にとってcAMPは毒である可能性が高いわけである．**心不全患者の心筋細胞内cAMPは低値となっているが，これは適応現象であり，増大したカテコラミンによる心毒性を軽減しているとも考えられる．**

2 OPTIME-CHF試験：低血圧に注意（図4）[4]

慢性心不全の急性増悪患者951人．ミルリノンとプラセボの静脈内投与の前向き試験．エンドポイントの入院日数は同等で，**ミルリノン投与群で低血圧の遷延と心房性不整脈が認められ，さらに虚血性心疾患が原因の心不全患者ではミルリノン群の死亡率が有意に増加．**

3 PICO試験：運動耐容能は改善したが…（図5）[5]

慢性心不全患者317人に標準治療に加えてピモベンダン2.5 mgまたは5 mgを投与し6カ月後までエルゴメータによる運動耐容能を比較．症例の69％が虚血性心疾患，平均左室駆出分画27％，平均年齢66歳．ピモベンダン群で運動時間が6％改善するも，QOLに変化なく，不整脈の増加はないが，**死亡のハザード比はプラセボの1.8倍，11カ月までの心臓突然死が増加．**

4 EPOCH試験：症例を選べば有効？（図6）[6]

日本で行われたピモベンダンの臨床試験．30人の慢性心不全（NYHA IIm-III）患者にプラセボかピモベンダン2.5, 5 mgを投与．拡張型心筋症62％，平均左室駆出分画33％，平均年齢62歳．1年後のNYHAはピモベンダン群で有意に改善．死亡，入院もピモベンダン群10.1％に対しプラセボ群15.3％と両群で有意差を認めず，ピモベンダンによる死亡率の悪化はなく，突然死は両群とも1名のみ．PICO試験との死亡率の違いの原因は不明だが，対象者が日本人，心不全の程度が軽い，心不全原因疾患に拡張型心筋症が多い，駆出分画が高い，使用したピモベンダンの平均投与量が少ないなどが影響していた可能性が考えられる．

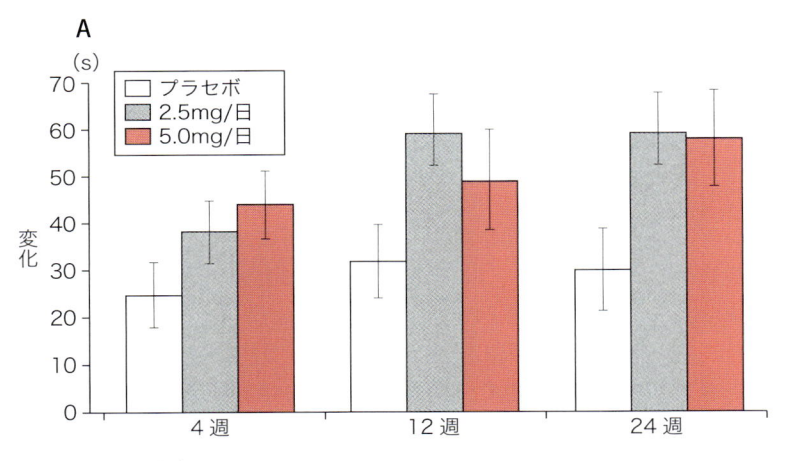

図5 PICO試験
経口PDE-Ⅲ阻害薬のピモベンダンを慢性心不全患者に投与して6カ月間観察した試験．運動耐容能の改善を認めた．しかし，死亡率はプラセボ群の1.8倍となり，特に心臓突然死が増加した（文献5より引用）

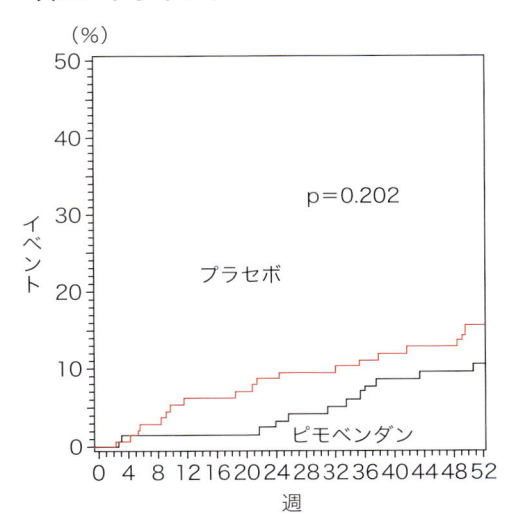

図6 EPOCH試験
日本で行われたピモベンダンとプラセボの比較試験．一次エンドポイントの心臓死，心不全の入院はピモベンダン群で低下傾向を認めた（B）．一次と二次エンドポイント（運動耐容能，投薬の増量など）を併せるとピモベンダン群で有意に良好な成績であった．死亡率は両群に差を認めず，突然死も少数にとどまった（文献6より引用）

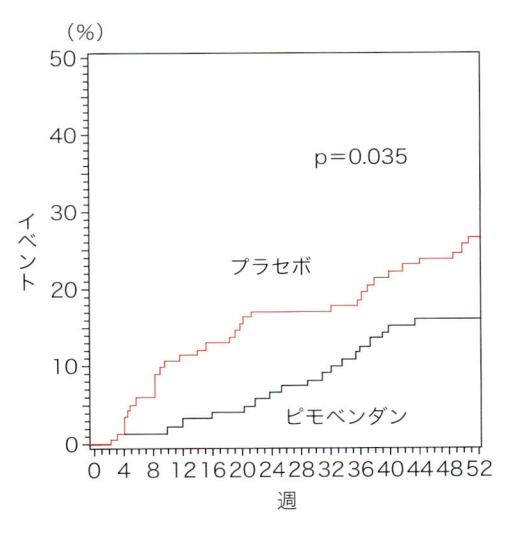

5. PDE-Ⅲ阻害薬の使い方

1 静脈注射用PDE-Ⅲ阻害薬：ともかく難治性の心不全に

　ミルリノンの持続投与は$0.1\,\mu g/kg/分$で開始．血中半減期が2.5時間，薬理学的な半減期は6時間以上である．投与量増加の反応は15分ほど遅れて出現する．**血中残存時間が長く作用が持続するため，投与中止後少なくとも48時間は注意して観察する必要がある**．ミルリノンは腎排泄で

あり，腎機能障害のある患者では用量を減らす必要がある．さまざまな副作用があり，1つは著明な血圧低下が起こりうるため血圧の持続モニターが推奨される．上室性や心室性不整脈も認められる．

2 経口PDE-Ⅲ阻害薬：症例を選んで，カテコラミンからの離脱にも

ピモベンダンはPDE-Ⅲ阻害作用のほかにトロポニンCの"カルシウム感受性増強作用"を併せ持つ経口強心薬である．カルシウム過負荷による悪影響を軽減する可能性がある．投与後1.5時間で血液中濃度は最高に達し，効果は10時間ほど持続．肝臓で代謝され，代謝産物のUDCG 212はより強力なPDE-Ⅲ阻害作用やカルシウム感受性増強作用を示す．

ピモベンダンを併用することで，持続静脈内投与中の強心薬（カテコラミンなど）の漸減中止がスムーズに進むことはしばしば経験される．自覚症状の軽減は期待できるが，長期予後を改善するまでの成績は認められていない．それでも，EPOCH試験のように症例を選んで用いれば長期予後を悪化させずに心機能を改善させることも期待される．

6. 結論

PDE-Ⅲ阻害薬は特異的な作用機序をもつ強心薬であり，短期的には血行動態や運動耐容能を改善することが認められる．ただしcAMPを増加させる機序では長期予後に対しては死亡率の増加，不整脈の増加をきたし慢性心不全の長期治療には推奨されない．**他の強心薬に不応の重症心不全の急性期に有効な症例が認められる**．また，血管拡張作用を併せ持つため，**肺高血圧や血圧の高い症例にはよい適応となる**．腎不全症例での使用は注意が必要である．一部のカルシウム感受性増強作用を併せもつ薬剤では，症例を選んで使用することで長期予後を悪化させることなく慢性期の心不全症状を改善させる可能性があり汎用されている．

文献

1) 「臨床で役立つ循環器ベーシックテキスト」（小室一成／編），メディカルレビュー社，2008
2) Metra, M., et al.：Beta-blocker therapy influences the hemodynamic response to inotropic agents in patients with heart failure：a randomized comparison of dobutamine and enoximone before and after chronic treatment with metoprolol or carvedilol. JACC, 40：1248-1258, 2002
3) Packer, M., et al.：Effect of oral milrinone on mortality in severe chronic heart failure. The PROMISE Study Research Group. N Engl J Med, 325：146-175, 1991
4) Cuffe, MS., et al.：Short-term intravenous milrinone for acute exacerbation of chronic heart failure：a randomized controlled trial. JAMA, 287：1541-1547, 2002
5) Lubsen, J., et al.：Effect of pimobendan on exercise capacity in patients with heart failure：main results from the Pimobendan in Congestive Heart Failure (PICO) trial. Heart, 76：223-231, 1996
6) EPOCH study group：Effects of pimobendan on adverse cardiac events and physical activities in patients with mild to moderate chronic heart failure：the effects of pimobendan on chronic heart failure study (EPOCH study). Circ J, 66：149-157, 2002

プロフィール

池ノ内 浩（Hiroshi Ikenouchi）
日本赤十字社医療センター循環器内科 部長

第1章 心不全のこんなこと

9. hANPを使うとき，使わないとき

高部智哲

● Point ●

- 心不全の病態を念頭において治療にあたる
- hANPの作用機序を臨床効果につなげて考える
- エビデンスは慎重に解釈する

はじめに

　1950年代，哺乳動物の心房筋細胞に，内分泌細胞のホルモン貯蔵顆粒に類似した「心房性特異顆粒」が発見され，その後，心房性特異顆粒の数が体液量の変化や食塩摂取により著しく変動すること，ラットの心房抽出物中にナトリウム利尿活性，および降圧活性をもつ因子が存在することが報告された．'81年，28個のアミノ酸よりなるα ANP（atrial natriuretic peptide：ANP，心房性ナトリウム利尿ペプチド）が，ヒトの心房組織から単離同定された．'95年には，遺伝子組換えにより人工的に合成したα型ヒト心房性ナトリウム利尿ペプチド製剤（hANP）が発売された．国内の心不全入院初期治療の約70％に使用される（2010年 ATTEND registry），同定から開発まで国産の薬剤である．

1. 基本

1 急性心不全の6病態

　急性心不全の6病態，心ポンプ機能の規定因子をそれぞれ表1，図1に記した．
　心不全は，急性非代償性心不全，高血圧性急性心不全，急性肺水腫，心原性ショック，高拍出性心不全と急性右心不全の病態に分類される．急性非代償性心不全は，心原性ショック，肺水腫や高血圧性急性心不全に該当しない新規急性心不全，もしくは慢性心不全の急性増悪をさす．高拍出性心不全は，甲状腺中毒症，貧血，動静脈瘻などのシャント疾患，脚気心，Paget病や敗血症などを基礎疾患とする心不全である．
　心臓のポンプ機能は，一回拍出量（stroke volume：SV）と心拍数（heart rate：HR）の積により，SVは前負荷＝静脈還流量，心収縮能と後負荷＝末梢血管抵抗の3つの因子で規定される．これらの因子や拡張能が障害され心不全が生じる．肺動脈楔入圧（pulmonary capillary wedge pressure：PCWP），心係数（cardiac index：CI）と収縮期血圧（systolic blood pressure：

表1 急性心不全の病態

	PCWP	CI	SBP	HR	Forrester分類	Nohria-Stevenson分類
1. 急性非代償性心不全	↑				Ⅱ	B
2. 高血圧性急性心不全	↑		↑	↑	Ⅱ/Ⅲ	B/L
3. 急性肺水腫	↑	↓		↑	Ⅱ/Ⅳ	B/C
4. 心原性ショック	↑	↓	↓が多い	↑	Ⅲ/Ⅳ	L/C
5. 高拍出性心不全	↑	↑		↑	Ⅰ/Ⅱ	A/B
6. 急性右心不全	↓	↓	↓	↓が多い	Ⅰ/Ⅲ	A/L

1〜5がhANPの適応となる．肺動脈楔入圧（PCWP）＝前負荷＝静脈還流量，心係数（CI）＝心収縮能，収縮期血圧（SBP）＝後負荷＝末梢血管抵抗，心拍数（HR）である

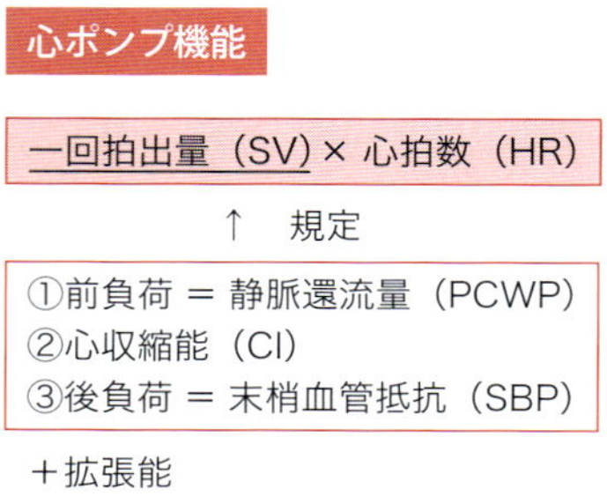

心ポンプ機能

一回拍出量（SV）× 心拍数（HR）

↑ 規定

①前負荷 ＝ 静脈還流量（PCWP）
②心収縮能（CI）
③後負荷 ＝ 末梢血管抵抗（SBP）

＋拡張能

図1 心ポンプ機能規定因子

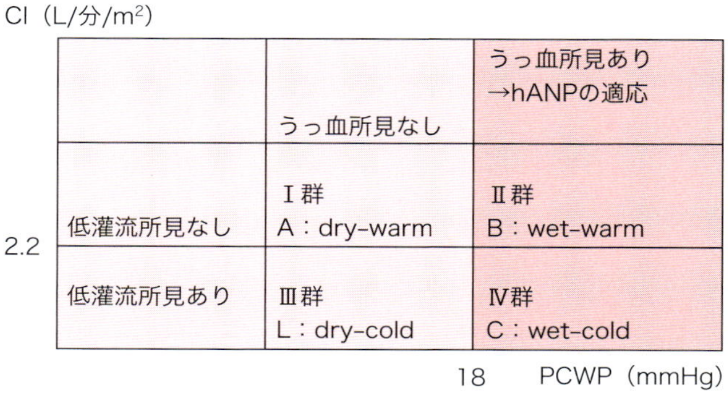

	うっ血所見なし	うっ血所見あり →hANPの適応
低灌流所見なし	Ⅰ群 A：dry-warm	Ⅱ群 B：wet-warm
低灌流所見あり	Ⅲ群 L：dry-cold	Ⅳ群 C：wet-cold

CI（L/分/m²）、2.2、18 PCWP（mmHg）

図2 Forrester分類, Nohria-Stevenson分類
Forrester分類では横軸に静脈還流量（PCWP），縦軸にCI（心収縮能），Nohria-Stevenson分類では，横軸にうっ血所見，縦軸に低灌流所見をとる．Ⅱ，Ⅳ群，B，CがhANPの適応となる．実際は少々異なるが，PCWPとうっ血所見の有無を，CIと低灌流所見の有無を対応させると理解しやすい

SBP）は，それぞれ前負荷，心収縮能と後負荷の指標の1つである．

2 心不全の評価方法

Swan-Ganzカテーテルを用いた心係数と肺動脈楔入圧による**Forrester分類**，末梢循環と肺聴診所見による**Nohria-Stevenson分類**（もともとは慢性心不全の評価法）を用いる（図2）．

3 心不全時に起きていること（代償機構による悪循環）

一回拍出量が低下すると，腎血流量低下により**レニン-アンジオテンシン-アルドステロン系（RAAS）が賦活化**され，水分貯留促進作用や末梢血管収縮により循環不全を代償する．ある程度進むと破綻し，肺うっ血増悪からさらなる心ポンプ機能低下につながる．**交感神経系（SNS）の活性化やバソプレシン（ADH）分泌増加などの神経体液因子の活性化**なども心不全増悪に関与する．

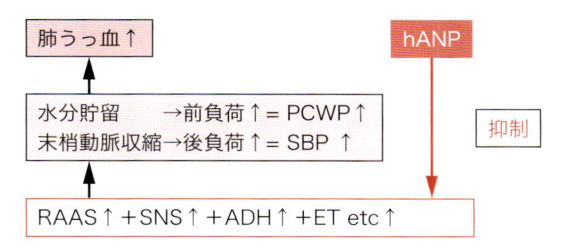

図3 心不全増悪因子とhANPの作用部位
一回拍出量（SV）が低下すると，交感神経系（SNS）の活性化や，腎血流量低下によりレニン-アンジオテンシン-アルドステロン系（RAAS）が賦活化され，水分貯留促進作用や末梢血管収縮により循環不全を代償する．肺うっ血増悪からさらなる心ポンプ機能低下につながりSVは低下する．hANPは心不全で過度に賦活化されたRAAS，SNSを抑制し，ADH，エンドセリン（ET），α1受容体作用薬などの血管収縮因子に拮抗する

2. hANPの特徴

　hANPの最大の特徴は，**利尿作用と血管拡張作用を併せもつことである**．NPR-A受容体（natriuretic peptide receptor-A）に結合し，活性化された膜型グアニル酸シクラーゼ（mGC）が，cyclic GMPを介して細胞内のカルシウムイオン濃度を低下させることで血管平滑筋を弛緩させるとともに，腎臓に作用してナトリウムと水の排出を増加させる．また，心不全で過度に賦活化された**RAAS，SNSを抑制し，ADH，エンドセリン，α1受容体作用薬などの血管収縮因子に拮抗**する．結果として，血管拡張作用と利尿作用により前負荷，後負荷を軽減することで心不全を改善する（図3）．

　他に知られている作用として，SNS抑制による血圧降下後の**代償性頻拍の抑制**や，糸球体濾過量増加による**腎保護作用**，長期効果になるが，急性心筋梗塞での**梗塞巣縮小**，心筋肥大抑制や心筋線維化抑制などの**心保護作用**，オートクリンとして心筋細胞の**リモデリング抑制作用**などがある[1]．

3. hANPの適応

　0.025〜0.05μg/kg/分と低濃度から有用で，30〜60分の持続静脈内投与で効果が出現する．**腎灌流圧が上昇し肺うっ血が強い場合**（Forrester分類のⅡ，Ⅳ群，Nohria-Stevenson分類のB，C），特に**心筋症，高血圧性心疾患，弁膜症などによる非代償性心不全患者**で有効性が高い．催不整脈作用が少ないので，頻拍でも比較的使いやすい．硝酸薬の血管拡張作用は可溶性グアニル酸シクラーゼ（sGC）によるが，sGCのシグナル伝達が減弱した場合など硝酸薬に耐性化した症例であっても，**mGCを介して血管弛緩作用を持続させられる可能性**がある．

　心不全治療ガイドライン[2]よりhANPの適応について**表2**に抜粋した．期待される効果は多いが，腎機能障害合併例でクラスⅡb（レベルB）など，実臨床で十分なエビデンスが確立されているわけではない．しかし，臨床研究は対象が限られており，必ずしも目の前の症例に応用できるとは限らない．特に心不全の背景は多様であり，**エビデンスは慎重に解釈**する必要がある．推奨はされていないが，入退院をくり返す重症心不全を対象に，**外来でのhANP間歇投与**も試みられている．

表2　各症例に対するhANPの適応

	クラス	レベル
急性心原性肺水腫（著明な高血圧を伴う）	I	C
急性心原性肺水腫	IIa	B
急性心原性肺水腫（腎機能障害合併例）	IIb	B
急性心不全（における利尿薬治療）	IIa	B
急性心不全（における利尿薬治療，腎機能障害合併例）	IIb	B
心筋保護薬として	IIa	B
高血圧性緊急症・切迫症（肺水腫を伴う）	I	C
拡張性心不全	I	C
両心不全	IIa	B
慢性心不全	推奨なし	

レベルAのエビデンスはない．腎機能障害合併例へのhANP使用はクラスIIb（レベルB）である．慢性心不全へは推奨されていない
文献2, 3より引用

治療推奨度
Class I ：エビデンスから通常適応され常に容認される
Class IIa：エビデンスから有用であることが支持される
Class IIb：有用であるエビデンスはまだ確立されていない
Class III ：一般に適応とならないあるいは禁忌である
エビデンスレベル
A 複数の無作為化臨床試験あるいはメタ解析で証明された結果
B 単独の無作為化臨床試験あるいは大規模な非無作為化試験で証明された結果
C 専門医の間での合意事項または症例報告・レトロスペクティブ解析・レジストリに基づく事項，標準的と考えられる治療等

4. hANPを使わない場合

1 禁忌

心原性ショックおよび重篤な低血圧，右室梗塞，脱水症では，重篤な血圧低下により**腎機能悪化**につながる可能性がある．使用中に**収縮期血圧が90 mmHgを下回った場合は減量，中止**する必要がある．

2 注意すべき副作用（心不全症例における徐脈と血小板減少症）

徐脈の原因となる薬剤として，カルシウム拮抗薬，β遮断薬やジギタリス製剤と，高カリウム血症を来たしうるアンジオテンシンII受容体拮抗薬（ARB），アンジオテンシン変換酵素（ACE）阻害薬やカリウム保持性利尿薬などがあげられる．同様に血小板減少ではヘパリンが鑑別にあがる．頻度は高くないが，**カルペリチドによる徐脈（0.2％）と重篤な血小板減少（0.1％）**の可能性を覚えておく（数字は添付文書より）．

5. BNP製剤について

1 BNP（brain natriuretic peptide）とは

'88年，松尾らはANPに類似した構造と作用を持つホルモンをヒトの脳で同定し，BNPと名付けた．ANPは心房の伸展刺激を受けて心房で，BNPは心室負荷を受けて主として心室で合成，分泌される．

2 BNP製剤 nesiritide

ナトリウム利尿ペプチドで臨床応用されているのは，ANPとBNPである．BNPは米国のScios社で，Natrecor®（一般名 nesiritide）として1999年に製剤化された．世界中で使用されており（日本は治験中），無作為化比較試験（RCT）やメタ解析の報告が多い．

3 Nesiritideについての報告

2000年のNSGET試験[4]が最初のRCTである．2005年にSackner-Bernsteinらがプール解析で30日死亡率の上昇傾向[5]，またメタ解析で腎機能障害増悪について報告[6]した．2006年のAroraらによるプール解析[7]では30日死亡率に差はなく，BNP-CARDS試験[8]（2施設RCT，2007年）でも30日死亡率上昇と腎機能障害増悪は確認されなかった．これらを受けて，nesiritideの有効性と安全性を検証したASCEND-HF[9]（多施設RCT，2009年）では，0.01μg/kg/分で**30日死亡率上昇や腎機能障害増悪は示されなかったが，短期指標の呼吸困難改善と30日予後改善効果も認められなかった**．

4 hANP使用にあたり考慮すべきこと

NesiritideとhANPはほぼ同じ作用機序である．Nesiritideの報告を参考にすると，積極的にhANPを使用する理由はない．しかし，くり返しになるが，心不全には多疾患が関与していることが多く，選択対象を変えると別の結果が得られるかもしれない．作用機序を念頭において治療薬選択にあたるのであれば，ガイドラインを参考にした，短期指標や予後改善目的でのhANP使用は問題ないと思われる．

おわりに

1 他剤で代用できるか？

硝酸薬，フロセミドに加えACE（アンジオテンシン変換酵素）阻害薬，ARB，もしくは抗アルドステロン薬を併用した場合，期待される効果は近似している（と推測される）．同じ血管拡張薬である硝酸薬と異なる点としては，心保護，腎保護作用，心筋リモデリング抑制効果や抗不整脈作用などがある．フロセミドでは腎障害が懸念されるが，高用量でなければhANPは腎保護作用が期待される．フロセミドによる低カリウム血症や，ACE阻害薬，ARBや抗アルドステロン薬でみられる高カリウム血症などの電解質異常も，hANPではきたし難い．現時点では，hANPとこれらの薬剤を併用した場合を比較した大規模試験はないが，上記の注意点を念頭におけば代用不可とする理由もない．

2 hANPから硝酸薬への切り替え

　さまざまな薬剤管理にもかかわらず心不全増悪をくり返す場合や，背景に虚血が否定できない場合がある．慢性腎疾患をもつ高齢の方では十分な虚血精査に踏み切れないことが多く，hANPからの切り替え時に，**利尿薬増量ではなく硝酸薬追加**とすることがある．貼付剤の場合，血圧低下があれば除去すればよく，使用時間を日中に限れば耐性化に対応できる．左室拡張終期圧を下げることで心筋酸素消費量は下がり，心内膜側の心筋血流が増える．また冠動脈血流増加により心筋血流量も増加する．以上の作用に期待して使用しているが，硝酸薬単独での慢性心不全への確立されたエビデンスはない．hANPに限らず，最終目的である長期生存率の改善が示されることに期待したい．

文献

1) 武田憲文，平田恭信：心房性ナトリウム利尿ペプチド．日本臨牀，65：110-114, 2007
2) 急性心不全治療ガイドライン（2011年改訂版）．「循環器病の診断と治療に関するガイドライン」http://www.j-circ.or.jp/guideline/pdf/JCS2011_izumi_h.pdf（2012年9月閲覧）
3) 慢性心不全治療ガイドライン（2010年改訂版）．「循環器病の診断と治療に関するガイドライン」http://www.j-circ.or.jp/guideline/pdf/JCS2010_matsuzaki_h.pdf（2012年9月閲覧）
4) Colucci, W.S., et al.：Nesiritide Study Group. Intravenous nesiritide, a natriuretic peptide, in the treatment of decompensated congestive heart failure. N Engl J Med, 343：246-253, 2000
5) Sackner-Bernstein, J.D., et al.：Short-term risk of death after treatment with nesiritide for decompensated heart failure：a pooled analysis of randomized controlled trials. JAMA, 293：1900-1905, 2005
6) Sackner-Bernstein J.D., et al.：Risk of worsening renal function with acutely decompensated heart failure. Circulation, 111：1487-1491, 2005
7) Arora, R.R., et al.：Short and long-term mortality with nesiritide. Am Heart J, 152：1084-1090, 2006
8) Witteles, R.M., et al.：Impact of nesiritide on renal function in patients with acute decompensated heart failure and pre-existing renal dysfunction：a randomized, double-blind, placebo-controlled clinical trial. J Am Coll Cardiol, 50：1835-1840, 2007
9) Hernandez, A.F., et al.：Rationale and design of the Acute Study of Clinical Effectiveness of Nesiritide in Decompensated Heart Failure Trial (ASCEND-HF). Am Heart J, 157：271-277, 2009

プロフィール

高部智哲（Tomosato Takabe）
江東病院循環器内科副部長
患者さん側に立ち続けられるお医者さんになってください．先生方のご活躍をお祈りいたします．

第1章 心不全のこんなこと

10. Forrester 分類と Nohria-Stevenson 分類はどこが違う？

絹川真太郎

●Point●

- Forrester 分類と Nohria-Stevenson 分類の特徴を理解したうえで，使用すべきである
- 心不全の状態に応じて，それぞれの分類を単独で用いるのではなく，両者を使い分ける必要がある
- これらの分類に含まれない情報にも心不全治療に重要な因子があることを理解することが重要である

はじめに

日本循環器学会の急性心不全治療ガイドラインでは，心不全重症度評価を示す分類として，Forrester 分類と Nohria-Stevenson 分類があげられている[1]．この2つの基本的な考え方は同様であるが，相違点も多い．本稿では，これらの分類と心不全治療への応用について概説する．

1. まず基本：2つの分類の特徴

心臓をポンプと見立てると，心ポンプ機能障害によって起こる状態は，大きく分けると**心臓が十分に血液を拍出できないこと（前方障害）**と，**心臓が十分に血液をくみ上げることができないこと（後方障害）**である（図1）[2]．前者は心拍出量低下・末梢循環不全として示され，後者は肺動脈楔入圧上昇・うっ血として示される．これらの2つの指標を組み合わせて心不全の状態を評価するのが，Forrester 分類と Nohria-Stevenson 分類である．

1 Forrester 分類

急性心筋梗塞を対象として，右心カテーテルを用いて肺動脈楔入圧と心係数を測定し，これらを用いて分類すると，院内死亡率の短期予後と相関するという結果から Forrester 分類は得られた（図2A）[3]．心ポンプ機能障害をきたす病態に広く通用する概念として，さまざまな心不全の評価に用いられている．**肺動脈楔入圧 18 mmHg，心係数 2.2 L/分/m^2** という閾値が用いられ，4つのサブセットで評価される．

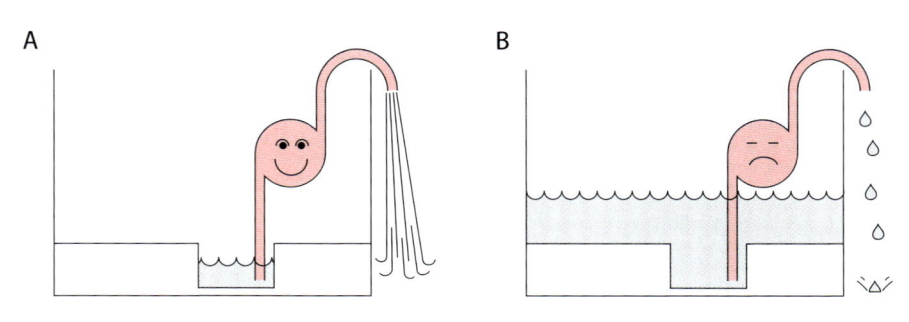

図1 心不全の循環動態 '漏水する地下室'のたとえ
ポンプ失調により水のくみ上げ量が減少すると，地下室が浸水する．また，庭への水の供給が減少する．心臓のポンプ失調により，うっ血（後方障害）と循環不全（前方障害）が生じるたとえ（文献2より引用）

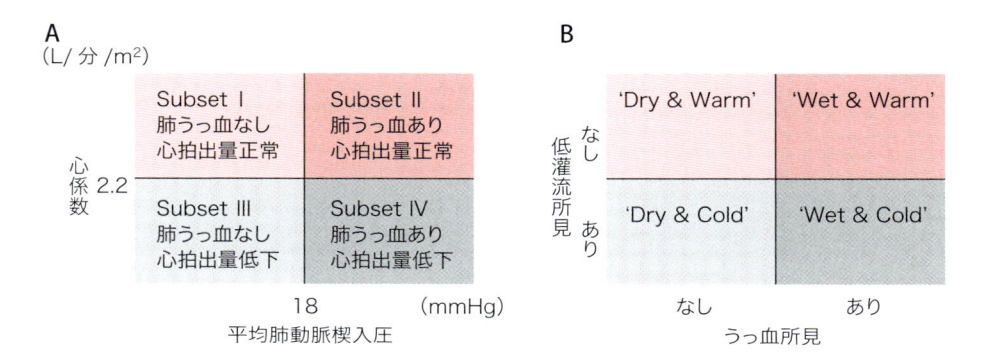

	Subset I 肺うっ血なし 心拍出量正常	Subset II 肺うっ血あり 心拍出量正常
心係数 2.2	Subset III 肺うっ血なし 心拍出量低下	Subset IV 肺うっ血あり 心拍出量低下

18 (mmHg) 平均肺動脈楔入圧

	'Dry & Warm'	'Wet & Warm'
低灌流所見 なし／あり	'Dry & Cold'	'Wet & Cold'

なし　　　　あり
うっ血所見

◆ 'Wet'（うっ血所見）：起坐呼吸，頸静脈怒張，ラ音，肝頸静脈逆流，腹水，浮腫，II音肺動脈成分の左方向への放散，バルサルバ操作による矩形波反応
◆ 'Cold'（低灌流所見）：脈圧狭小，交互感，症候性低血圧（起立性を除く），四肢冷感，意識障害

図2　Forrester分類（A）とNohria-Stevenson分類（B）
Forrester分類は右心カテーテルを用いて，肺動脈楔入圧と心係数を測定し，それぞれ18 mmHgおよび2.2 L/分/m²を閾値として，それぞれ肺うっ血の有無と心拍出量の高低を評価する方法．Nohria-Stevenson分類は身体所見により，Wet（うっ血所見）とCold（低灌流所見）を評価する方法（文献3および4より引用）

2 Nohria-Stevenson分類

　うっ血の有無（wetかdry）および末梢循環不全の有無（coldかwarm）を身体所見で推定することによって，分類する方法であり（図2B），慢性心不全の急性増悪で入院した患者を対象とした分類である[4]．この点がForrester分類との相違点であり，より一般的に用いることができる．実際，ESCAPE試験では，433人の慢性心不全の急性増悪患者において，右心カテーテルガイドあるいは臨床病型ガイドによる治療を比較検討したところ，180日間の予後に差がなかったと報告された[5]．

2. ここでつまずく

　Nohria-Stevenson分類のよいところは，医療面接と身体所見によって評価できるため，即座に病態を評価することができ，非侵襲的であることである．一方，右心カテーテルでの評価は，侵襲的であり，感染症の原因ともなる．Nohria-Stevenson分類は，"うっ血"と"末梢循環不全"の所見を判断することになり，図2Bに示した指標を1つずつ評価する必要がある．それぞれの具体的な診察方法は成書に譲る．

1 うっ血の評価

　"うっ血"の指標は比較的わかりやすいものが多いが，肺うっ血を表す起坐呼吸と体うっ血を表す浮腫・腹水が同時に記載されていることに注意すべきである．一方，身体所見の感度は高くなく，検者の熟練度にも依存する．例えば，頸静脈怒張も厳密に正常と異常を区別するのは熟練者でも難しいと言われており，明らかに上昇していることを見分けることが重要である．そのためには，普段から正常所見を診察しておくことが必要である．また，Ⅲ音の存在もうっ血を示す重要な所見である．さらに，胸部X線写真，肝機能などの採血結果，および心エコー検査も用いて総合的に評価することができる．

2 末梢循環不全の評価

　末梢循環不全の有無を見分けるのは，熟練者でも難しい場合がある．非特異的な所見が多く，低心拍出による所見かどうかの判断が必要である．低心拍出かどうかを判断するのに最も特異度が高いのが脈圧の狭小化と考えられており大事な所見であるが，感度は高くない．したがって，低心拍出かどうかを医療面接や身体所見で判断できない場合には右心カテーテル評価を躊躇すべきではない．一方，低心拍出と末梢循環不全は同じではない．慢性心不全患者では，長期間の低心拍出状態で末梢臓器が代償しており，低心拍出であっても末梢循環不全とはならないこともある．

3. 少しわかってきたころ

1 Forrester分類の弱点

　右心カテーテルを用いると，客観的な数字として指標が示されるのでわかりやすいが，その数字に絶対的な意味を持たせることができない場合もある．例えば，心係数が1.8 L/分/m^{2}で肺動脈楔入圧が25 mmHgのForrester Ⅳ度であっても，状態としては安定している患者もおり，すぐに強心薬による治療を開始する必要がないこともある．この分類は右心機能が保たれ，循環血液量が一定であることが前提とされており，急性心不全の半分以上を占める慢性心不全の急性増悪に対して，Forrester分類だけを用いて治療するのは困難である．

2 Nohria-Stevenson分類の弱点（R-L mismatch）

　両心不全症例では左室拡張末期圧と右室拡張末期圧の比率はおおよそ2～3：1程度で推移する．Nohria-Stevenson分類の両心のうっ血所見が同時に記載されていることは先に述べたとおりである．この比率が保たれた症例は72％であり，逆に言うと28％の症例でこの比率は乖離（R-L mismatch）することが知られている（図3）[6]．例えば，左心不全が主体の両心不全とし

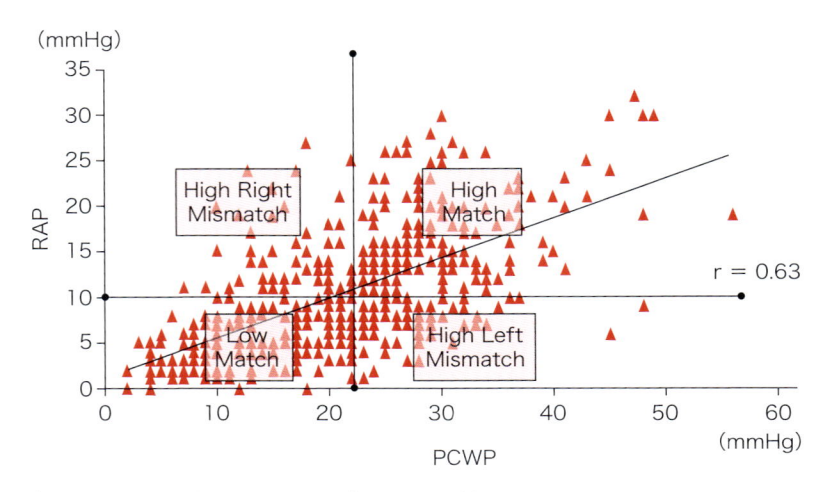

図3　心不全患者における右房圧と肺動脈楔入圧の関係
慢性心不全の急性増悪で入院した537人の右心カテーテル検査による右房圧と肺動脈楔入圧の関係．両圧の高低が一致（High MatchあるいはLow Match）した患者は72％であり，両圧の高低が一致しない（High Right MismatchあるいはHigh Left Mismatch）患者は28％であった
文献6より引用

て，右房圧は全く正常にもかかわらず左房圧だけが上昇している場合は，身体所見でのうっ血所見を見誤ってしまうことがある．このような症例では一時的にでも右心カテーテルで評価し，治療方針を立て直す必要がある．また，低心拍出の診断がはっきりしない時や血管抵抗を評価したい時には，右心カテーテルによる評価が不可欠となる．

4. ここが見えれば―治療選択

1 心機能曲線を考慮する

　これらの評価は重症度評価だけでなく，治療選択へ応用することになる．一般的には，SubsetⅡ（もしくはwet & warm）では血管拡張薬と利尿薬で，SubsetⅣ（もしくはwet & cold）では強心薬を追加することになる．しかしながら，同じサブセットであっても全く同じ治療では上手くいかない場合もある．軽症の心機能障害でSubsetⅡの患者に対しては，うっ血解除による治療で改善する．一方，高度の心機能障害でSubsetⅡの場合に，うっ血解除による治療で低心拍出が発現することがある．したがって，臨床評価を"点"で行うのではなく，心機能曲線を思い描きながら"線"で行わなければならない（図4）[7]．

2 血圧も重要

　また，治療を開始するうえで重要な要素となるのが，血圧であるが，Nohria-Stevenson分類もForrester分類にもこの情報がない．例えばNohria-Stevenson分類におけるcoldを考えると，著明な高血圧を呈する急性肺水腫でも末梢はcoldを示し，全身血管抵抗が著明に高値であると考えられる．このようなcoldに対しては，強心薬ではなく血管拡張薬が第一選択となる．近年の急性心不全の疫学研究から入院時の収縮期血圧が予後と密接に関連があることがわかり，入院時の血圧を用いて急性心不全患者をトリアージする方法としてクリニカル・シナリオが提唱された（1

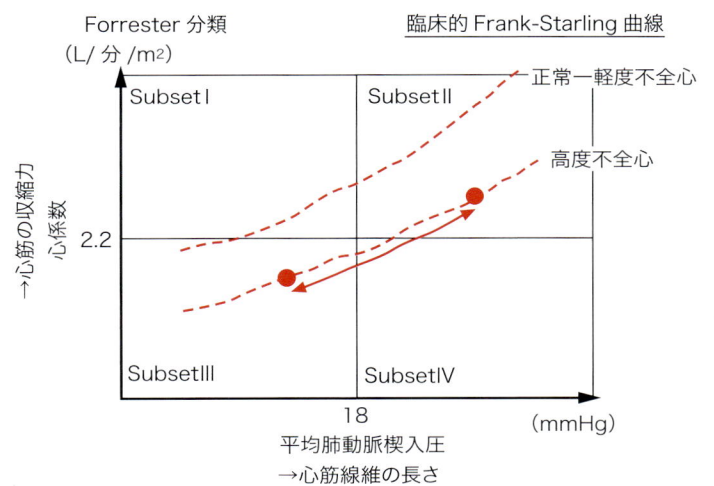

図4 臨床的Frank-Starling曲線
Forrester分類内にFrank-Starling曲線を想定できる．高度心機能障害患者ではうっ血解除により低心拍出が発現することがある
文献7より引用

章7 "急性心不全のクリニカルシナリオという発想"参照）．現時点では，この考え方は入院時の治療の入り口を決定しようとするものであり，Nohria-Stevenson分類やForrester分類にとって代わるものでないことは明らかである．一方，心不全治療法の選択に重要な要素である血圧を考慮に入れた，より三次元的な考え方が必要なのかもしれない．

おわりに

心不全の重症度を評価する2つの方法として一般的に用いられているForrester分類とNohria-Stevenson分類を概説した．心不全治療を行う際には，これらの違いを十分に理解して，状況に応じて使い分けながら，心不全の重症度を評価する必要がある．

文献

1) 循環器病の診断と治療に関するガイドライン．急性心不全治療ガイドライン（2011年改訂版）．http://www.j-circ.or.jp/guideline/pdf/JCS2011_izumi_h.pdf（2012年9月閲覧）
2) Heart Failure (Katz, A. M. ed.), Lippincott Williams & Wilkins, 2000
3) Forrester, J. S., et al. : Medical therapy of acute myocardial infarction by application of hemodynamic subsets. N Engl J Med, 295 : 1356-1362, 1976
4) Nohria, A., et al. : Clinical assessment identifies hemodynamic profiles that predict outcomes in patients admitted with heart failure. J Am Coll Cardiol, 41 : 1797-1804, 2003
5) Binanay, C., et al. : Evaluation study of congestive heart failure and pulmonary artery catheterization effectiveness : the ESCAPE trial. JAMA, 294 : 1625-1633, 2005
6) Campbell, P., et al. : Mismatch of right- and left-sided filling pressures in chronic heart failure. J Cardiac Fail, 17 : 561-568, 2011
7) 猪又孝元：Forrester分類．救急・集中治療，22：67-71, 2010

プロフィール

絹川真太郎（Shintaro Kinugawa）
所属：北海道大学大学院医学研究科循環病態内科学
専門：心不全，運動生理学，心臓リハビリテーション

第1章 心不全のこんなこと

11. 研修医のための心原性ショックの非薬物治療（補助循環）

内藤 亮

● Point ●
・補助循環の使用を躊躇してはいけない
・補助循環の基本はすみやかな動静脈ルートの確保である
・緊急時の手技こそ，清潔操作を徹底する

はじめに

心原性ショックは，心ポンプ機能の低下により循環障害を生じ，体血圧低下・意識障害を生じた状態である．

1. 心原性ショックの鑑別・診断

心原性ショックの診断は，古典的には下記の診断基準に基づく．

National Heart and Lung Institute 心筋梗塞研究班（MIRU）基準

① 収縮期血圧 90 mmHg 未満，または通常の血圧より 30 mmHg 以上の低下
② 以下の循環不全所見のすべてを満たすこと
　1．時間尿量 20 mL 未満（低ナトリウム尿）
　2．意識障害
　3．末梢血管収縮（四肢冷感・冷汗）

しかし，尿量低下の判断は急性期では不可能であり，心原性ショック自体が迅速な判断を要する緊急な状態であるため，**低血圧・意識障害・四肢の冷感を認めるようならショックの鑑別・治療を開始する**のが実際である．ショックは，hypovolemic（hemorrhagic, dehydration），distributive（neurogenic, sepsis, anaphylaxis），cardiogenic に大別されるが，時間をかけて診断・治療を行う余裕はない．

したがって，

> ① 静脈ライン挿入＋生食点滴全開
> ② 採血（血算・生化学・凝固・ガス）
> ③ 画像検査（心電図・X線・心エコー）
> ④ 心拍モニタリング
> ⑤ 救急隊からの情報収集．bystander CPRがされたかどうか？
>   心拍停止時間がどの程度かの把握

以上をリーダーの指示の下，数人で行う．この時点で心原性か非心原性かは鑑別可能であり，心原性であれば，輸液速度を落として，原因疾患に対する治療を行う．

2. 治療の原則

心原性ショックの病態は心拍出量低下であるが，慢性心不全増悪などでは血管内容量過剰を伴うこともある．**治療の原則は補助循環と原因疾患に対する治療である．**

1 原因疾患に対する治療

心拍出量低下に対しては，中等量以上のドブタミン，低容量以上のドパミン，ノルエピネフリンを使用する．すみやかに改善がなければ補助循環を使用する．また血管内容量が過剰な慢性心不全増悪などでは利尿薬を用いるが，反応性が不良な場合には，持続血液濾過透析（continuous hemodiafiltration：CHDF）を行う．

心拍出量低下の原因が心筋虚血である場合は，大動脈解離の有無を確認（エコーで上行大動脈のフラップ・左室壁基部の局所壁運動低下・大動脈弁逆流）した後に抗凝固療法を開始して，すみやかに冠動脈造影・カテーテル治療を行う．タンポナーデが原因であれば心囊穿刺をすみやかに行う．

治療にあたって大切なのは，**機械的補助循環の使用を躊躇すべきではない**ということである．

心原性ショックでは内因性カテコラミンが過剰に分泌され，そのために末梢血管が収縮しており，末梢冷感などの身体所見を呈している．その状態に外因性カテコラミンを投与することは臓器還流をさらに低下させることにつながる．さらにカテコラミンなどの薬物単独では不整脈の危険が増す可能性があることも忘れてはならない．

> 非薬物治療（補助循環）
> ① 大動脈バルーンパンピング（IABP：intra-aortic balloon pumping）
> ② 経皮的心肺補助装置（PCPS：percutaneous cardio-pulmonary support）
> ③ 左室補助装置（VAD：ventricular assist device）

補助循環として①〜③があげられるが，VADは適応基準や心臓移植認定の問題があり，心原性ショックに対する第一選択とはならない．

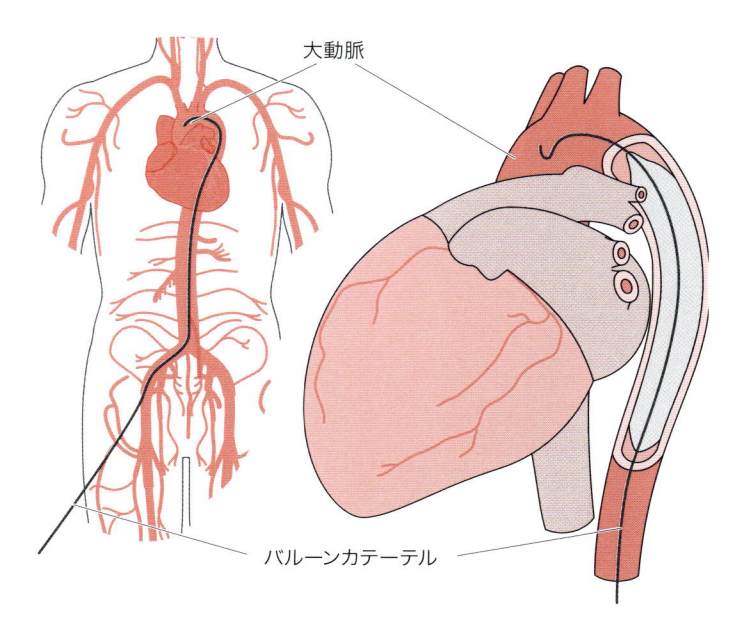

図1 大腿動脈から挿入されたIABP

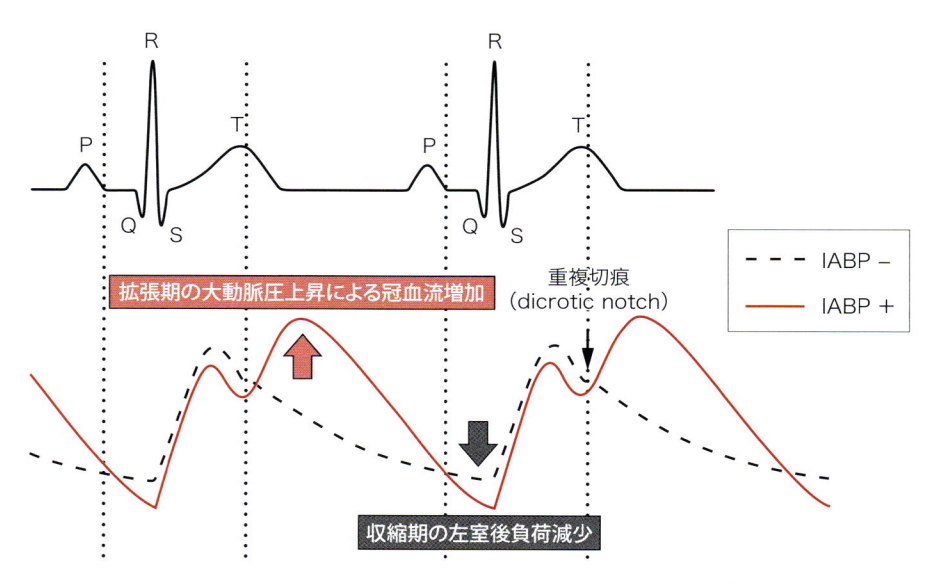

図2 IABP挿入後の動脈圧

2 IABP（図1）

　IABPは機械的補助として最も汎用されているデバイスである．臨床応用されて50年が経つが，カテーテル細径化・駆動技術の進歩によって合併症の発症頻度が低下した．
　IABPは心周期に同期するように駆動し，心室拡張期にバルーンを拡張することで冠血流を増やし，心筋への酸素供給を増加させる．また，収縮期直前にバルーンを収縮させることで，vacuum effectにより左室後負荷が減り，心筋の酸素需要を減少させる．

IABPは圧補助装置であり心拍出量を10〜15％増加することができる．流量に換算すると，心拍出量を0.8 L/分程度増やすことができる．駆動比率2：1にするとサポートは40％程度に減弱する．

　駆動調整は動脈圧や心電図波形をtriggerとして行われる．適正なタイミングで駆動しているかどうかは動脈圧波形により判断する（図2）．駆動初期には駆動比率を2：1にして，自己圧とIABP圧とを見比べてタイミングの調整を行う．頻脈や不整脈のときには1：1の駆動比率では循環補助の効率が低下するため，特に頻脈時には駆動比率をあえて2：1にすることもある．

1）挿入時の実際

　バルーンは主に大腿動脈からシース（7-9Fr）を介して挿入され，バルーン上端は左鎖骨下動脈のやや下に位置させ，バルーンが腎動脈分岐部をまたがないように留置する．挿入にあたっては，透視下でないと大腿動脈・腸骨動脈蛇行がわからず，分枝動脈にワイヤーを通す危険がある．透視を使わない場合，経食道エコーでワイヤーやバルーンの位置を確認することもある．

2）IABPの禁忌

　重症の大動脈弁逆流・大動脈瘤・大動脈解離・下肢動脈高度狭窄や閉塞．ただし十分に禁忌項目の評価ができていなくても，**動脈拍動が触知できるうちに4Frもしくは5Frの短いシースを入れておくことが肝要である**．拍動が触知できなくなってからの動脈確保は，より困難となるからである．

3）IABPの合併症

　出血・血管損傷・感染・虚血（下肢，大動脈分枝），貧血，血小板減少．

3 PCPS（図3 A, B）

　IABPが，ある程度の心機能があることを条件に冠血流増加や後負荷軽減をもたらす一方で，

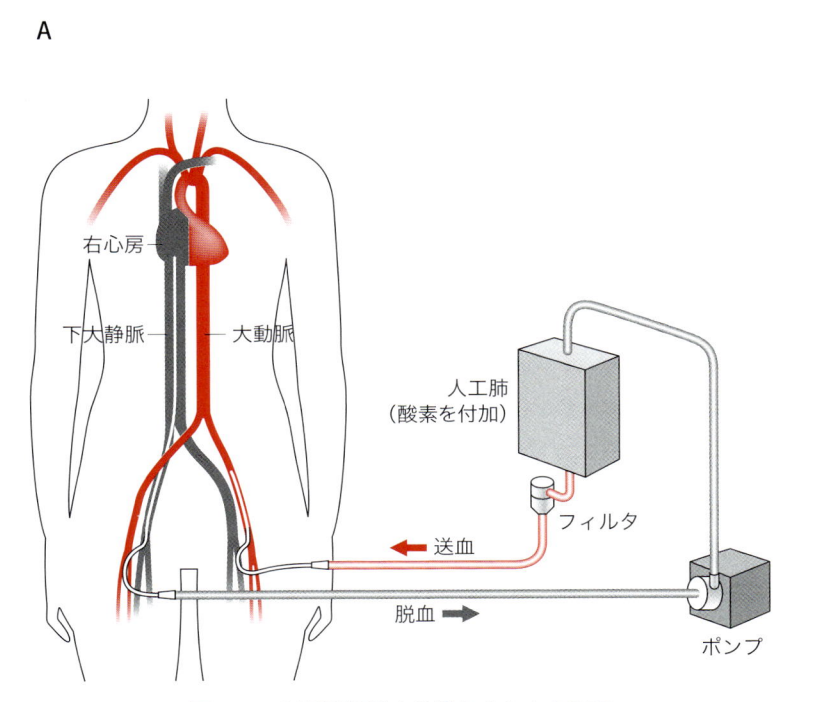

図3A　大腿動静脈より挿入されたPCPS

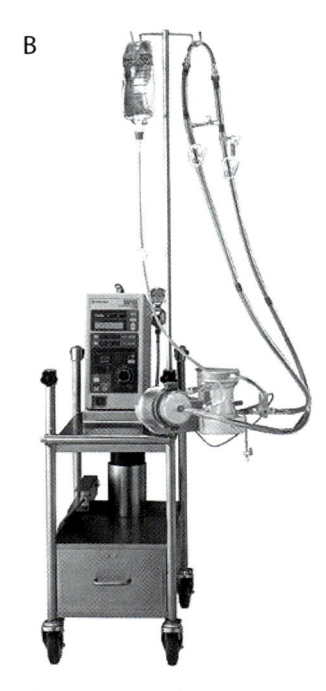

図3B　PCPSシステム（テルモ社製）

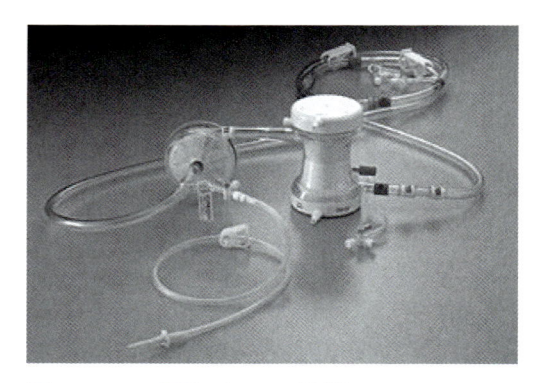

図4　PCPS回路（テルモ社製）
充填液を回路内に満たして回路内のエアー抜きを行う作業をプライミングと呼ぶ

PCPSは残存心機能に関係なく心肺機能を代替する．具体的には，脱血カニューレを介して遠心ポンプにより右房から脱血し，膜型人工肺で酸素化したのち大腿動脈に挿入した送血カニューレより送血を行う．人工肺を構成するガス交換膜の耐久性の問題から使用期間は限定され，数日から10日間で交換する必要が生じる．

1）挿入時の実際

適応は，**薬物治療不応性の心原性ショック，心室細動・心室頻拍や重症呼吸不全**である．しかし多くの場合，薬物治療の反応性を判断する時間的猶予がないことがしばしばであるため，IABPと同様にPCPSを導入するタイミングが遅れないように血行動態をすみやかに把握する必要がある．

送血カニューレ［13.5-16.5フレンチ（Fr）］は大腿動脈に留置し，脱血カニューレ（18-21Fr）は先端を右房に位置させるため，IABPと同様に透視下で行うのが原則である．さらに出血性合併症の有無や心肺停止時間など患者背景も考慮したうえで行う手技であるが，**まずは大腿動静脈にルートを確保する（通常は4Frか5Fr）**ことが最も重要である．実際，ショック状態におけるシース挿入は難易度が高く，PCPS導入の律速因子といえる．

カニューレ挿入は透視下で行い，カニューレ先端位置を確認し，それと併行してPCPS回路のプライミングを行う．脱血カニューレ・脱血回路・ポンプ回路・人工肺・送血回路・送血カニューレで構成されるPCPS回路（図4）は，メーカーで組立て・滅菌がされている．

送脱血カニューレが挿入され，PCPS回路内にエアーが混入していないことを確認したうえでカニューレと回路を接続する．接続後には，送血・脱血の色調を確認し，酸素化されているかどうかを確認する．

機械には分時流量（拍出量）が表示されており，回転数に応じた適切な流量となっているかを確認し，適宜調整する．**流量が4Lを超える場合は，血管内溶血が生じやすくなるため回転数を上げすぎないように注意する．**一方で，回転数を上げても流量が上がらない場合，**血管内容量が不足していないかどうかを考え，積極的に膠質液・晶質液の輸液を行う．**

2）PCPSの禁忌

心原性ショック自体が，患者背景などの情報収集を行う時間的余裕がない病態であるため絶対禁忌はないが，心停止が遷延しているケースや，外傷・頭蓋内出血など明らかな出血を認めた場合など，合併症が高率に予想される場合や救命が期待できない場合は適応外と判断する．

3）PCPSの合併症
出血・感染・塞栓症・挿入側の下肢虚血・溶血・血小板減少.

4 PCPSとIABPの併用について

　IABP単独で循環動態が改善しない場合にPCPSを併用する．**心ポンプ失調に起因した心肺停止や頻発する心室細動・心室頻拍**にはPCPSとIABPを併用する．PCPSが単独で装着される場合は，急性肺塞栓症など心機能低下を合併しない病態に限られることが多い．

　PCPSは左室前負荷の軽減，それに伴う心筋酸素消費量減少に加えて，動脈圧を保持することによる臓器保護効果を有しているが，左室にとっては後負荷の増大にほかならない．したがって，後負荷軽減および冠血流増加作用を有するIABPを併用することは左室にとって保護的に働く．一方，IABPを併用することはPCPSから供給される定常流を阻害することとなり，**上半身，特に右上肢への血流低下が生じうることに注意する必要がある**．

　以上より，ショックの急性期にはIABPの駆動比率を落としてPCPSを併用し，ショックからの脱却および左室収縮の改善を認めた時点で，PCPSの流量を低下させ，IABPの駆動比率を1：1とすることが望ましい．

　駆動比率低下の目安は4：1までである．それ以上の駆動比率の低下はバルーンへの血栓形成，末梢動脈への血栓塞栓症が危惧される．

おわりに

　以上，心原性ショックに行われる補助循環につき概説した．

　院外心肺停止の場合は，心肺停止時間や患者背景によって，治療を継続するかどうかを判断する必要があるが，心肺停止時間が短い症例では，循環動態に応じて薬物治療や非薬物治療を選択する．治療の選択は，救命救急医もしくは循環器医の指示の下，個々の病態および患者背景を考慮したうえですみやかに判断する．

　さいごに，機械的補助循環の装着は迅速さが求められる処置だが，それは清潔操作という手技の基本に基づいて行われるべきである．補助循環は装着したものの，感染を契機に全身状態が悪化し，死亡の転帰をたどるケースはしばしばある．緊急の現場だからこそ，清潔操作を徹底するよう心掛けてほしい．

プロフィール

内藤　亮（Ryo Naito）
順天堂大学循環器内科
ショックの現場は，循環器を専門にしている者にとっても豊富な経験をもつことがあまりない場面です．研修医がそのような場面で迅速に判断して，行動することは不可能です．誰もが，迅速に静脈ラインを入れられたか，すみやかに挿管できたかなど，処置ができたかできないか，判断できたかできないかで頭を悩ませていることでしょう．
でもそのあとで，その患者の転帰にかかわらず，患者や家族にとって良い医療を提供できたかどうかにも頭を悩ませることが医療人にとって必要なことだと思います．

第1章 心不全のこんなこと

12.「拡張不全」，なぜ悪い？

小早川 直

> **● Point**
> ・圧容積関係から収縮能と拡張能を考える
> ・拡張期に何が起きているのかを知る
> ・哺乳類最大のタンパク質タイチンと心臓の関係は？

はじめに

　左心室の収縮が"正常"な心不全をHFpEF（heart failure preserved ejection fraction：駆出率が保たれた心不全）と呼ぶ．これに対して，駆出率が低下した心不全をSHF（systolic heart failure）と呼ぶ．HFpEFはSHFと比較して，高齢・女性・高血圧・糖尿病・心房細動が多い．高齢化によりHFpEFの患者数は増加し続けており，心不全患者の6割を占めている．SHFはレニン—アンジオテンシン—アルドステロン系阻害薬，β遮断薬により予後は改善したが，HFpEFの治療法は確立していない．本稿では，HFpEFの主な病態である「拡張不全」について考える．

1. 心室は時間によって弾性が変化する袋である

1 心室弾性（elastance）の概念

　左室の内圧を縦軸に容積を横軸にすると，心周期は圧容積曲線（PV loop）で表される（図1）．A→Bは等容性収縮期，B→Cは駆出期，C→Dは等容性弛緩期，D→Aは心室充満期である．菅 弘之先生（前国立循環器病センター研究所所長）は，実験的に前負荷と後負荷を変化させて得られたPV loopを解析し，心室の弾性率E（Elastance：エラスタンス）の概念を提唱した[1]（図2）．Elastanceは圧と容積の比率であり，その単位はmmHg/mLである．収縮期末のelastanceは最も大きく，拡張期末のelastanceは最も小さい．3つの条件下でのelastanceの時間関数は図2右のようになり，左心室の弾性特性が前負荷や後負荷に影響されない固有のものであることが示された．心室は，"弾性が時間によって変化する壁でできている袋"であり，心室壁が硬くなる能力が収縮能，柔らかくなる能力が拡張能である．Elastanceが最大になる点，すなわち心筋が最も硬くなる点を結んだ直線の傾き（圧/容積比）がEmaxであり，前負荷や後負荷の影響を受けない心筋固有の"収縮能"を表す．

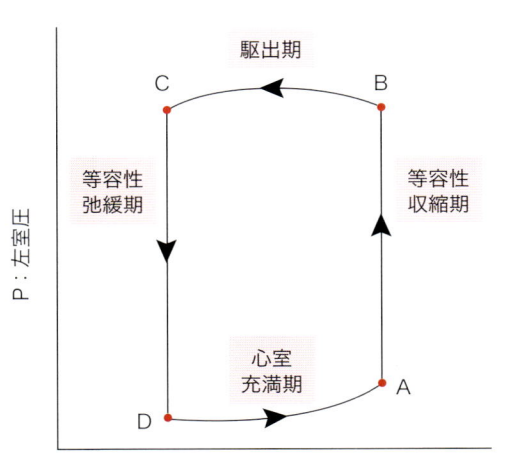

図1 左室の圧−容積変化（PV loop）

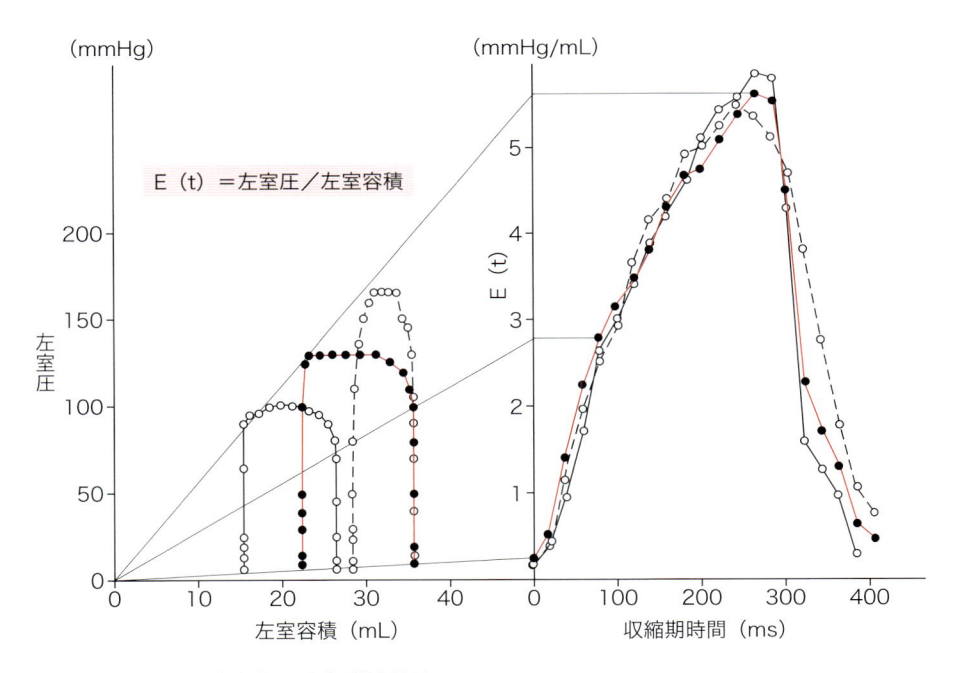

図2 左室の圧容積変化と時変弾性特性
前負荷と後負荷を変化させて，3つの条件下で圧−容積関係（PV loop）を得た．PV loop 上のある瞬間の圧/容積比は力学的に左室の弾性率（エラスタンス：elastance）を表す．弾性率の時間関数をE（t）と表すと，3つのPV loopのE（t）は，ほぼ重なり合う（文献1より転載）

2 拡張不全でEFが保たれる理由

　カテコラミンなどの強心薬を投与すると収縮期末のElastanceは大きくなり，拡張期容積に対する心拍出量すなわちEFが大きくなる（図3A）．逆に収縮能は変化しないが，拡張能のみが悪

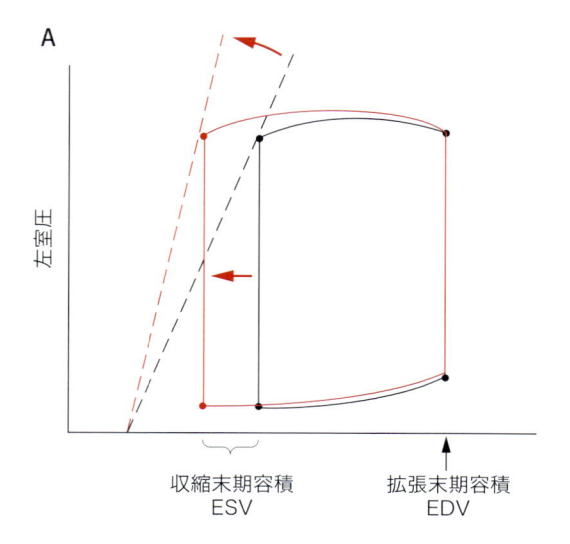

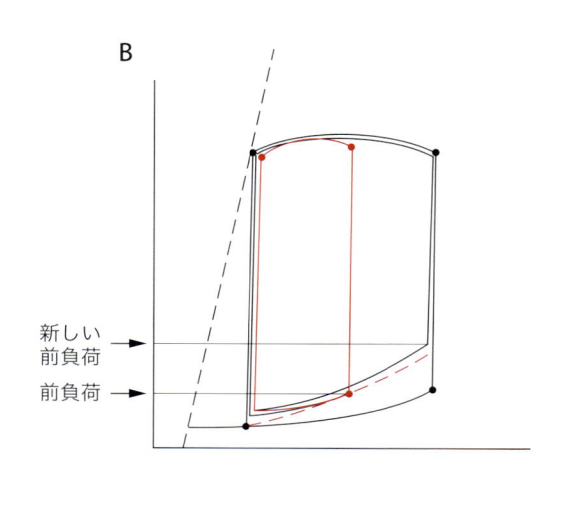

図3A　収縮能の変化
カテコラミンにより，収縮能がよくなる，つまり収縮末期elastanceが大きくなるとEF（駆出率：EDV-ESV/EDV）が大きくなる

図3B　拡張能低下によるEFの低下
拡張能が悪化する，つまり心室充満期の圧容積関係が上に移動した場合，前負荷が同じであれば，EFが低下する．拡張末期圧が上昇する（前負荷が大きくなる）とEFが保たれる（代償機構）

化した場合にどうなるかを考えてみる（図3B）．この場合，拡張期の圧容積関係が上方に移動するため，拡張期末の左室圧（前負荷）が変化しなければ，心拍出量が減少，すなわちEFが小さくなる．ここで，拡張期末の左室圧（前負荷）が上がれば，駆出量を増やすことができるのでEFは保たれる．必要な心拍出量を保つために，心内圧が異常に上がっている状態なので，この状態は拡張不全による心不全といえる．**EFは収縮能単独の指標ではなく，収縮能と拡張能の両方に依存する**．カテコラミンは心室の拡張能も改善するため，収縮能の改善とあわせてEFを増大させる．

2. 弛緩にはエネルギーが必要である

運動中は，内因性のカテコラミンにより収縮力が増強するだけではなく，心室の弛緩が早くなるために心拍数を増加させることが可能となり，多量の心拍出量を得ることができる．心臓のパフォーマンスを考えるとき，弛緩を含めた拡張能が重要である．

1 収縮期

心筋細胞が脱分極すると，L型カルシウムチャネルが開き，細胞外から細胞質にCa^{2+}が流入し，それが引き金となって，筋小胞体（sarcoplasmic reticulum：SR）のリアノジン受容体からCa^{2+}が細胞質に放出される（Ca^{2+}-induced Ca^{2+}-release：CICR）．Ca^{2+}がトロポニンと結合すると，ミオシン頭部とアクチン（細い線維）との阻害がなくなり，ATPをエネルギーとして筋収縮が起こる（図4A）．

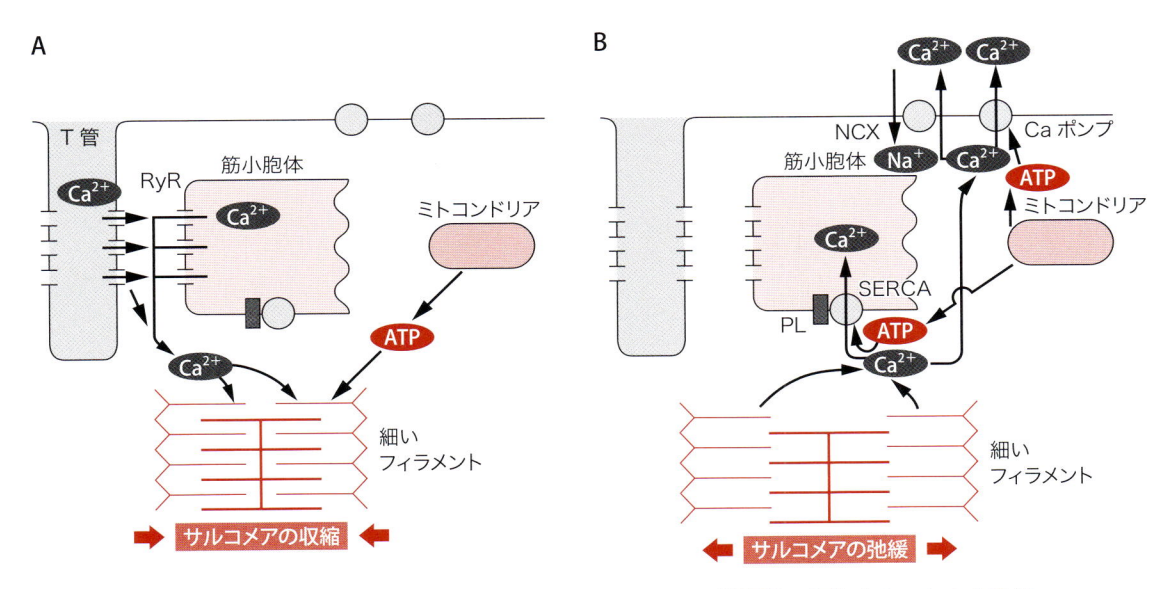

図4A 収縮期の細胞内カルシウム動態
RyR：リアノジン受容体

図4B 拡張期の細胞内カルシウム動態
PL：ホスホランバン

2 拡張期

　筋小胞体に取り込まれたり細胞外へ輸送されたりして，細胞質内のCa^{2+}濃度が低下すると，トロポニンとCa^{2+}が解離し，ミオシンとアクチンの相互作用が阻害され，弛緩が起こる．筋小胞体はATPをエネルギーとしてSERCA2というポンプでカルシウムを取り込む．ホスホランバンはリン酸化されない状態ではSERCA2を阻害する．カテコラミンはPKA（プロテインキナーゼA）を通じて，ホスホランバンをリン酸化することでSERCA2による筋小胞体へのカルシウム取り込みを促進し，心筋細胞の弛緩を早める．**心筋の弛緩に必要なATPは収縮に必要なATPよりも多い**（図4B）．

3 心周期におけるカルシウム動態とエネルギー

　Ca^{2+}は，基本的には「細胞毒」であり，平衡状態では，細胞内外の濃度は約1万倍程度となるように調節されている．筋肉の収縮においては，この濃度差が巧妙に利用されている．細胞内Ca^{2+}が急速に高くなることで，太い線維と細い線維の滑り込み（筋収縮）が起こる．逆に，細胞内Ca^{2+}が急激に下がることで筋肉の弛緩が起こる．それぞれが，収縮能と弛緩能（拡張能の一部）に対応する．カルシウム動態が心不全や不整脈の治療のターゲットとなるのは当然であろう．

　骨格筋の研究では，安静時基礎代謝の50％以上が，筋肉の弛緩状態を保つために筋小胞体で消費されている[2]．心臓もエネルギーを用いて収縮するポンプであると考えられているが，実は拡張することがその本態であり，拡張期の方が収縮期よりもエネルギー状態が"高い"と考えることができる．つまり，拡張状態で蓄えられているポテンシャル（位置）エネルギーが，収縮することで運動エネルギーに変えられるのである．心不全ではSHFにおいても拡張能が障害されていることや，冠動脈閉塞などの急性の虚血においてEFの低下よりも拡張能の低下が先行することがそのことを示している．

Advanced Lecture

■ タイチンと心機能

1 サルコメアの長さと弾性を規定するタイチン

以前はコネクチンと呼ばれていたタイチンは，哺乳類のタンパク質では最大（2,970〜3,700kD）のものであり，心筋や骨格筋といった横紋筋の筋節（サルコメア）の長さを規定している．Z線にN末端があり，2つのタイチンのC末端同士がM帯でオーバーラップ結合している（図5）．タイチンはA帯の部分でミオシンフィラメントと結合しており，I帯の部分が「ばね」としてサルコメアの弾力性を生んでいる．「ばね」部分は，PEVK（プロリン―グルタミン酸―バリン―リシンのくり返しを多く含む）とN2B，N2Aなどのセグメントからなっており，心筋ではN2BとN2BAの2つのアイソフォームがある．前者は硬く，後者は柔らかい（図6）．

ヒトの心臓でのN2B/N2BA比は，通常70：30である．

2 タイチンの変化と拡張不全

心臓の拡張機能は能動的な「弛緩」と受動的な心筋特性からなりたっている．受動的な心筋特性とは心筋の"硬さ"であり，細胞骨格・サルコメアタンパク・細胞外マトリックス（細胞外の膠原線維網や線維化）の変化によって起こる．**拡張不全患者では，心筋タイチンのアイソフォームのうちN2Bが増加して，より"硬い"心臓となっている**．拡張不全では，N2B/N2BA比が83：17という報告がある[4]．

また，タイチンのN2B部分はPKAによるリン酸化を受けると受動的な張力（硬さ）が減少する．拡張不全ではN2B部分のリン酸化が低下していることも報告されている．PKAの活性化はβ刺激によって得られるので，カテコラミン投与や交感神経刺激は強心作用や弛緩能をもたらす

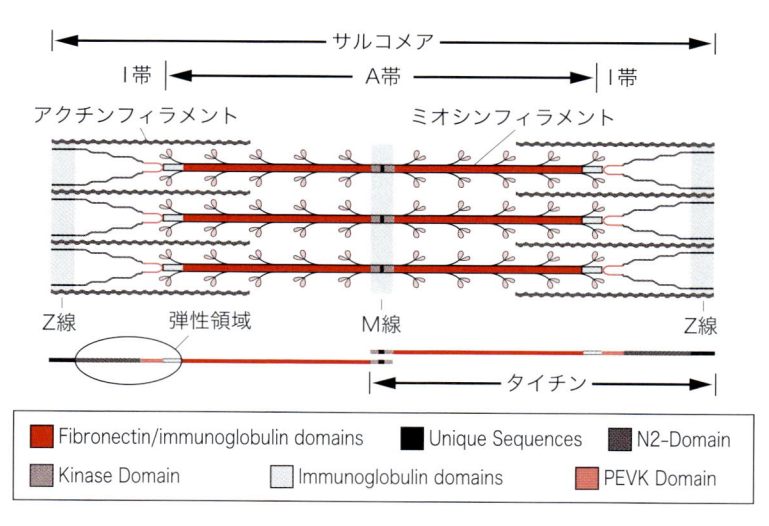

図5 サルコメアの構造とタイチン
タイチンは，M線からZ線に及び，A帯において，ミオシンフィラメントと結合している
（文献3より転載）

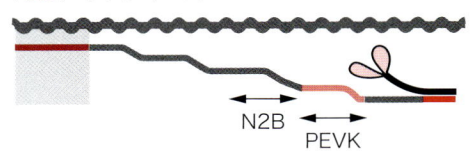

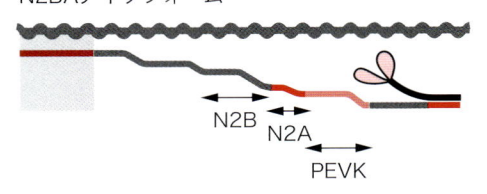

図6 タイチンの2つのアイソフォームとサルコメアの弾性
タイチンのN2BAアイソフォームはN2Aセグメントの存在により，N2Bアイソフォームよりも柔かい
（文献3より転載）

だけではなく，心室の受動的な拡張能も改善することがわかる．また，PKC（プロテインキナーゼC）やPKG（プロテインキナーゼG）によるタイチンのリン酸化の影響も研究されている．

タイチンのアイソフォーム比率やリン酸化状態などの研究が，心不全治療に応用されることが期待される．

おわりに

心臓は，拡張することに多くのエネルギーを使い，拡張能の低下により心不全を起こす．拡張不全による心不全に対しては，利尿薬・血管拡張薬・降圧薬などを用い，前負荷や後負荷を軽減することで，その症状を改善させることができるが，いまだに予後を改善する治療法は確立していない．カルシウム動態やタイチンというキーワードを意識しながら，心不全の病態を考えつつ，研究や診療にあたっていただきたい．

文献

1) 菅弘之：LECTURES 教育講座「心機能」3回シリーズ，第二回．日本生理学雑誌，65，2003
2) Norris, S., et al.：ATP consumption by sarcoplasmic reticulum Ca^{2+} pumps accounts for 50 % of resting metabolic rate in mouse fast and slow twitch skeletal muscle. Am J Physiol Cell Physiol, 298：C521–C529, 2010
3) Castro-Ferreira, R., et al.：The role of titin in the modulation of cardiac function and its pathophysiological implications. Arq Bras Cardiol, 96：332–339, 2011
4) van Heerebeek, L., et al.：Myocardial structure and function differ in systolic and diastolic heart failure. Circulation, 113：1966–1973, 2006

プロフィール

小早川 直（Naoshi Kobayakawa）
千葉愛友会記念病院　内科・循環器科
病院に来たとき（急性期）の治療はもちろんですが，来る前（予防）や帰ったあと（慢性期）へのかかわりもたいへん重要と考えて日々の診療を行っています．

第1章 心不全のこんなこと

13. 胸水を認めたら

三谷治夫, 福馬伸章

Point

- 肺うっ血と胸水貯留は，見た目はどちらも胸腔内への液体貯留だが，病態で区別できる
- 胸水を穿刺すべきかは，胸水がたまった原因で判断する
- 胸水は，診断情報の濃縮液（エキス）である

はじめに

　肺うっ血，胸水貯留，どちらも心不全の患者さんでよく認められる所見である．しかし，心臓に負担をかけると胸に水がたまることを，直感的に理解しにくい患者さんが多い．筆者は，心不全で息切れを認めてやってくる患者さんには「心臓が弱ってしまうと，心臓が血液を送り出せない．すると，心臓に帰ろうとする血液が交通渋滞を起こして，心臓の手前の臓器（つまり肺）に水がたまるんですよ」という説明をする．しかし，これは左心不全をデフォルメした表現にすぎず，胸水貯留と肺うっ血を区別していない．それに，右心不全であれば心臓の手前の臓器は肺ではない…と，つっこむところは満載である．ここでは，肺うっ血と胸水貯留がどのように形成されるか，どのように診断，治療をしていくかを，病態から紐解いてみる．

1. どうやって，肺に水がたまるのか

　肺うっ血と胸水貯留は，どちらも胸部X線写真で確認できる所見である．胸腔内への液体貯留であることは共通している．しかし，合併することもあり，そもそも対比して考えるものではない．肺うっ血の仕組み，胸水貯留の仕組みを，できるだけシンプルに考えてみよう．
　肺うっ血というのは，英語にするとpulmonary edema，つまり肺間質，実質の浮腫である．それに対し，胸水貯留とは肺と胸膜間への過剰な水分貯留をさす．
　胸水はなぜたまるのか，というのを考えるために，体の他の臓器で類推してみよう．例えば眼球は，常に房水が還流していて新鮮な房水で眼圧を維持している．胸腔もこれと同じで，胸水が常に生産され，それが吸収されていて，呼吸をする際の肺の潤滑油になっている．少量であれば常に存在しているのである．その生産，排出のバランスが崩れたとき，胸水貯留が起こる．眼球であれば，シュレム管という房水の排出孔がふさがれば緑内障を起こす，と教科書で学ぶが，肺での排出孔はというと，胸膜にあるリンパ管がそれにあたる．

胸水貯留が起こる病態は大きく2つ，**胸水の生産が増加するか，排出が低下したとき**である．以下に，3つに分けて，簡単な病態の図をつくってみると，わかりやすい．

1 胸水の排出が低下する場合―体循環の静脈圧の上昇

生理学の講義で習った，Starlingの式[1]を覚えているだろうか．

血管壁を介した水の移動量（flow）= k × A {(P_c − P_i) − σ×($Π_c$ − $Π_i$)}
P_c, P_i =（C：血管内，I：間質の静水圧）$Π_c$, $Π_i$ =（C：血管内，I：間質の浸透圧），k = 濾過定数，A = 面積，σ = 膠質浸透圧に対する反発係数

もちろん，日常診療のなかで，この公式を暗唱することはあまりない．ただ，網羅的に考える際にはこのような生理学で習った公式が役に立つ．上記の式を見ると，flowが増える状況は，P_c，または$Π_i$が増えるとき，である．前者は血管内圧が上がる，つまり静脈圧が上昇するときで，後者は浸透圧が下がる，つまりアルブミンなど浸透圧を維持する物質が不足したときが該当する．栄養不足や肝疾患での胸腹水貯留は，後者の浸透圧（$Π_i$）の低下である．

全身の静脈圧が上昇すると，Starlingの式でいう静水圧（P_c）の上昇を招き，肺を還流する血液からの水分の漏出を招く．また，排出されていく先の静脈圧が高いため，リンパ管からの排出も減少する．その結果として胸水の貯留につながる（図1）．主に，溢水や，右心不全がこれにあたる．下肢のむくみや，頸静脈の怒張も，これに伴う所見である[2]．

2 胸水の生産が増加する場合―肺静脈圧の上昇

肺静脈圧の上昇をきたす病態は，主に左心不全や僧房弁狭窄症などの弁膜疾患である．左心室からの血液の駆出が減り，その分左心房，肺静脈圧が上昇する．この場合，前記のStarlingの式でP_cが上昇し，肺静脈から肺の間質への水分のしみ出しが起こり，肺間質の浮腫を生じる．これが，

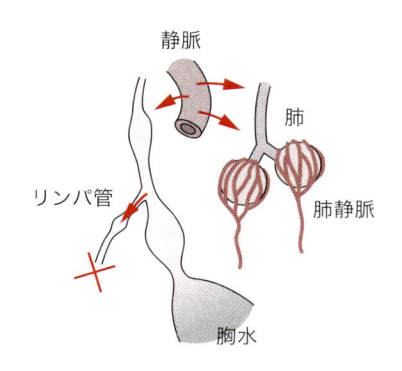

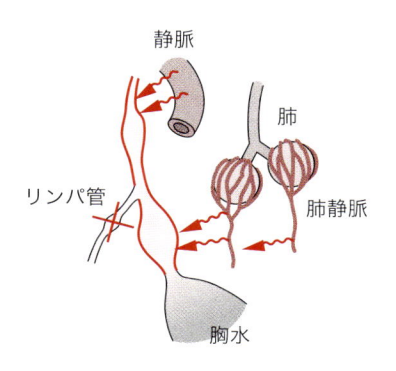

図1 胸水の排出が低下する場合―体循環の静脈圧の上昇
肺を還流する体循環の静脈系からの水分の漏出，およびリンパ管からの吸収の減少が，胸水を貯留させる

図2 胸水の生産が増加する場合―肺静脈圧の上昇
肺静脈からの水分の漏出が，代償したリンパ管からの排出を超えると，胸水が貯留する

図3 その他の貯留機序―胸膜の炎症
胸膜の炎症が，血管からの水分を引き付け，リンパ管からの胸水の排出を妨げるため胸水が貯留する

肺うっ血の所見である．間質へ移動した水分は，いずれ胸膜腔へ達し，胸水を形成する（図2）．もちろん，ある程度の胸水増加ならリンパ管からの排出も増加し代償する．そのため，胸部X線上では肺うっ血を認めても胸水貯留は目立たない．しかし代償が効かなくなれば胸水貯留が起こる．実際に，**排出で代償できなくなる肺静脈圧は18 mmHg以上**とされており，Forrester分類でのPCWPの境界と一致する．この病態では，胸水を抜く処置は，蛇口が全開で水があふれ出る湯船をみて，注射器で水を吸うようなものである．まずは蛇口を閉めてやらなければならない[3]．

3 その他の貯留機序―胸膜の炎症

　胸水が貯留するのは，何も心不全の患者だけではないと誰しも思うであろう．例えば呼吸器科でも，毎日のように胸水が貯留した患者に接する．肺に炎症を起こした患者は，浸潤影や，胸水貯留を起こしそれをX線で指摘される．肺炎では，局所の炎症が起こり，周りの水分を引き寄せて浮腫をつくるが，炎症が胸膜に達すれば胸膜でも炎症によって水分が引き付けられ，胸水となる．また，胸膜の炎症により，リンパ管からの排出も減少する（図3）．肺の悪性腫瘍も同様に，炎症で水分を引きつけ，排出の減少をもたらす．すると，炎症反応による間質への液体貯留と，排出の減少を起こし胸水貯留に至る．この病態として代表的な疾患としては，**肺炎**，**結核**，**悪性腫瘍**などがあげられる．

2. 少しわかってきたところで

　上記のように胸水貯留の原因を分けてやると，各疾患がどれに当てはまるかを考えてやることで，胸水貯留，肺うっ血の患者の診断を考えやすくなる．もちろん，体の代償のため，各病態に当てはまらない病態も起こりうる．例えば，慢性的な肺高血圧症の患者ではリンパ管からの排出量が増加し，肺高血圧が増悪しても胸水貯留はなくなることがある．しかし，胸水がたまる仕組みを理解することで，**胸水の貯留をどのように改善させるか**，**胸水穿刺を行うべきか**の判断材料とすることができる．これについては，次の項目で考えてみよう．

3. 胸水は，診断情報の濃縮液（エキス）

　肺うっ血と胸水貯留，どちらが胸水穿刺の適応となるか，と迷う学生を見たことがある．また体の他の臓器で類推してみよう．腸管浮腫と腹水貯留を考えてみる．後者なら穿刺しましょうという医者がいても，前者を穿刺しようとする人はいないだろう．同じく，胸水は穿刺しうるが，肺うっ血には穿刺はしない．

　治療としての胸水の除去はむしろ，栄養を多く含んだ血漿を捨ててしまうことに留意しなければならない．治療として行われる場合には，緊張性気胸の解除や，呼吸困難感の改善目的で，一過性に症状を和らげるためとおおまかに考えていただきたい．

　では，胸水穿刺はなぜ行うのか．それは主に**診断のための情報を得るために**行うものである．胸水の検体を得ることができれば，胸水貯留の原因についてたくさんの情報を得ることができる．

　胸水の検体を得た際には，下の3つをチェックしながら，診断を考えよう．

表1　胸水穿刺でのチェック事項①：外観

胸水の外観	疑われる疾患
黄色透明	漏出性胸水（心不全）
赤色（血性）	悪性腫瘍，アスベスト肺，外傷，肺血栓塞栓症
白色（乳白色）	乳び胸
茶色	長期の血清胸水貯留，肝膿瘍破裂
黒色	肺アスペルギルス症
黄緑	リウマチ性胸膜炎

表2　胸水穿刺でのチェック事項②：性状

胸水の性状	疑われる疾患
膿性	膿胸
粘稠性	悪性中皮腫
Debris	リウマチ性胸膜炎
混濁	炎症性の滲出性胸水，脂肪成分の混入
アンチョビペースト状	アメーバ肝膿瘍

表3　胸水穿刺でのチェック事項③：提出すべき検査と所見

疾患	確定診断につながる所見
膿胸	所見（膿性，混濁，悪臭など），培養陽性
悪性腫瘍	細胞診にて陽性
ループス胸膜炎	細胞診にてLE細胞，ANA＞1.0
結核性胸膜炎	抗酸染色法陽性，培養陽性
食道破裂	唾液アミラーゼ高値，著明なアシドーシス（pH 6.00以下）
真菌性胸膜炎	KOH染色陽性，培養陽性
乳び胸	中性脂肪高値（＞110 mg/dL）
血胸	Hct高値（胸水/血液＞0.5）
尿胸	Cr高値（胸水/血液＞1.0）
腹膜透析患者	蛋白質（＜1 g/dL），糖（300〜400 mg/dL）
リウマチ性胸膜炎	細胞診

① 胸水の外観
② 胸水の性状
③ 胸水の検査所見

　①，②それぞれについては，臨床的にみられる所見を簡単に表にまとめた（表1，2）．大体の感じを把握しておいて，穿刺して注射器に入ってくる胸水の外観，性状から，簡単に胸水の原因についてあたりを付けておく．そのうえで後から上がってくる検査結果を見てやると非常に見通しがよい．疑われる疾患をある程度絞ったら，さらに確定診断につながりうる検査項目（細胞診，培養）の提出を検討する．疑う疾患と，提出するべき検査，所見も別表にまとめる（表3）．表3

についての詳細は，呼吸器科の成書に譲りたい．Light の基準から漏出性，滲出性を判断し，そこからさらに鑑別を考えていく[4)5)]．

4. こんなことがありました

息切れ，咳が出たからと，循環器科に自主的にやってくる患者は多くない．たいていは，心不全の既往があるとか，狭心症や心筋梗塞の治療後で心不全ではないかと，他科から紹介されてやってくる．そんな症例の1つである．

> 80歳台の女性で，心拡大を認めており，重度の僧帽弁逆流，三尖弁逆流を指摘されており，過去に心不全入院歴もある患者．新たに労作時息切れを生じ，50 m も歩くと息切れで立ち止まってしまうくらいであった．近医で両側の胸水貯留を指摘され，心不全が疑われるといわれたため，紹介受診された．当初は今回も心不全であろうとの見立てであったが，採血検査をしてみるとBNP値は前回と大して変わらず，貧血所見を認めていた．心エコーを行っても，逆流も程度は変わらず．貧血があったため便潜血検査を出したところ，強陽性である．何かおかしい，ということで胸水穿刺を行ったところ，胸水の外観は淡赤色，性状は混濁していた．Light の基準では滲出性胸水の所見であった．胸水が抜けた後の肺をCTで評価することになり，画像を見ると肺野に多発結節影が確認された．同時に提出してあった胸水の腫瘍マーカーは値が振り切れており，細胞診では後日 class IV（悪性の疑いが濃厚な異型細胞を認める）との報告があった．後日下部内視鏡検査を行ったところ，横行結腸に進行大腸癌を指摘され，胸水は肺内多発転移にともなう癌性胸水と考えられた．診断に至った翌日，当患者は臨床腫瘍科へ転科となった．

文献・参考文献

1) Starling, E. H.：On the Absorption of Fluids from the Connective Tissue Spaces. J Physiol, 19：312-326, 1896
2) Erdmann, A. J. 3d, et al.：Effect of increased vascular pressure on lung fluid balance in unanesthetized sheep. Circ Res, 37：271-284, 1975
3) Wiener-Kronish, J. P. & Broaddus, V. C.：Interrelationship of pleural and pulmonary interstitial liquid. Annu Rev Physiol, 55：209-226, 1993
4) Light, R. W., et al.：Pleural effusions：the diagnostic separation of transudates and exudates. Ann Intern Med, 77：507-513, 1972
5) Gonlugur, U. & Gonlugur, T. E.：The distinction between transudates and exudates. J Biomed Sci, 12：985-990, 2005
6) 「臨床医マニュアル 第四版」（臨床医マニュアル編集委員会/編），2008，医歯薬出版

プロフィール

福馬伸章（Nobuaki Fukuma）
虎の門病院 循環器内科レジデント
2008年東京大学医学部卒．初期臨床研修を災害医療センターにて行った後，現在虎の門病院内科レジデントとして勤務中．
初期研修では三次救急を多く体験し，ドラマチックな救命の現場を学びました．現在は，患者を診断し，問題を見抜いて解決する内科的な対処法，知識を広く吸収しています．どちらも実践的で，車の両輪のように不可欠な要素です．すべてをバランスよく学べる病院はないですが，数年でその病院にあるすべてを学ぶことはできません．よい研修病院とは，誇りを持って仕事をしている先生方と働けることと，（心が折れない程度に…）目が回るほど忙しい環境があることだと思います．皆さんが，おのおのの病院で多くを学ぶことを願っています．

三谷治夫（Haruo Mitani）
1994年東京大学医学部卒業
現　虎の門病院循環器センター内科医長

第1章 心不全のこんなこと

14. 慢性心不全のPhilosophy

松村　穣

> ●Point●
> ・慢性心不全のPhilosophyとは，心臓を保護し，QOLや生命予後をいかに改善するか，ということ
> ・慢性心不全の治療は，心不全の増悪を予防する治療，心筋保護の治療，基礎疾患の治療の3本立て

はじめに

　日本循環器学会のガイドラインでは，慢性心不全とは，慢性の心筋障害により心臓のポンプ機能が低下し，末梢主要臓器の酸素需要量に見合うだけの血液量を絶対的にまた相対的に拍出できない状態であり，肺，体静脈系にうっ血をきたし日常生活に障害を生じた病態，と定義されている．難しく言えばこうなるが，要するに，**心臓の機能が低下し，体に必要なエネルギーの供給が不足しがちな状態で，でも今非常に困っている状態ではなく，何とか心臓が頑張っている状態**，これを慢性心不全という．本稿では，慢性心不全の病態，治療などについて解説する．

1. まずは基本：慢性心不全って？

　循環器科医はよく"デコる"という表現を使うが，これは心不全が代償不全に陥ったこと，すなわち急性心不全や慢性心不全の増悪のときに，代償不全＝decompensationという言葉から"デコる""デコった"と表現する．本稿で扱うのは"デコっていない"，つまり**compensate（代償）された状態の心不全**である．

1 慢性心不全の症状

　急性心不全のように肺水腫になって苦しくてしかたない，というわけではないが，左心不全症状である息切れ，呼吸困難感（左房圧上昇による症状）や倦怠感，食欲不振，頭痛などの神経症状などの非特異的なさまざまな症状（低心拍出量による症状），また浮腫やうっ血肝など腹部臓器のうっ血による症状（右心不全症状）も認められる．

2 慢性心不全の基礎疾患

　心不全はどんな疾患が原因で生じるかというと，すべての心疾患と続発性心筋症を呈する全身

表　心不全の原因疾患

- 虚血性心疾患
- 高血圧
- 心筋症：遺伝性，後天性を含む
  - 肥大型心筋症（HCM），拡張型心筋症（DCM），拘束型心筋症（RCM），不整脈原性右室心筋症（ARVC），緻密化障害等分類不能群
  - （心筋炎，産褥心筋症，たこつぼ心筋症等も含む）
  - 以下，全身疾患や外的因子との関係が強い心筋症
    - 浸潤性疾患：サルコイドーシス，アミロイドーシス，ヘモクロマトーシス，免疫・結合組織疾患
    - 内分泌・代謝疾患：糖尿病，甲状腺機能異常，クッシング症候群，副腎不全，成長ホルモン過剰分泌（下垂体性巨人症，先端肥大症），褐色細胞腫，Fabry病，ヘモクロマトーシス，Pompe病，Hurler症候群，Hunter症候群等
    - 栄養障害：ビタミンB1（脚気心），カルニチン，セレニウム等の欠乏症
    - 薬剤：β遮断薬，カルシウム拮抗薬，抗不整脈薬，心毒性のある薬剤（ドキソルビシン，トラスツズマブ等）
    - 化学物質：アルコール，コカイン，水銀，コバルト，砒素等
    - その他：シャーガス病，HIV感染症
- 弁膜症
- 先天性心疾患：心房中隔欠損，心室中隔欠損等
- 不整脈：心房細動，心房頻拍，心室頻拍等頻拍誘発性
  - 完全房室ブロック等徐脈誘発性
- 心膜疾患：収縮性心膜炎，心タンポナーデ等
- 肺動脈性肺高血圧症

文献1より転載

性疾患が原因となり得る（表）．

　左室収縮能が低下した症例もあれば，心不全に陥る症例には左室収縮能が正常にもかかわらず拡張不全から心不全となる症例も半数近くにみられる．

2. ここでつまずく？：心不全と診断するまで

　心不全には多彩な症状がある．息苦しいと言われたって，呼吸器疾患かもしれない．食欲がないって言われても消化器疾患かもしれない．それに多くの疾患が基礎疾患となり得る．おまけに左室収縮能が低下していればわかりやすいのに，最近では心不全の半分近くには左室収縮能が正常で左室拡張能が低下している症例があることがわかっている．ではどうやって診断すべきか．

1 慢性心不全の診断のポイント

①まずは**自覚症状を含めた病歴聴取**をしっかりしよう．患者さんの話には必ずヒントあり．

②注意して**身体所見**をとろう．頻脈は心機能低下を疑う重要な所見だし，心尖拍動が左方移動していれば左室肥大を伴う心疾患があるのかもしれない．心音も注意深く聞くと，Ⅲ音を聴取すれば，（若年者でなければ）心不全である可能性がきわめて高い．よく言う奔馬調律である．もちろん心雑音は心疾患の存在を示していることが多く，呼吸音に湿性ラ音が聴取されれば肺うっ血があるのかもしれない．頸静脈怒張や下肢の浮腫，右悸肋部に圧痛（肝圧痛）があれば，静脈うっ滞のサインかもしれない．

③心不全を疑ったら，**非侵襲的な心電図，胸部X線写真，心エコー**などの検査が頼りになる．心

電図からは不整脈や虚血性心疾患の存在を読みとることができ，また左脚ブロックは心肥大や心機能低下のサインであることが多い．胸部X線写真で心胸比が拡大していれば，心機能低下が予想される．もちろん肺うっ血や胸水などの所見も重要である．心エコー検査は最近の進歩著しく，心不全，心機能低下の診断には非常に有用な検査である．左室駆出率（LVEF）や左室壁運動の評価（収縮能や同期性）だけでなく，左室の拡張能を評価する左室流入血流速波形や僧帽弁輪部運動，肺静脈血流速波形などを測定したり，左房容積や機能性僧帽弁逆流を評価したりすることで心機能を評価することができる（図1）．

3. 少しわかってきたところで：ちょっと難しい話

従来，慢性心不全の病態は，急性心不全と同じように，Forrester分類などを用いて評価されていた．つまり，うっ血の有無や血行動態指標により分類し，その重症度，治療を決定してきた．

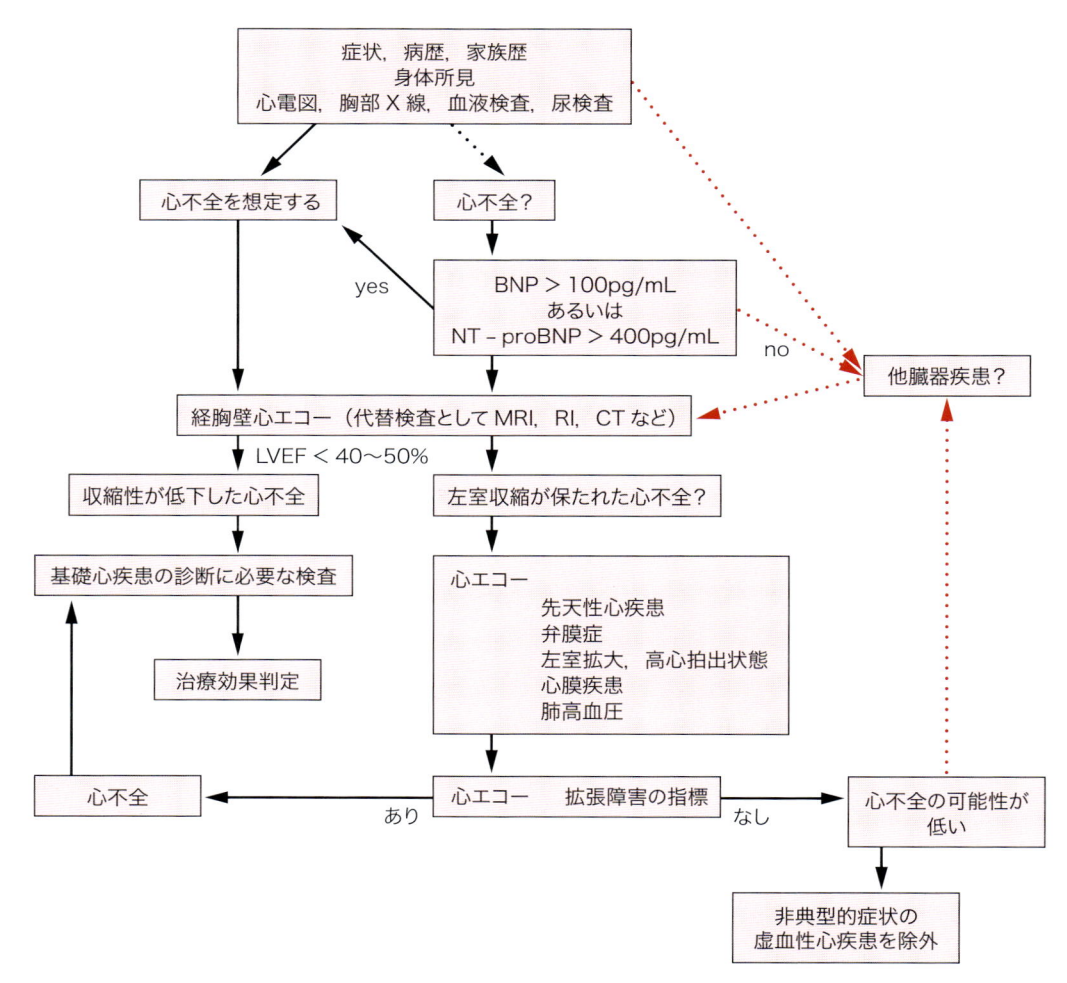

図1 心不全診断のフローチャート
文献1を参考に作成

もちろんそれは大切なことだが，近年の研究で，交感神経系やレニン・アンジオテンシン・アルドステロン系などの**神経体液因子**が大きく病態に関与していることがわかってきた．心臓に限らず，さまざまな神経体液因子は，複雑かつ巧妙に生体のホメオスターシスを維持するように働いている．心機能が低下していることで代償的に作用する神経体液因子の亢進が，心臓だけではなく全身の臓器に作用し，運動耐容能低下，不整脈，突然死などのいわゆる心不全症候群を形成している．これらの神経体液因子の観点から，重症度の評価や，治療が考えられるようになってきている．以下に代表的な神経体液因子を示す．

1 心臓刺激因子の種類と働き

心臓刺激因子は，心収縮力を高め（陽性変力作用），心拍数を増加させる（陽性変時作用）とともに，血管収縮作用を有し，心筋細胞にとっては肥大を惹起する方向に働く．

1）交感神経系ノルアドレナリン
ずっと以前から血漿ノルアドレナリン濃度が予後の指標となり，ノルアドレナリン濃度の上昇を抑制すると長期予後が改善することが知られている．

2）レニン・アンジオテンシン・アルドステロン系（RAA系）
組織でのRAA系の賦活化は心臓のリモデリングに関与している．

3）バソプレシン
心不全患者で分泌が増加し，予後と相関するとの報告がある．

4）エンドセリン
心不全患者の血中エンドセリン濃度は，左室駆出率と逆相関し，死亡率と相関することがわかっている．

2 心臓保護因子の種類と働き

心臓保護因子は，心収縮力や心拍数はほとんど変えないか，少し抑える方向に働き（陰性変力作用，陰性変時作用），血管拡張作用を有するとともに心筋細胞肥大抑制作用や線維化抑制作用を有している．

1）ナトリウム利尿ペプチド（ANP, BNP, CNP）
ANPは心房の伸展刺激で，BNPは心室の負荷により分泌されるホルモン．利尿，血管拡張，アルドステロン分泌抑制，心筋肥大，心筋線維化抑制機能を有する．

2）ほかにアドレノメデュリン，NO，アディポネクチン…

この少し面倒くさい神経体液因子の話は，次の治療のPhilosophyにつながるので，あしからず．

4. ここが重要：慢性心不全治療のPhilosophy

急性心不全の状態では，代償不全に陥っているわけだから，悠長なことは言っていられない．心臓刺激因子が活性化し，心収縮力を高め，心拍数を増加させる，つまり心臓はめちゃくちゃ頑張って危機を脱しようとする．治療もこれに同調するのが基本．

一方で慢性心不全では，心機能が弱くても代償されているわけだから，あわてることはない．**心臓が少し頑張って代償不全に陥らないようにする一方で，心臓の過度の頑張りを抑え，長く安**

A 心不全

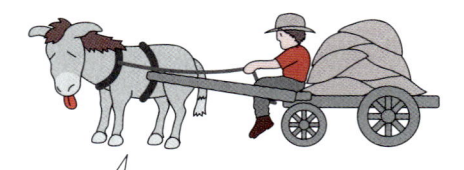

心臓をロバにたとえると，体力が弱く十分な仕事をできないロバは，心機能の低下した心臓が心不全を生じている状態

C 血管拡張薬・利尿薬・ACE-I・ARB

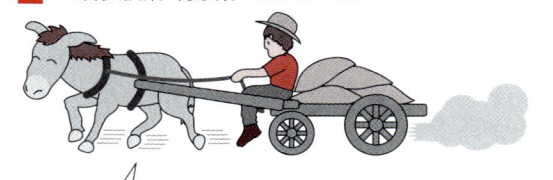

積荷を少なくするとロバが楽に働けるように，ACE阻害薬や利尿薬などは負荷を軽減することで心不全を治療する

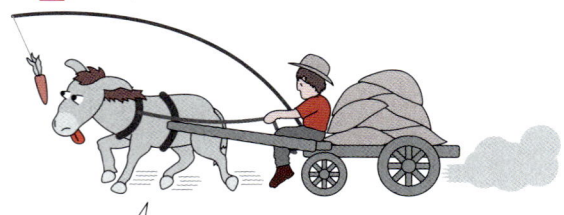

B 強心薬

体力のないロバにえさを与えたり鞭を入れて頑張らせるように，強心薬は弱くなった心臓を頑張らせて心不全を改善する

D β遮断薬

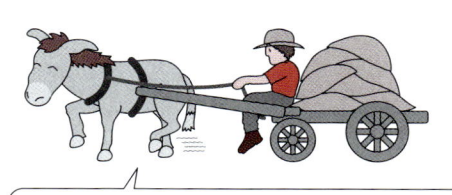

働くスピードを調節してロバが頑張りすぎず疲れないように，β遮断薬は心筋を保護しながら心不全の予後を改善する

図2 慢性心不全の薬物療法

全に働けるようにする，という治療の考え方が重要．慢性心不全治療の要点は，患者のQOLを改善し，生命予後を延長することにある．そこで心臓の過度の頑張りを抑えるため，心臓刺激因子を抑制し，心筋肥大や心筋線維化などの心リモデリングを予防する必要がある．

　レニン・アンジオテンシン・アルドステロン系を抑制する薬剤には，アンジオテンシン変換酵素阻害薬（ACE-I）とアンジオテンシン受容体拮抗薬（ARB），抗アルドステロン薬などがあり，その効果に多少の差はあるが，いずれも慢性心不全の治療に用いられる．交感神経系の抑制薬で慢性心不全の治療に用いられるのはβ遮断薬である．これらの薬剤の作用機序については図2に示す．ACE-IやARBは，古典的な心不全治療薬である利尿薬や血管拡張薬と同様に心負荷を軽減する作用をもち，一方でβ遮断薬はまさに心臓の頑張りを抑える作用をもつ．いずれの薬剤もその詳細は別稿に譲るが，慢性心不全の治療薬の代表選手である．

　心臓保護因子であるANP，BNPは急性心不全の治療薬として臨床応用されている．慢性心不全では，心不全の存在診断，心不全の治療効果判定，心不全の予後推定などの生化学マーカーとして重要であるが，今後治療薬としての期待もあり．

5. 慢性心不全治療の常識ではあるが

　もちろん慢性心不全の治療には薬物療法以外に，適度な安静や運動，減塩，水分制限などを含

めた食事療法，体重管理や服薬コンプライアンスを高めるための患者教育と自己管理，禁煙などの一般的な治療も重要である．これは治療の基本，常識と思うが，**慢性心不全が増悪する要因として，残念なことに怠薬や過負荷も少なくない**のが現実である．

6. もう1つの大切な治療：基礎疾患の治療

　心不全の治療は，心不全増悪の予防と心筋保護の治療と，基礎疾患に対する治療の3本立て．基礎疾患の治療には薬物療法や手術，カテーテル治療などの特異的な治療がある．

　例えば虚血性心疾患には薬物療法と冠動脈カテーテル治療や冠動脈バイパス術，高血圧には薬物療法，弁膜症には薬物療法と手術，最近は一部の弁膜症にはカテーテル治療，といった具合に疾患特異的な治療を行い，心不全の再発予防に努めることも重要である．

7. それでも難しい慢性心不全

　多くの慢性心不全患者が，安静，食事療法などの一般的治療と薬物療法により十分なコントロールを得ることができる．しかし最善の薬物療法にもかかわらず，心不全増悪をくり返す症例もある．そういった治療抵抗性慢性心不全にも効果が期待できる新しい治療が始まっている．

1 新しい薬物療法

　薬物療法では，神経体液因子の心臓刺激因子であるバソプレシン受容体拮抗薬もその1つである．これまでの利尿薬はナトリウム排泄による利尿作用をもつが，重症心不全で利尿薬を内服していると低ナトリウム血症をきたすことが多く，これも具合が悪い．バソプレシン受容体拮抗薬は電解質の変動なく水分だけを排泄する水利尿薬であり，使い方によっては治療抵抗性心不全患者のQOL，予後を改善する可能性がある．

　心臓保護因子であるANPやBNPを分解する酵素の阻害薬なども臨床応用に向けて研究が進んでいる．

2 非薬物療法の進歩

　慢性心不全に対する非薬物療法も近年進歩している．内科的治療では，左脚ブロックを伴う心機能低下例に対して，心室の非同期収縮を改善するため，心臓再同期療法（CRT，両心室ペーシング療法）が行われるようになった．心臓が非同期に収縮すると，心収縮力は著明に低下する．そこで，右心室と左心室を同時にペースメーカーで刺激し同期収縮を得ると，心収縮力が著明に改善しQOLが劇的によくなる症例を経験する．残念ながら無効例もまだまだ多く，今後の研究，治療法の改善が望まれる．

　外科的治療としては，植え込み型補助人工心臓（VAS）や日本でも最近心臓移植が行われるようになってきている．まだまだ治療を受けるには狭き門であり，今後の治療の発展が望まれる．

おわりに

"慢性心不全のPhilosophy"とは，その治療において，心臓を頑張らせるだけではなく，心臓を休ませながら保護し，心筋肥大や線維化，心拡大などのリモデリングを予防し，慢性心不全患者のQOLや生命予後を改善することである．蛇足ではあるが，治療を追求するばかりに血圧が下がりすぎたりしてQOLがかえって低下しているような症例も経験する．病気を診るのではなく，患者をよく診ることがいつも肝要である．

文献

1）循環器病の診断と治療に関するガイドライン．慢性心不全治療ガイドライン（2010年改訂版）
http://www.j-circ.or.jp/guideline/pdf/JCS2010_matsuzaki_h.pdf（2012年10月閲覧）

プロフィール

松村　穣（Yutaka Matsumura）
さいたま赤十字病院循環器科，群馬大学医学部臓器病態内科学
大学，関連病院で研修し，遺伝子研究を経て，1998年よりさいたま赤十字病院循環器科に勤務．専門は虚血性心疾患，カテーテル治療．専門性の高い治療の維持と，病気ではなく患者を診るgeneralな診療を両立し，基礎研究などへの興味も失わないこと，これが"Philosophy"．当科での研修で多くの経験を積み，ともに研鑽しましょう

第1章　心不全のこんなこと

15. 心不全にβ遮断薬を使う理由

伊勢孝之

● Point

- β遮断薬の種類と特徴
- β遮断薬導入のタイミングとその方法
- 心不全に対するβ遮断薬の効果

はじめに

　心不全とは，「心臓が全身の臓器組織の代謝に必要な血液を駆出できなくなるか，あるいはそれを心室充満圧の上昇によってのみ代償しうる病的状態」と定義される．心不全は適切な治療がなされないと，癌に匹敵するほど予後が悪い疾患である．最近では，さまざまな心不全に対する治療が確立されてきており，薬物療法を適切に行うことにより，予後，QOLの劇的な改善が得られることも少なくない．慢性心不全患者における日本循環器学会の薬物治療のガイドライン[1]を図に示す．なかでも，β遮断薬は虚血性，非虚血性を問わず，心不全予後改善効果を指示する大規模臨床試験の結果が相次いで発表され，心不全診療には欠かせない薬物治療となった．心不全症例にβ遮断薬を使う理由として，筆者は①予後改善，②心機能改善（reverse remodeling）作用，③抗不整脈作用，④抗虚血作用，⑤降圧作用などを期待して用いている．

1. β遮断薬の種類と特徴

　β遮断薬は本邦でも数種類が使用可能であるが，それぞれβ受容体の抑制様式が異なり，臨床効果は必ずしもβ遮断薬として共通の効果（クラスエフェクト）とは言えない．プロプラノールなどβ$_1$非選択性β遮断薬を第一世代，ビソプロロール，メトプロロールなどβ$_1$選択性β遮断薬を第二世代とすると，カルベジロールは第三世代と言われており，それぞれ薬物学的特性をもつ．また，気管支喘息や慢性閉塞性肺疾患などの呼吸器疾患があっても，β$_1$選択性β遮断薬は禁忌とはならない．共通して，導入時には心不全の増悪や除脈性不整脈の発生などが出現することがあり，投与開始には少量からスタートし，徐々に増量することが必要である．以下に慢性心不全に対して本邦で保険適応のあるカルベジロール（アーチスト®）とメトプロロール（メインテート®）の特徴と使用方法を述べる．

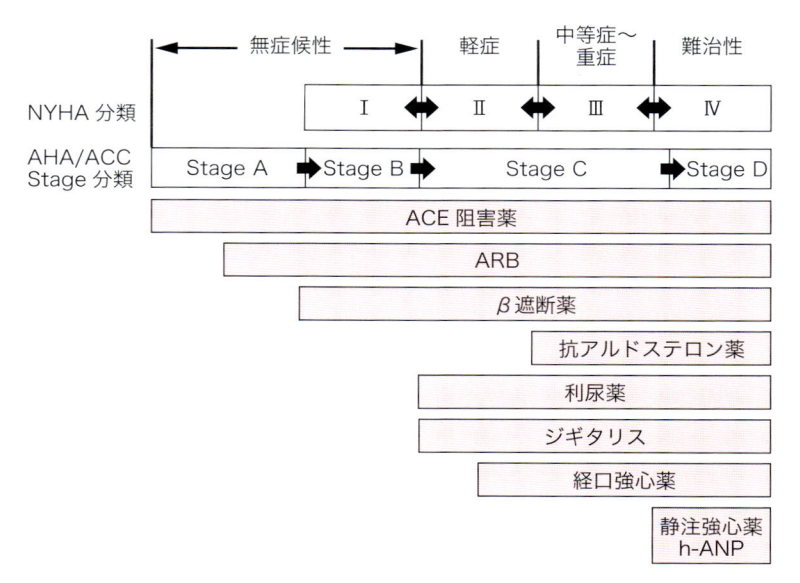

図　心不全の重症度からみた薬物治療指針
文献1より転載

1 カルベジロール（アーチスト®）

　カルベジロールはβ₁遮断作用に加え，β₂ならびにα遮断作用も有し，従来のβ遮断薬にはなかったさまざまな薬理学的特性を併せもつ．血管拡張作用や，抗肥大作用，抗酸化作用，抗エンドセリン作用，抗アポトーシス作用などを有するといわれている．慢性心不全に対する容量としては1.25 mgを1日2回の投与から開始し，約2週間ごとに倍増し10 mgを1日2回の投与を到達目標とする．重症例ではより少量の0.625 mgを1日2回から開始したり，経口強心薬投与下で導入したりすることもある．

2 ビソプロロール（メインテート®）

　内因性交感神経刺激作用（ISA）をもたず，高いβ₁選択性を有し1日1回投与で24時間安定した効果を示す．そのため，慢性閉塞性肺疾患など呼吸器疾患を合併する場合でも，呼吸器系への影響が少なく使用しやすい利点がある．また，カルベジロールよりも徐拍化作用が強い傾向があるため，頻脈性の慢性心不全には好んで使用されることが多い．筆者は，**他のβ遮断薬でも頻脈傾向であったり，頻脈性心房細動を伴う症例にはビソプロロールを優先的に使用している**．慢性心不全に対する容量としては，1日1回0.625 mgから開始し，忍容性がある場合は約2週間で1日1回1.25 mgに増量する．その後忍容性がある場合は，4週間以上の間隔で2.5 mg/日，3.75 mg/日，5 mg/日へと段階的な増量を目標とする．

2. β遮断薬導入のタイミングとその方法

　β遮断薬はその薬理作用から，明らかな体液貯留，安静時のうっ血性心不全症状では導入後早期に心不全の悪化を認めることがある[2]．したがって，NYHA Ⅲ以上は原則として，入院下で導

入を行い，また導入時は，うっ血症状の出現をきたさないような水分バランスや心予備能のもとになされなければいけない．そのため，基本的にはうっ血が解除された時期にβ遮断薬の経口薬を少量から導入し漸増すべきである．至適投与量においてはいまだに結論は出ていない部分はあるが，心拍数や血圧，BNPなどを参考にして十分量を投与すべきであろう．

3. 心不全に対するβ遮断薬の効果

β遮断薬は収縮不全を伴う慢性心不全患者において，その有用性が数多く報告されている．大規模臨床試験でも，NYHA Ⅱ～Ⅲのみならず，NYHA ⅠやⅣの症例でも予後改善効果が示されている．**表**に主要な大規模臨床試験の結果を示す．これらの予後改善の結果は，**左室駆出率改善効果，不整脈に対する効果，抗虚血作用，降圧作用**などから総合的に得られると考えられる．

表　β遮断薬の主要な大規模臨床試験

試験名	対象	割付け	主な結果
U. S. Carvedilol HF Study[3]	CHF患者1,094例，主にNYHA Ⅱ～Ⅲ	カルベジロール群 vs プラセボ群	カルベジロール群で全死亡リスクが65％低下（P＜0.001），心血管系の理由による入院リスクが27％低下（P＝0.036），入院ないし死亡の複合リスクが38％低下（P＜0.001）
MOCHA[4]	安定症候性CHF患者345例，主にNYHA Ⅱ～Ⅲ	カルベジロール3用量群（6.25，12.5，25mg BID）vs プラセボ群	カルベジロール群における死亡率（6カ月）が用量に依存して低下（＜0.001），LVEFが用量に依存して増加（P＜0.001）
ANZ HF[5]	安定CHF患者415例，NYHA Ⅰ～Ⅲ	カルベジロール群 vs プラセボ群	カルベジロール群で死亡ないし入院の複合リスクが26％低下（2P＝0.02）
CAPRICORN[6]	AMI後の左室機能不全患者1,959例	カルベジロール群 vs プラセボ群	カルベジロール群で全死亡リスクが23％低下（P＝0.031）
COPERNICUS[7]	重症CHF患者2,289例，主にNYHA Ⅳ	カルベジロール群 vs プラセボ群	カルベジロール群で死亡リスクが35％低下（P＝0.0014），入院ないし死亡の複合リスクが24％低下（P＜0.001）
COMET[8]	CHF患者3,029例，NYHA Ⅱ～Ⅲ	カルベジロール群 vs メトプロロール群	カルベジロール群で全死亡リスクが17％低下（p＝0.002）
CARMEN[9]	軽症安定CHF患者572例，NYHA Ⅰ～Ⅲ	カルベジロール＋エナラプリル併用群，カルベジロール単剤群，エナラプリル単剤群	左室収縮末期容積係数の変化量（18カ月）は，併用群でエナラプリル単剤群より有意に減少（P＝0.0015）
COLA Ⅱ[10]	70歳超のCHF患者1,030例，主にNYHA Ⅰ～Ⅲ	（観察研究）	カルベジロールの忍容率は71～74歳で84.3％，75～79歳で76.8％，80歳以上で76.8％，平均投与用量はそれぞれ33.3 mg/日，30.4 mg/日，29.3 mg/日，致死性イベント発生率は高用量投与例（平均投与用量以上）2.4％，低用量投与例（同未満）12.3％（P＜0.0001）

CHF：慢性心不全，AMI：急性心筋梗塞，LVEF：左室駆出率

1 左室収縮能の改善効果

　収縮不全を伴う慢性心不全患者において，β遮断薬導入後収縮能の改善が得られる症例は非常によく経験する．β遮断薬はアンジオテンシン変換酵素阻害薬と異なり，左室のリモデリングの進行を抑制するのみならず，リモデリングを逆行させうる点で特筆すべきである．収縮能の改善効果は，投与してみないとわからないことも多いが，非虚血性心疾患は虚血性心疾患に比較して収縮能が改善する症例が多いことが言われている．また，①明らかな高血圧の既往を有する症例，治療過程で血圧が上昇してくる症例，②運動時，血圧が高度に上昇する症例，③QRS幅が狭く，R波高が十分ある症例，④左室壁厚が均一で局在性の壁の菲薄化を認めない症例では収縮能の改善が期待できる[11]．

2 不整脈に対する効果

　β遮断薬は他の抗不整脈薬に比して，交感神経賦活化で発生する不整脈を抑制する効果が強い．心不全患者の突然死を減少させることが報告されているが，理由として心室頻拍や心室細動などの致死的不整脈を回避できた可能性が示唆されている．β遮断薬は，アミオダロンをはじめとした抗不整脈薬に抗不整脈作用はかなわないが，長期にわたる安全性が高く，有効に活用すべきである．また，心房細動を中心とした，頻脈を伴う心不全に対する心拍数調整に対しても有用である．

3 抗虚血作用

　β遮断薬は，心筋酸素消費量を軽減し，拡張期時間の延長をもたらすことによる冠血流増加により抗虚血作用を発揮する．虚血症状を軽快させるだけでなく，虚血に伴う心筋症への移行を防止するため有用である．また，冠危険因子の多くは交感神経賦活化作用があり，このことが急性冠症候群の発症に寄与している可能性が報告されている．β遮断薬はこの交感神経活性を抑制することで，急性冠症候群の予防につながることが考えられる．

4 降圧作用

　心不全では交感神経賦活化による高血圧を呈している症例も少なくない．β遮断薬は中枢性交感神経抑制作用，レニン分泌抑制作用，心筋収縮力抑制と心拍数低下による心拍出量低下などの機序で降圧作用を発揮し，他の降圧薬と比し遜色はない[12]．また，血圧上昇に伴うアフターロードミスマッチによる心不全の予防効果もあると考えられる．

おわりに

　β遮断薬は禁忌事項となるものがない限り，いかに重症の心不全であっても一度は導入を試みるべきである．β遮断薬の導入により，心機能の改善が得られることも多いが，心機能改善が得られないこともあり，その場合は他の薬物や，非薬物治療を総合的に用いることにより患者の予後，QOL改善をはかるべきである．

文献

1) 循環器病の診断と治療に関するガイドライン．慢性心不全治療ガイドライン（2010年改訂版）（http://www.j-circ.or.jp/guideline/pdf/JCS2010_matsuzaki_h.pdf）
2) Kumar, A., et al.：Carvedilol titration in patients with congestive heart failure receiving inotropic therapy. Am Heart J, 142：512-515, 2001
3) Packer, M., et al.：The effect of carvedilol on morbidity and mortality in patients with chronic heart failure. U.S. Carvedilol Heart Failure Study Group. N Engl J Med, 334：1349-1355, 1996
4) Bristow, M. R., et al.：Carvedilol produces dose-related improvements in left ventricular function and survival in subjects with chronic heart failure. MOCHA Investigators. Circulation, 94：2807-2816, 1996
5) Randomised, placebo-controlled trial of carvedilol in patients with congestive heart failure due to ischaemic heart disease. Australia/New Zealand Heart Failure Research Collaborative Group. Lancet, 349：375-380, 1997
6) Dargie, H. J.：Effect of carvedilol on outcome after myocardial infarction in patients with left-ventricular dysfunction: the CAPRICORN randomised trial. Lancet, 357：1385-1390, 2001
7) Packer, M., et al.：Effect of carvedilol on survival in severe chronic heart failure. N Engl J Med, 344：1651-1658, 2001
8) Poole-Wilson, P. A., et al.；Carvedilol Or Metoprolol European Trial Investigators.：Comparison of carvedilol and metoprolol on clinical outcomes in patients with chronic heart failure in the Carvedilol Or Metoprolol European Trial (COMET): randomised controlled trial. Lancet, 362：7-13, 2003
9) Remme, W. J., et al.：The benefits of early combination treatment of carvedilol and an ACE-inhibitor in mild heart failure and left ventricular systolic dysfunction. The carvedilol and ACE-inhibitor remodelling mild heart failure evaluation trial (CARMEN). Cardiovasc Drugs Ther, 18：57-66, 2004
10) Krum, H., et al.：Tolerability of beta-blockers in elderly patients with chronic heart failure: the COLA II study. Eur J Heart Fail, 8：302-307, 2006
11) 安村良男：Heart View Vol.14 No12（増刊号）, 76-79, 2010
12) Dahlöf, B., et al.：Prevention of cardiovascular events with an antihypertensive regimen of amlodipine adding perindopril as required versus atenolol adding bendroflumethiazide as required, in the Anglo-Scandinavian Cardiac Outcomes Trial-Blood Pressure Lowering Arm (ASCOT-BPLA)：a multicentre randomised controlled trial. Lancet, 366：895-906, 2005

プロフィール

伊勢孝之（Takayuki Ise）
徳島大学病院　循環器内科学
2011年から現職場の徳島大学病院循環器内科で心不全診療を中心に診療しております．患者様に適した心不全の薬物療法，非薬物療法を心がけています．

第1章　心不全のこんなこと

16. レニン・アンジオテンシン系の基礎はどこまで必要か

長田太助

Point

・アンジオテンシンⅡの受容体は1型（AT1）と2型（AT2）があり，主な生理作用はAT1受容体によるものである

・RA系には循環RA系と組織RA系があり，臓器障害への関与が大きいのは組織RA系であると認識されはじめている

・プロレニンは（プロ）レニン受容体に結合すると活性化されるが，組織RA系のレニン活性の主力である可能性がある

・アルドステロンによる直接的な心血管障害の機序の一部が明らかになってきたが，不明な点も多い

はじめに

　わが国における高血圧患者は約4,000万人とも言われており，高血圧症はまさに国民病と言っても過言ではない状況であるが，高齢化にともなって患者数は増加傾向にある．このため，高血圧症治療薬は医療用医薬品市場全体から見て最大規模であり，2011年の市場は9,000億円を超え1兆円に手が届かんばかりの状況である．そのなかでも最も市場規模が大きいのはアンジオテンシンⅡ受容体阻害薬（ARB）であり，利尿薬やカルシウム拮抗薬との配合薬が次々と上市されたのが，さらなる拡大の要因ともなっている．ARBが降圧薬市場での主戦場となり，各製薬会社のPR活動も盛んになっていることから，あまり薬理作用を理解していない非専門医でもアクセスしやすく感じられ，容易に処方しているのが現状である．安全性の高い薬剤であるため，大抵何も起こらずに降圧可能である．しかし腎臓・高血圧専門医の筆者からすると疑問を感じる処方例も散見される．研修医諸君が，レニン・アンジオテンシン系とその薬理学的な介入ポイントを相当忘却しているという医科大学の一教員から見た実感もあり，これらの現状を少しでも改善できないかとの思いからこの稿は書かれた．治療のエッセンスは日本高血圧学会高血圧治療ガイドラインにゆずり，診療の背景である基礎的な面から掘り起こしたRA系の姿に迫ってみたい．

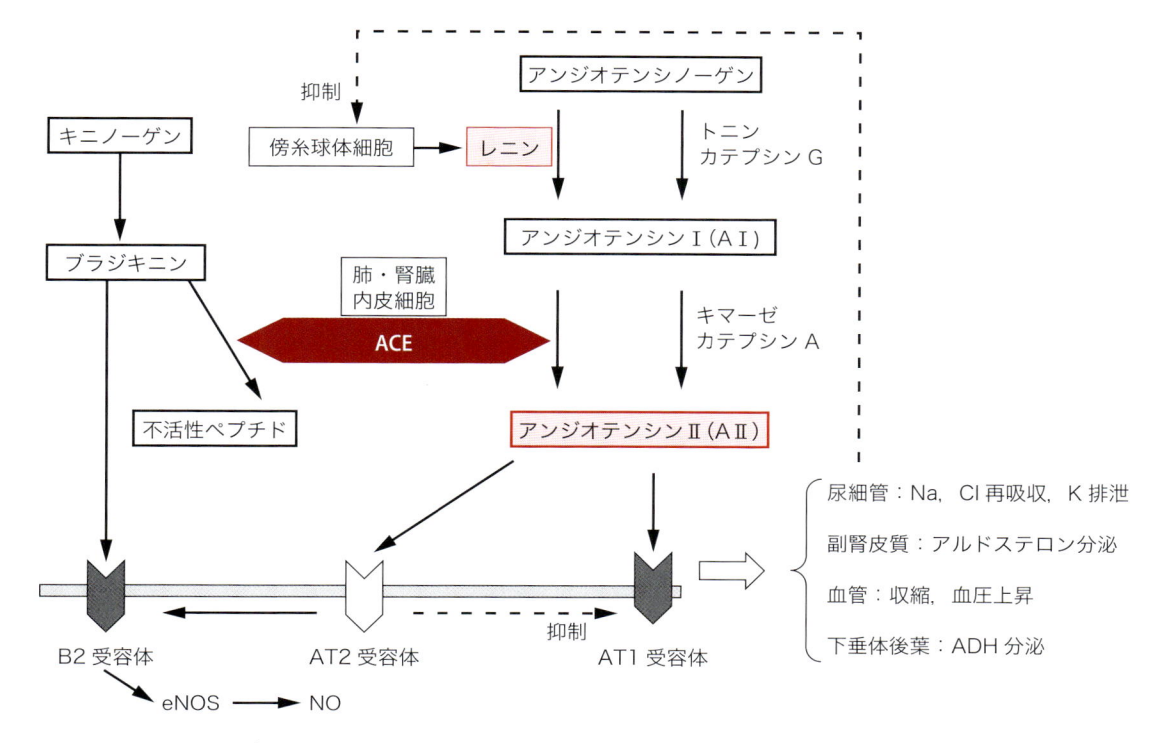

図1 レニン・アンジオテンシン系の基本
アンジオテンシノーゲンからAⅡへと至る経路と各受容体の薬理作用について理解する必要がある．本文参照
ACE：angiotensin-converting enzyme, AT：angiotensin receptor

1. レニン・アンジオテンシン系の基本

◼ 基本的な活性経路と受容体（図1）

1）アンジオテンシンtype1受容体（AT1R）

　レニン・アンジオテンシン（RA）系は血圧と体液量の調節系であるのは言うまでもない．レニンは腎臓の傍糸球体装置から分泌される．おもに肝臓でつくられたアンジオテンシノーゲンがレニンで加水分解され，アンジオテンシンⅠ（AⅠ）になる．AⅠはさらに主に肺や腎臓の血管内皮細胞表面に分布しているアンジオテンシン変換酵素（ACE）によってアンジオテンシンⅡ（AⅡ）となる．それと同時に，ACEはブラジキニンの分解酵素でもあることが知られている．AⅡはアンジオテンシンtype1受容体（AT1R）に結合する．AT1Rは7回膜貫通型のG蛋白共役型受容体でさまざまなシグナルを細胞内に伝える．血管壁では血管中膜平滑筋の収縮，副腎皮質ではアルドステロンの分泌，下垂体後葉からのADHの分泌，腎尿細管ではNa，Cl再吸収，K排泄を促進する．

　キマーゼなどACE非依存的にAⅠからAⅡに変換する酵素も存在する．概要は図1に示したが，心臓にはキマーゼの発現が多く，ACE非依存性にAⅡが産生される．

2）アンジオテンシンtype2受容体（AT2R）

　またAT1R以外にtypeⅡレセプター（AT2R）もあって，これはAT1Rに拮抗する働きをするとの報告が多く，どちらかといえば善玉受容体説が今のところ有力である．これもAT1Rと同様7回膜貫通型の受容体である．作用機序のすべてがわかっているわけではないが，細胞内ではさ

まざまなホスファターゼの活性を上げてAT1Rによる増殖・肥大シグナル系を抑制する．またブラジキニンを増やし，それを介してNOを上げる作用がある．

2 細胞内シグナル伝達経路

ARBの心血管系リモデリング抑制作用は主としてAT1Rを介した増殖肥大作用の抑制の効果であると考えられている．そのシグナル伝達経路としては，上流のチロシンキナーゼ（EGF受容体など）および下流のいくつかのセリンスレオニンキナーゼが主役である．AT1R刺激からEGF受容体などのチロシンキナーゼ活性化までには，ホスホリパーゼC活性化，細胞内Ca濃度上昇，プロテインキナーゼC（PKC）活性化，NADH/NADPHオキシダーゼ依存性の活性酸素種（ROS）産生，などがその間のセカンドメッセンジャーとして重要である[1]．結局それが古典的な増殖・肥大シグナルであるMEK-ERK，PI3K-Aktシグナルに繋がる．また，動脈硬化巣やPCI，ステント留置の際の血管平滑筋増殖には，エンドセリンやPDGFなどその他の増殖因子もかかわっており，ARBだけで血管平滑筋の増殖を完全に抑えることができない理由もここにある．

3 アンジオテンシノーゲンとメタボリック症候群

脂肪細胞からもアンジオテンシノーゲンがつくられることが示されており，これがメタボリック症候群で血圧が上昇する機序の1つである可能性がある．

2. 循環RA系と組織RA系

1 循環RA系と組織RA系の概念

1）循環RA系

RA系として知られているのは，主としてパラクライン的に働くホルモンとしての循環RA系であるが，最近になり心臓・血管・腎・副腎や中枢神経系などの局所にも循環RA系とは独立したRA系が存在することが確認され，これらの局所（組織）RA系の重要性が認識されている．現代日本人のように食塩摂取が多いと，レニン活性は抑制されるが，1日1gも食塩を摂取しない南米原住民のヤノマモインディアンのレニン活性はわれわれの数十倍と言われており，それでナトリウムバランスが保たれて血圧は正常なのである．

2）組織RA系

しかしそれは循環レニンの話であって，組織レニンは逆に塩分負荷で亢進し，制限すると抑制されるといい，循環レニンとは挙動が全く異なるらしい．組織RA系の意義が分子レベルで研究されており，心臓や血管におけるAIIの役割の詳細も解明されてきた．1980年代後半に，Dzau，BraunwaldらはCardiovascular Continuum（心血管系イベントの連続性）という概念を提唱した[2]．高血圧や糖尿病などの生活習慣病から動脈硬化が進行し，心肥大や血管障害などを経て心筋梗塞を発症し，心筋リモデリングが起きて心不全／死亡に至るという一連の心血管イベントの連鎖が存在するというセオリーである．そのすべての過程において，組織RA系が深く関与しているとの考えであり，その後の心血管系の研究の方向性を規定した重要な概念である（図2）．

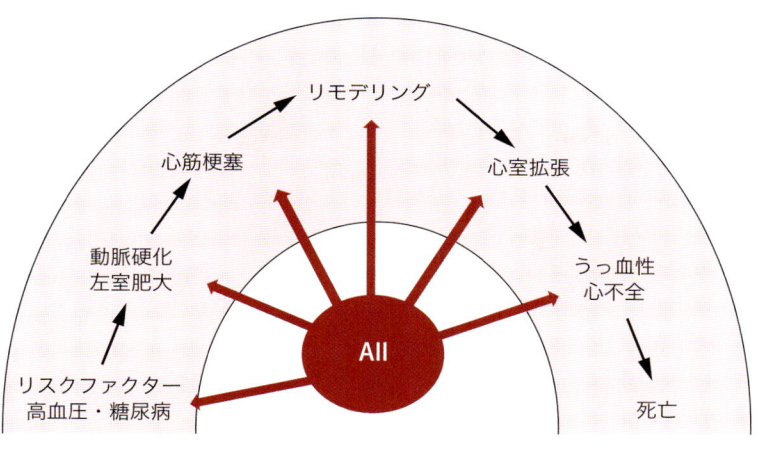

図2　心血管系イベントの連続性
AⅡを軸として高血圧，糖尿病といったリスクファクターからうっ血性心不全・死亡へ至る一連の経路は，Cardiovascular Continuum（心血管系イベントの連続性）という概念で理解されている．
文献2を参考に作成

3. RA系の新展開

① プロレニン–（プロ）レニン受容体（図3）

1）プロレニン（図3 A）

　プロレニンはN末端に43アミノ酸からなるプロセグメントを有するレニンの前駆体である．プロセグメントが活性中心を蓋のように覆っているためプロレニンは非活性前駆体である[3]．レニンは腎傍糸球体細胞から（プロセシングを受けてから）分泌されるが，プロレニンは腎臓以外にも副腎，網膜，胎盤，子宮，睾丸などでも産生されることがわかっている．プロレニンの血中濃度はレニンの約10倍高い．

2）（プロ）レニン受容体（図3 B）

　プロレニンは血中ではほとんどレニンに変換されることはないが，2002年に発見された（プロ）レニン受容体［(pro) renin receptor：(P)RR］によりレニン活性が上がることがわかった[4]．Human(P)RRは350個のアミノ酸からなる分子量約39 kDaの膜蛋白質である．プロセグメントのハンドル領域で(P)RRがプロレニンと結合し，（蓋を切断するのではなく）蓋の部分がはずれてプロレニンの活性中心があらわとなり，基質のアンジオテンシノーゲンが接近できるようになるためレニン活性が上昇すると考えられている．

3）組織RA系とのかかわり

　プロレニンは血中に高濃度で存在するゆえに，(P)RRによるプロレニンのレニン活性化は，組織（局所）RA系のレニン活性の多くを占めると考えられる．また(P)RRとプロレニンの結合は，増殖・炎症シグナルなど細胞内情報伝達をも誘導するようである[5]．これはRA系には非依存性であり，RA系阻害薬では切れない反応である．(P)RRは受容体の他に，細胞内小器官で切断を受けて細胞外に分泌されるとも言われており，今後この分野はRA系の新たなフロンティアとして開拓されていくことが予想される．

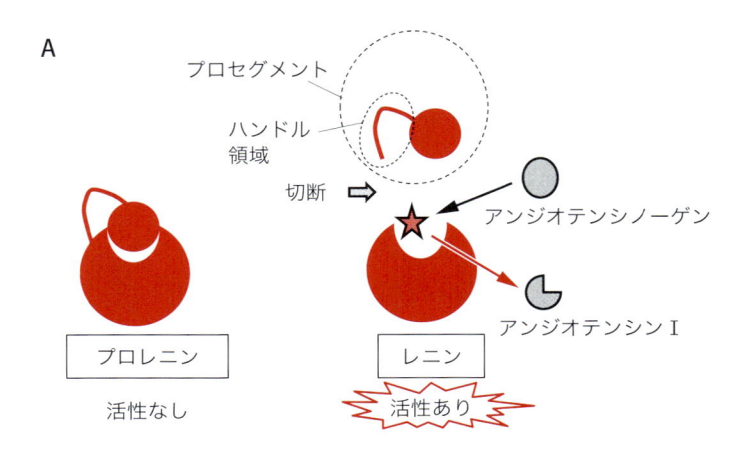

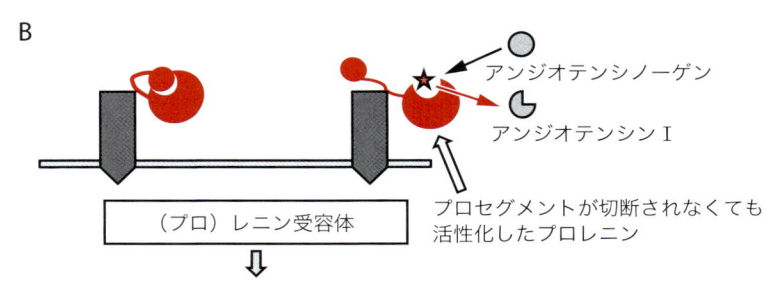

図3　プロレニン-（プロ）レニン受容体
プロレニンはそのハンドル領域で（プロ）レニン受容体に結合すると立体構造が変わり，活性中心が露出してレニン活性を持つようになる

2 ACE2とアンジオテンシン-(1-7)

　最近，もう1つのACE，つまりACE2も注目されている．ACE2は心不全患者の心筋からクローニングされた酵素であるが，主としてAⅡのC末端からフェニルアラニンを加水分解により切り離し，アンジオテンシン-(1-7)［Ang-(1-7)］にするのが主な作用である（図4）．これはAⅡと拮抗するように働く．臨床的には，血管拡張，利尿，細胞増殖抑制，心筋保護作用，などの作用があると報告されている[6]．

　一方，受容体についても，プロトオンコジーンの1つであるMas受容体遺伝子がAng-(1-7)結合部位をコードしていることがわかり，G蛋白共役型受容体であるMas受容体がその本体であることがわかった．

3 最終メディエーター：アルドステロン

1）教科書的な作用

　アルドステロンはミネラロコルチコイド受容体（MR）に結合し，腎臓尿細管上皮や腸管粘膜上皮のナトリウム再吸収を介して，循環血漿量の増加による血圧上昇をきたす．

2）アルドステロンの直接的臓器障害作用

　しかし最近アルドステロンの上皮組織への作用を介さない心血管系への直接障害作用が明らか

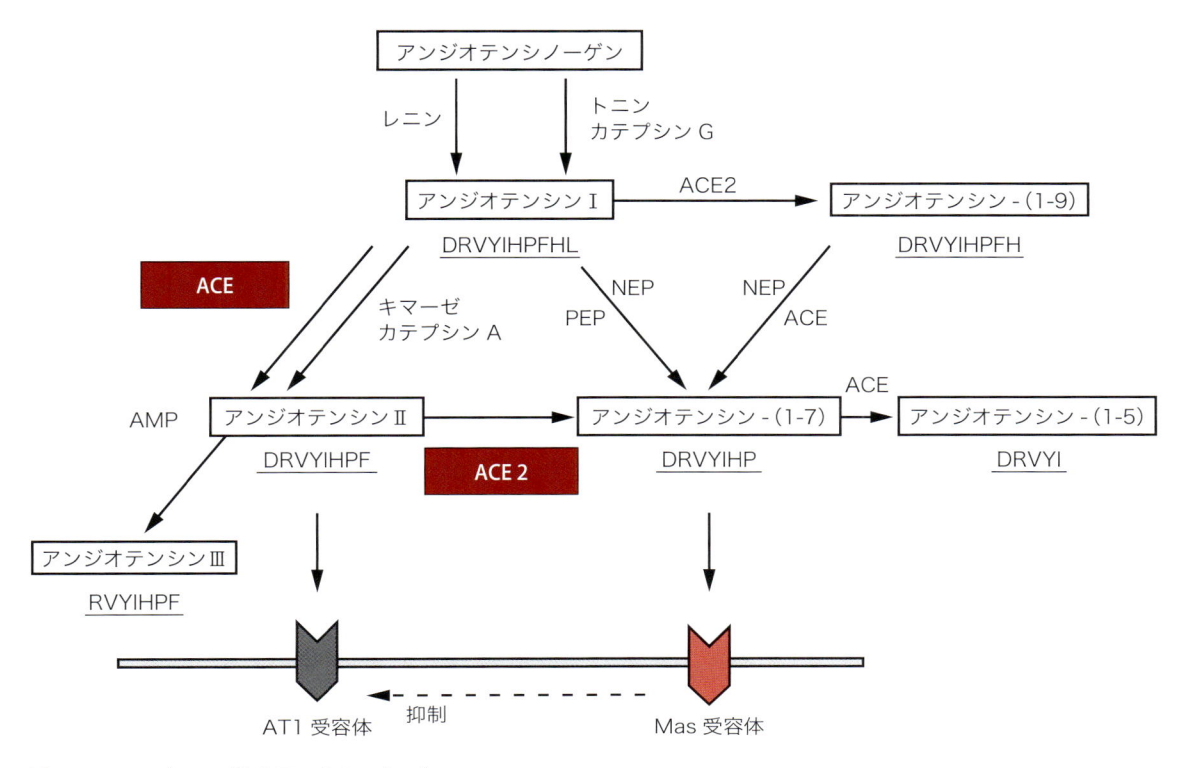

図4 ACE2とアンジオテンシン-(1-7)
アンジオテンシンⅡはACE2で加水分解されてアンジオテンシン-(1-7)になる．Mas受容体にリガンドとして結合し，AT1受容体の作用と拮抗する．本文参照
ACE：angiotensin-converting enzyme, AMP：aminopeptidase, AT：angiotensin receptor, Mas：angiotensin-(1-7) receptor, Nep：neutral endopeptidase, PCP：prolyl carboxypeptidase, PEP：prolyl endopeptidase　下線部はアミノ酸配列

になってきた[7]．血漿アルドステロン濃度が必ずしも高値ではない病態においても，心臓ではアルドステロンが障害性に作用することは，大規模臨床試験 Randomized Aldactone Evaluation Study（RALES）やEplerenone Post-AMI Heart Failure Efficacy and Survival Study（EPHESUS）において，スタンダードなACE阻害薬やβ遮断薬による治療との併用で非降圧量のMR阻害薬併用が心不全患者の生命予後を著明に改善したことからも支持される．アルドステロン合成酵素は少ないながら血管や心臓局所に存在するらしい．一方，心血管系にはMRと，腎臓や結腸に比べると少量だがアルドステロンのMRへの結合の特異性を確保する11β-hydroxysteroid dehydrogenase type2（11β-HSD2）が発現している．

3）MR活性化の新展開
最近，食塩や高血糖によりRhoファミリーのRac1が活性化することが明らかにされ，アルドステロンが必ずしも高くなくてもMRが活性化しうることが示された[8]．アルドステロンの血中濃度とは関係なくMR拮抗薬が臓器保護作用を示す理由なのかもしれない．

4. 薬物治療の背景

1 直接的レニン阻害薬

　直接的レニン阻害薬（DRI）はレニン活性を抑制する．RA系の律速段階はレニンがアンジオテンシノーゲンをAIに変換するステップであるので，DRIは効率的にAII産生を抑制すると予想される．

2 アンジオテンシン受容体拮抗薬（ARB）

　ARBはAT1Rを直接阻害することによってその作用を抑える．つまりARBは受容体拮抗薬であり，RA系本流のカスケードを抑えるのが主な作用である．またもう1つの特徴はAT2Rの刺激作用である．AT1Rに結合できずに余ったAIIがAT2Rに結合して刺激すると考えられている．ARBの間接的なAT2R刺激がAT1Rの作用に拮抗する機序の一部にブラジキニン-B2受容体が関与しているらしい．

3 アンジオテンシン変換酵素阻害薬（ACEI）

　一方，ACEIはACEを阻害することによりAIIの合成を抑制し，AIIの産生減少を介してRA系を抑制する．またACEIは，ACEのキニナーゼとしての働きも抑制するので，相対的にブラジキニンの濃度を増加させる．ブラジキニンはB2受容体を介してNO産生増加をもたらし（図1），またさまざまな心血管系への作用をもつと言われている．

　このようにACEIはさまざまな分解酵素の活性を阻害して（一部matrix metalloproteinaseの活性阻害作用も報告されている）[9]，その作用の集大成としてメリットをもたらす多機能な酵素阻害薬であると言えよう．実際ACEIに忍容性がない患者の多くは咳の副作用によることが多いが，それは主としてACEIによるブラジキニンの増加によるものである．ARBでは咳の副作用は少ないことが知られており，ARBによるブラジキニン増加作用はそれほど強くないと思われる．

4 ACEI，ARBとAng-(1-7)

　ACEI，ARB投与によるAng-(1-7)の影響はどうであろうか．血漿中の濃度の増減とは一致しないものの，ACEIまたはARBを投与したときの心臓局所でのAng-(1-7)の動態を今までの報告から拾ってみると，ACEIはACE阻害を介してAIIの産生を抑制，Ang-(1-5)への分解を抑制するので，あまりAng-(1-7)は変わらないらしい[10]．一方ARBでAIIの濃度を上げるとともにACE2の活性化作用があるらしく，Ang-(1-7)の濃度は上昇する[11]．また本態性高血圧患者では尿中Ang-(1-7)の排泄量は正常血圧者よりも有意に少なく[10]，尿中の排泄量と収縮期血圧は負に相関し，ACEIを投与すると心臓局所と違って血漿Ang-(1-7)濃度が増加するらしい．しかし実際の臨床でこれがどれくらい臓器保護的に効いているのかは別問題であり，今後の検討が必要である．

5 ACEI，ARBとアルドステロン

　次に，ACEIやARBを投与時のアルドステロンの動態についてであるが，最初に低下した血漿アルドステロン濃度が長期投与中に再び上昇してくることがある．これは**アルドステロン・ブレイクスルー現象**と呼ばれる．両剤とも，フィードバック機構を作動し，血漿レニン活性が上昇する．そのためRA系の抑制は相殺され，その結果最終的なRA系の抑制は不十分となり，そのよ

うな現象が起きると推測されている．一時はAT2Rを介した作用ではないかと報告されたが，その後傍証が得られておらず正確な機序はいまだ明らかではない．ACE阻害アルドステロン・ブレイクスルーが生じた患者では，蛋白尿減少効果や心肥大抑制効果が減弱するらしい．しかしMR拮抗薬の追加投与により改善が認められることからも[12]，代償的なPRA上昇はACEI, ARBのウィークポイントと考えられる．DRIがそれを解決できるかどうかは今のところ不明である．

おわりに

RA系の基礎的な面から組織RA系と心血管障害の関連，そしてその新展開について見てきた．紙面の構成上RA系と腎保護の基礎・臨床について触れられなかった．その点についてはご容赦願いたい．

文献

1) 長田太助, 平田恭信：IV-3 高血圧と動脈硬化．「新 臨床医のための分子医学シリーズ　動脈硬化の最前線—発症のメカニズムと臨床—」, 166-181, 羊土社, 1999
2) Dzau, V. & Braunwald, E.：Resolved and unresolved issues in the prevention and treatment of coronary artery disease：a workshop consensus statement. Am Heart J, 121：1244-1263, 1991
3) Wood, J. M., et al.：Inhibitors of renin as potential therapeutic agents. J Enzyme Inhib, 1：169-185, 1987
4) Nguyen, G., et al.：Pivotal role of the renin/prorenin receptor in angiotensin II production and cellular responses to renin. J Clin Invest, 109：1417-1427, 2002
5) Ichihara, A., et al.：Inhibition of diabetic nephropathy by a decoy peptide corresponding to the "handle" region for nonproteolytic activation of prorenin. J Clin Invest, 114：1128-1135, 2004
6) Santos, R. A., et al.：Recent advances in the angiotensin-converting enzyme 2-angiotensin (1-7) -Mas axis. Exp Physiol, 93：519-527, 2008
7) 長田太助, 平田恭信：アルドステロンによる心血管系の障害作用．内科, 98：444-449, 2006
8) Shibata, S., et al.：Modification of mineralocorticoid receptor function by Rac1 GTPase：implication in proteinuric kidney disease. Nat Med, 14：1370-1376, 2008
9) Dixon, I. M., et al.：Effect of ramipril and losartan on collagen expression in right and left heart after myocardial infarction. Mol Cell Biochem, 165：31-45, 1996
10) Ferrario, C. M., et al.：Effect of angiotensin-converting enzyme inhibition and angiotensin II receptor blockers on cardiac angiotensin-converting enzyme 2. Circulation, 111：2605-2610, 2005
11) Ferrario, C. M.：Myocardial infarction increases ACE2 expression in rat and humans. Eur Heart J, 26：1141; author reply 1141-1143, 2005
12) Sato, A., et al.：Antiproteinuric effects of mineralocorticoid receptor blockade in patients with chronic renal disease. Am J Hypertens, 18：44-49, 2005

プロフィール

長田太助（Daisuke Nagata）
獨協医科大学　循環器内科　医学博士（東京大学）
総合内科専門医, 腎臓専門医, 内分泌代謝専門医, 高血圧専門医
「学生を寝させない面白い授業！」をモットーとしているが，高度な内容をつめ込もうとして，かえって墓穴を掘ってしまうのが悩みの種．趣味：子育て，文献収集，講演会講師，（最近やる暇のない）テニス，学生との飲み会．

第1章 心不全のこんなこと

17. 心不全はなぜ突然死するのか

今井　靖

● Point ●

- 心不全患者の死因として心臓突然死が意外に多い
- ホルター心電図など心不全患者における不整脈の評価が重要
- VT/VFの既応例はもちろん，ハイリスク症例には植込み型除細動器を考慮

はじめに

　心不全の患者の予後は治療方法の進歩した現在においても必ずしも良好とはいえない．

　例えば，心不全の予後に関するわが国のデータとして，東北地方で行われたCHART研究[1]においては，NYHA Ⅲ～Ⅳ，駆出率（EF）35％以下の症例に限定してみた場合，欧米で実施された心不全に関する薬物療法の介入試験での心不全患者とほぼ同程度の予後であることがわかる（図1）．

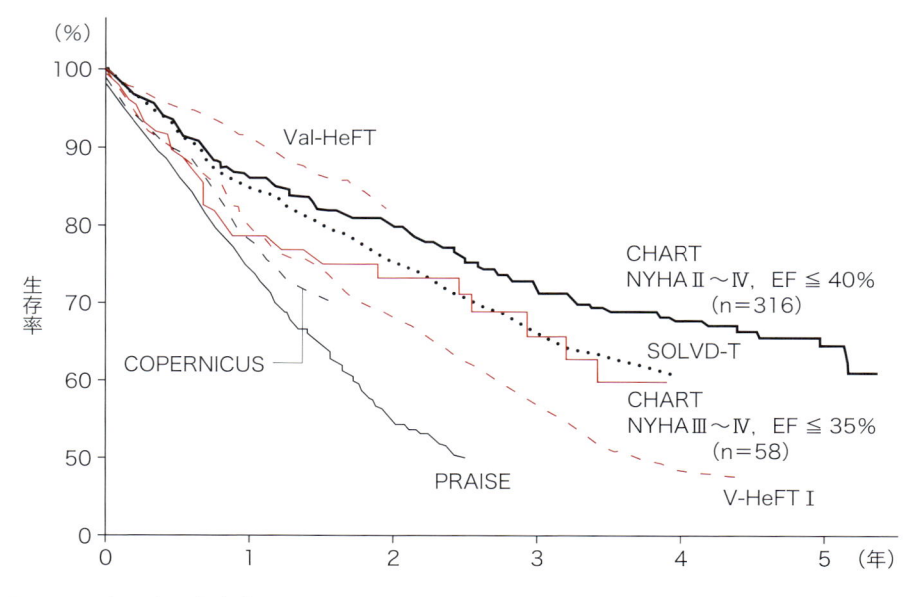

図1　日本人心不全患者の予後　CHART研究
文献2より

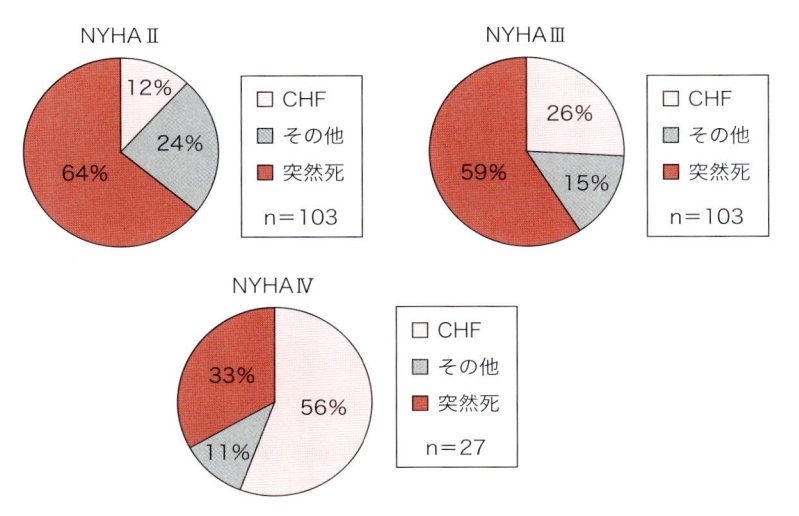

図2 心不全患者における死因
心臓突然死の頻度が意外に高いことがわかる

　心不全患者は心不全自体で死亡すると考えがちであるが，その多くは致死性不整脈により突然死している．海外で実施されたMERIT-HF試験[3)]におけるNYHA Ⅱ～Ⅳにおける心不全患者の死因については，特にNYHA Ⅱ，Ⅲの中等症で突然死が過半数を占めており（図2），心不全患者における突然死の予知・予防が非常に重要である．

　またこの突然死の原因の多くは心室頻拍（VT），心室細動（VF）などの致死性心室性不整脈によるものであり，VT/VFの既往がある症例はもちろんのこと，そのリスクが非常に高い症例については予防的に，植込み型除細動器（implantable cardioverter-defibrillator：ICD）を植え込む．ICDは高い精度でVT/VFを判断し抗頻拍ペーシングや除細動により治療する器具であり，突然死回避にきわめて有用である．この稿ではなぜ心不全において突然死が生じやすいのか考えてみたい．

1. 不全心における解剖学的・構造的変化が不整脈を生じやすくする

　心機能低下が進行するにつれ心筋肥大，心筋内の線維化が進行する．また心筋梗塞のように一定の血流支配域が瘢痕化したり，また傷害部位に伝導遅延が生じるようになる．そのような解剖学的変化は不整脈発生母地（substrate，基質）となる．図3は心筋梗塞巣のイメージ図であるが，灰色のところが瘢痕組織でその中に残存する心筋があるが伝導遅延が存在するとした場合，伝導遅延を伴う通り道（isthmus, central pathway）を伝播しているうちに，瘢痕組織（scar）の外側の正常心筋は不応期を抜けて興奮可能な状態となっている．そこへ電気的興奮が伝わって瘢痕組織の周囲を旋回して再度，伝導遅延を伴う通り道に入り込むという具合でグルグルと興奮が旋回することとなり，リエントリー性不整脈が成立することとなる．

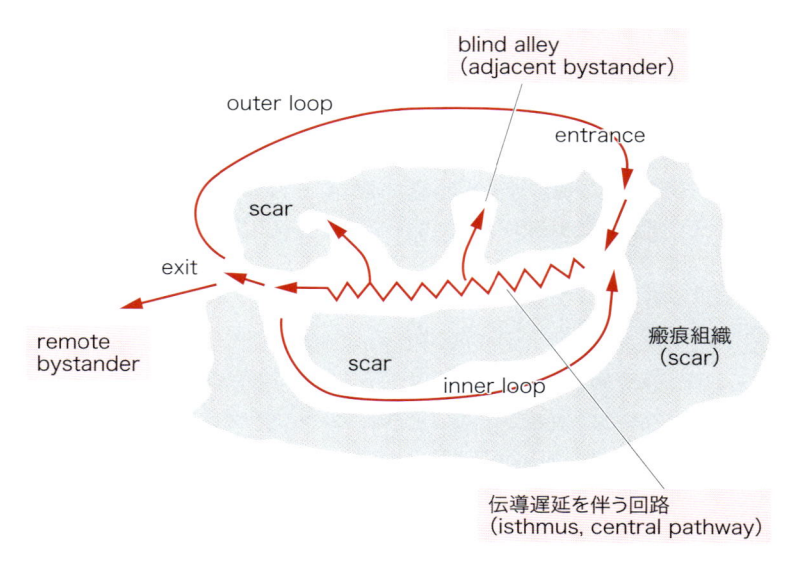

図3　心筋梗塞巣における心室頻拍の発生メカニズム

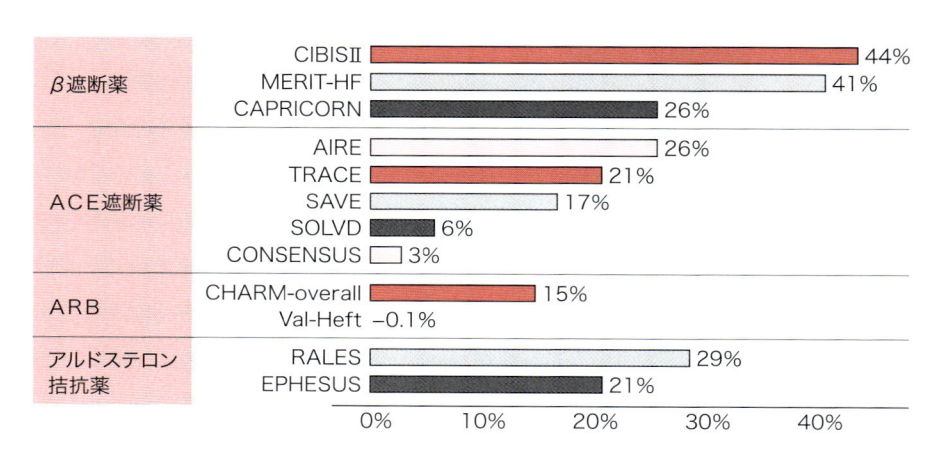

図4　慢性心不全/大規模臨床試験における突然死抑制効果

2. 神経・体液性因子も突然死に関与

　心不全をきたした心臓においては，心臓組織内のレニン―アンジオテンシン―アルドステロン系が活性化しており，その活性化は心筋の線維化を進めるとともに不整脈自体の誘発性を高める．同様に交感神経の活性化・亢進は心室における活動電位の再分極の過程を不安定・不均一にして不整脈の誘発性を高めるといわれている．したがって，レニン―アンジオテンシン―アルドステロン系を抑制するACE阻害薬[4]・アンジオテンシン受容体拮抗薬，スピロノラクトンまたはエプレレノン，交感神経活性化を抑制するβ遮断薬の投与[2]は，心不全の進行を予防するとともに，心不全に関連する突然死も抑制する方向へ作用する．

　主な臨床試験における突然死抑制効果を図4に示す．

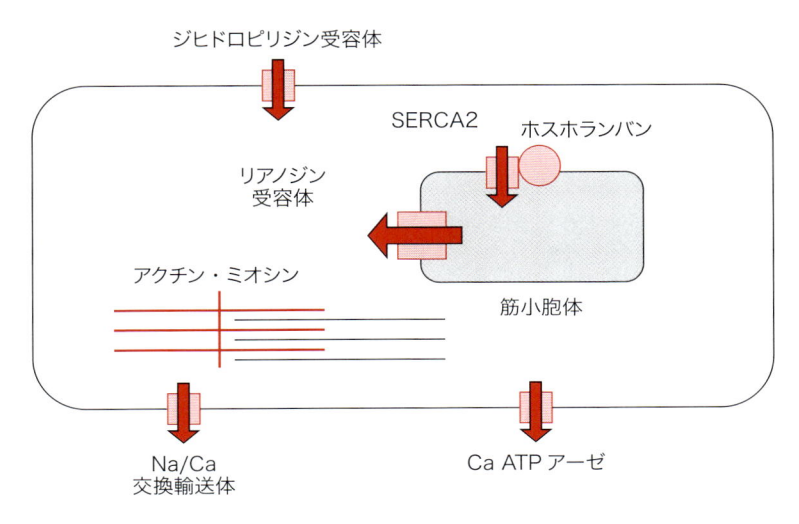

図5　心筋細胞におけるカルシウムイオンの流れ

3. カルシウム過負荷による不整脈誘発性の増強

　心筋収縮においては細胞膜での活動電位が発生すると，電位依存性カルシウムチャネルを介して細胞外から細胞内にカルシウムイオンが流入する．そしてこのカルシウムイオンが細胞内カルシウムイオン貯蔵庫である筋小胞体のカルシウム放出チャネルであるリアノジン受容体（ryanodine receptor：RyR）に作用し，筋小胞体内の大量のカルシウムイオンを細胞質に放出する．心不全においては，筋小胞体にあるSERCA2という小胞体へカルシウムイオンを回収する仕組みの機能低下や，リアノジン受容体からのカルシウムイオンの細胞質へのリークが増加し，細胞質内のカルシウムイオン濃度が増加することで不整脈の誘発性が高まると考えられている[5]．

4. 心不全治療に用いる薬剤に関連した不整脈の原因

　また心不全においては利尿薬投与が頻繁に行われるが，そのために低カリウム血症，低マグネシウム血症を生じ，それらも不整脈を増加させる誘因となる．また重症心不全においては血行動態の維持のためにカテコラミン・PDE-III阻害薬などの強心薬をやむをえず使用するが，一方で不整脈を増加させてしまう．

　不整脈に対してさまざまな抗不整脈薬が使用されるが，例えばカリウムチャネルに作用するIa群やIII群薬投与の際には，QT延長によりTorsades de pointesが生じやすくなる．

5. 心臓突然死を生じやすいリスク因子は

　さまざまなリスク因子があげられるが，最も大切なものとして心機能低下があり，心機能が低いほど突然死・致死的不整脈は生じやすくなる．また心室期外収縮の数が多いほど，突然死のリ

スクが上昇するが，抗不整脈薬投与で心室期外収縮を減らす試みを行っても予後が改善するわけではなく，かえって悪化させてしまう．心室期外収縮が3連発以上持続すれば非持続性心室頻拍といわれるが，この存在も特に心機能低下例において突然死のリスク因子として知られている．心機能低下例においては，本人の愁訴がなくても不整脈評価として，ホルター心電図を積極的に行うとともに，平均加算心電図，T波交互脈（T wave alternans：TWA）などの非侵襲的検査によるハイリスク症例の選別が大切である．

最後に

心不全患者においては突然死のリスクを念頭におきながら臨床的評価を行うことが大切であり，ハイリスク症例には植込み型除細動器の適否について積極的に検討する．

文献

1) Shiba, N., et al.：Analysis of chronic heart failure registry in the Tohoku district: third year follow-up. Circ J, 68：427-434, 2004
2) 白土邦男 ほか：日本におけるコホート研究の動向 b CHART研究．日本臨牀, 65 (suppl 4)：74-78, 2007
3) MERIT-HF study group.：Effect of metoprolol CR/XL in chronic heart failure: Metoprolol CR/XL Randomised Intervention Trial in Congestive Heart Failure (MERIT-HF). Lancet, 353：2001-2007, 1999
4) Garg, R., et al.：Overview of randomized trials of angiotensin-converting enzyme inhibitors on mortality and morbidity in patients with heart failure. Collaborative Group on ACE Inhibitor Trials. JAMA, 273：1450-1456, 1995
5) Houser, S. R., et al.：Abnormalities of calcium cycling in the hypertrophied and failing heart. J Mol Cell Cardiol, 32：1595-1607, 2000

プロフィール

今井　靖（Yasushi Imai）
東京大学医学部附属病院循環器内科
心不全は診る機会の多い疾患です．心不全のコントロールに加えて不整脈の管理，長期予後の改善を常に念頭におきながら診ていただきたいと思います．

第2章　虚血のこのごろ

1. 急性冠症候群にバイアスピリン®とプラビックス®を投与するのはなぜか

杉下靖之

● Point ●

- 急性冠症候群は冠動脈のプラーク破綻をきっかけとして発症する
- 抗血小板薬は血小板凝集を抑制することにより血栓閉塞に至るカスケードを低減させる
- バイアスピリン®は冠動脈疾患に対する抗血小板薬として最も重要視されている
- プラビックス®はステント留置に伴う抗血小板薬2種投与（dual antiplatelet therapy：DAPT）において特に注目されている

はじめに

　急性冠症候群は，時期を逃さずに適切な対処をしないと生命の危機にかかわる重篤な疾患である．逆に，診断から治療までよどみなく適切に対処すれば救命できる疾患でもある．したがって，急性冠症候群に対する知識を有しておくことは，循環器の臨床にかかわるうえで非常に重要である．以下，急性冠症候群におけるバイアスピリン®，プラビックス®の役割に話題を絞り，解説する．

1. まず基本

1 急性冠症候群の病態生理

　急性冠症候群は不安定狭心症と急性心筋梗塞の2種類の疾患を統合する概念として登場したが，そのいずれも動脈硬化のプラーク破綻が発症のきっかけとなっている．

　動脈硬化が単にその程度が進展するのみであれば，徐々に内腔が狭小化して血流の供給量が低下するという病態が生じるのみである（このようにして発症するのが労作性狭心症である）．しかし生じたプラークが不安定化してプラーク破綻に至り，血管内皮の傷害が生じると，そこを起点に血小板凝集から凝固系活性化，血栓形成にまで至る（図1）．生じた血栓により冠動脈が突然閉塞すれば，血流の供給が途絶えてやがて心筋は壊死に至る．これが**急性心筋梗塞**である．それに対して，血栓の生成と退縮をくり返せばそのたびに冠血流の減少と回復が生じ，心筋虚血が断続的に出現，それに伴い胸痛発作の出現と緩解をくり返す．これが**不安定狭心症**である．

　以上のように，急性冠症候群に含まれる不安定狭心症と急性心筋梗塞のいずれも，本質的病態は**冠動脈硬化のプラーク破綻**と考えられる．

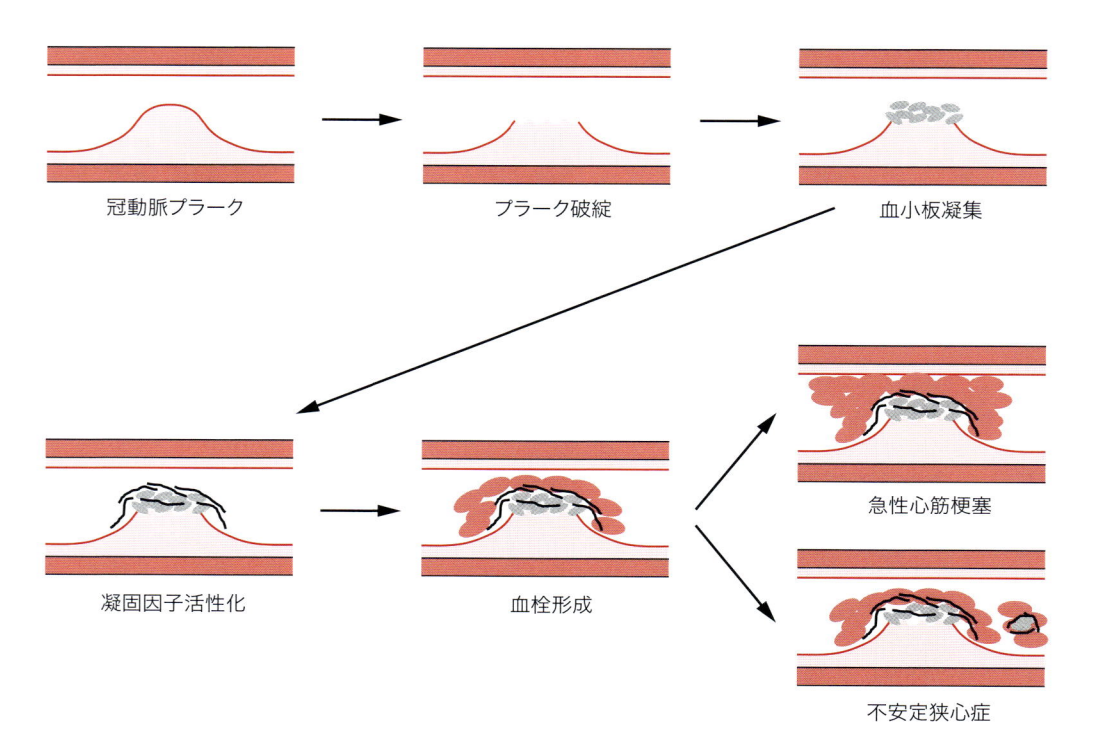

図1　冠動脈プラークから急性冠症候群発症までの経過
不安定プラークが破綻をきたし，そこに血小板が凝集する．さらに凝固系のカスケードが活性化して血栓形成にまで至る．血栓により血管が完全に閉塞すれば血流が遮断されるために心筋が壊死してしまい，心筋梗塞となる．完全閉塞とはならなくても断続的に閉塞と再開通をくり返せば胸痛も断続的に出現し，不安定狭心症となる

2 抗血小板薬の多様性

　プラーク破綻を端緒とした血小板の凝集から血栓形成にまで至るのが急性冠症候群発症の病態であるとすれば，その**カスケードの初期段階を抑制するのが最も効率的な治療となる**．抗血小板薬は数多く知られており，その作用機序もさまざまである（図2）．その結果，実際の臨床においても各種抗血小板薬ごとに使用される疾患や病態に多少相違がある．現在，特に冠動脈疾患に対して中心的役割を果たしている抗血小板薬は，以下に示すバイアスピリン®とプラビックス®である[1]．

2. 常識的に：アスピリンの投与

1 抗血小板薬としてのアスピリン

　アスピリンは当初は抗炎症作用を有する薬物として使用されていたが，併せて抗血小板作用も有していることが早い時期から認識されていた．それに伴い急性冠症候群におけるアスピリンの有用性もこれまでに数多く示されてきた[2〜4]．日本循環器学会の提唱するガイドラインにおいても，急性冠症候群に対するアスピリンの使用はclass I として示されている[1]．

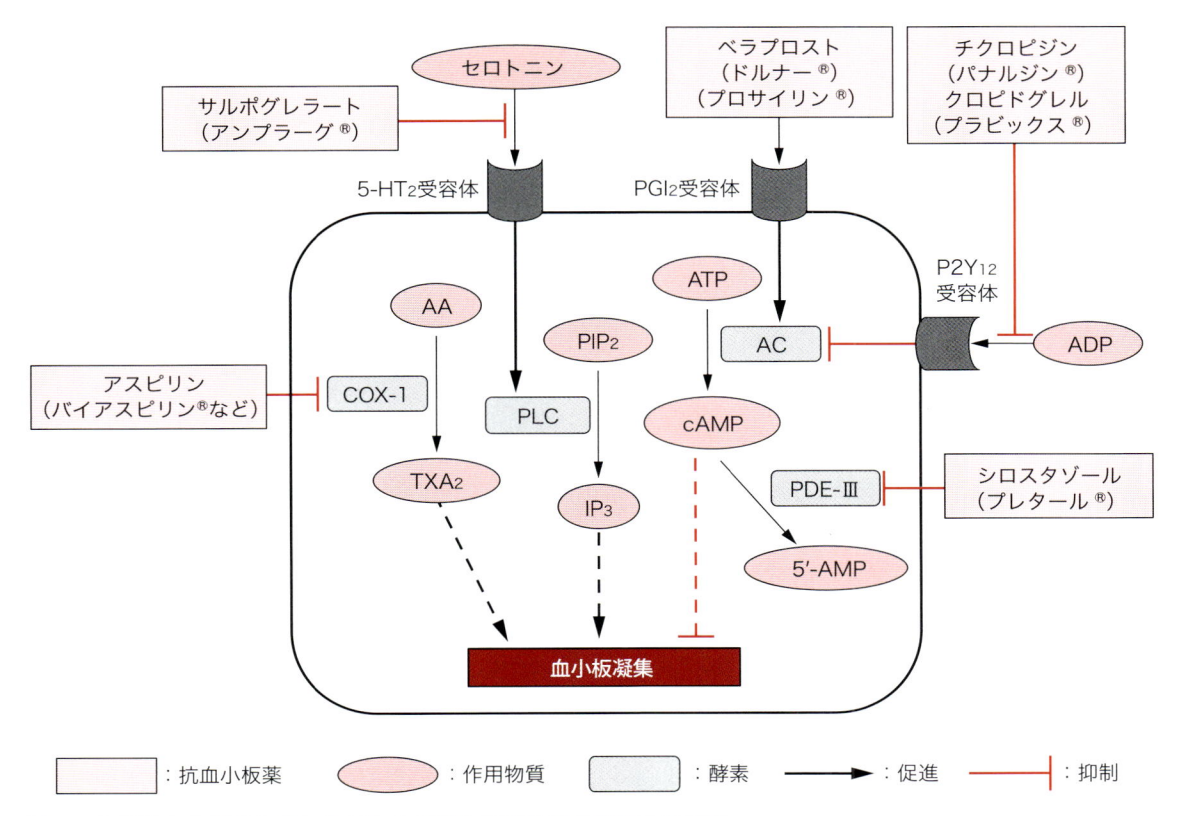

図2　各種抗血小板薬とそれらが血小板凝集抑制効果を発揮する機序
抗血小板薬とひとまとめにされるが，その作用機序が異なるために実臨床における使用方法も微妙に異なる．AA：arachidonic acid, TXA$_2$：thromboxan A$_2$, PIP$_2$：phosphatidylinositol 4,5-bisphosphate, IP$_3$：inositol triphosphate, ATP：adenosine triphosphate, cAMP：cyclic adenosine monophosphate, 5'-AMP：adenosine 5'-monophosphate, ADP：adenosine diphosphate, COX-1：cyclooxygenase-1, PLC：phospholipase C, AC：adenylate cyclase, PDE Ⅲ：phosphodiesterase-Ⅲ．（文献5を参考に作成）

2 実際の投与方法

　状態の落ち着いた定期服用の場合は，バイアスピリン®100 mg錠1回1錠1日1回として投与される．しかし急性冠症候群の場合は可及的すみやかにアスピリンの抗血小板作用の効果を発揮させることが求められる．バイアスピリン®は腸溶錠としての機能を有しているためコーティングがなされているが，逆に吸収されるまでに時間がかかる．そのため，**急性冠症候群の場合はできるだけ速く効果を発揮させるためにバイアスピリンを噛み砕いて内服させる**．また，同じく急性期に対する使用法として**初回投与量を200 mg**（バイアスピリン®100 mg錠2錠分）として投与する[1]．

3. 少しひねって：プラビックス®の役割

1 プラビックス®の位置づけ

　クロピドグレル（プラビックス®）も抗血小板薬として虚血性心疾患において非常に多く使用

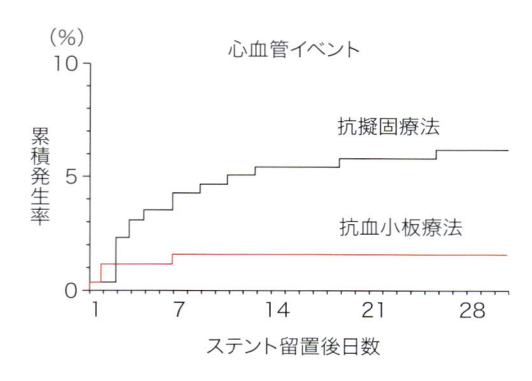

図3 ステント留置後における抗血小板療法と抗凝固療法の比較
ステント留置後にアスピリン＋抗凝固療法を施行した群とアスピリン＋チクロピジンを投与した群（抗血小板療法）を比較すると，抗血小板療法の方が術後の心血管イベント発生率が有意に低かった（文献5より引用）

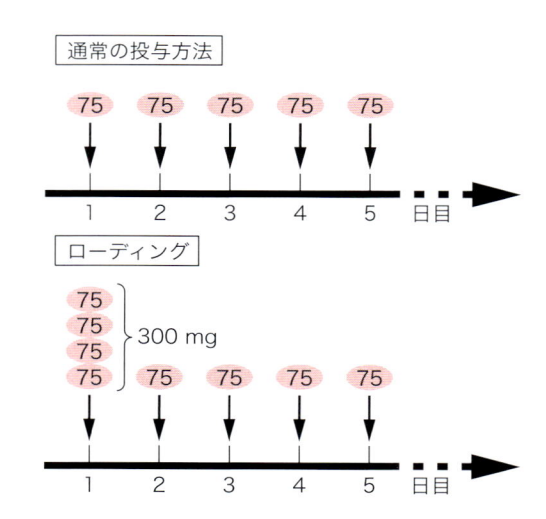

図4 プラビックス®のローディング
通常はプラビックス®75 mg錠を1回1錠1日1回という形で投与する（上段）．しかし効果を早期に発揮させるため，初回は300 mg（75 mg錠の4錠分）を一度に投与し翌日以降は通常通りに投与するという方法が認められている（下段）

される薬剤である．しかし，**現実的にはクロピドグレルよりもアスピリンの方が急性冠症候群の初期治療としての役割を強く認識されている**．ガイドラインにおいても，アスピリンが使用できない場合としてのチクロピジンの使用が推奨されるのみである[1]．プラビックス®の場合，急性冠症候群の急性期治療というよりもむしろ**経皮的冠動脈インターベンション**（percutaneous coronary intervention：PCI）におけるステント留置後の**抗血小板薬2種投与**（dual antiplatelet therapy：DAPT）としての使用が広く認識されている．

2 PCIにおける抗血小板療法（DAPTについて）

ステント留置術が登場した初期の時代は，血栓閉塞予防としてワーファリンが使用されていた．しかしその後の研究により，ステント内血栓閉塞回避にはむしろアスピリンおよびもう1剤他の抗血小板薬を投与することが有用であることが示された[6]（図3）．以降，**冠動脈ステント留置に際しては抗血小板薬2種を投与することが必須と考えられるようになった（DAPT）**．当初使用されたのはチクロピジン（パナルジン®）であったが，使用頻度が多くになるにつれて肝障害や顆粒球減少，血栓性血小板減少性紫斑病などの副作用が問題視されるようになった．プラビックス®はパナルジン®と同じくチエノピリジン系の薬剤であるが，副作用の頻度はパナルジン®と比較すれば低く，また最初に300 mg投与する**ローディング（急速飽和）**という投与方法が認められている（図4）．これらの点から，プラビックス®が冠動脈疾患，PCI治療に際して注目されるようになった．現在，PCI治療という観点からはほぼ必須の薬剤といえる．

3 急性冠症候群に対するプラビックス®の投与

急性冠症候群への対応の一環として，発症後それほど間をおかないうちにPCI，ステント留置

を施行することが現実的には多い．とすれば，PCI手技を見据えたプラビックス®投与も，急性冠症候群への対応として検討しておく必要がある．特に，ローディングという投与方法が認められているのは，病態が刻一刻と変化し時間に猶予がない急性冠症候群に対する治療において非常に重宝する．

4. 少しわかってきたころ：アスピリン投与の問題点

　アスピリンは周知のごとく，**胃潰瘍**の発症を誘発しやすい．ただでさえ急性冠症候群およびそれに伴う各種検査や治療は患者本人にストレスを与えやすい．それに加えてアスピリンを漫然と投与すると，胃潰瘍を発症する危険性がさらに高まる．抗血小板薬投与は必然的に止血能を抑制することになり，出血性疾患への対処は非常に難渋する．このような事態に備え，**あらかじめプロトンポンプ阻害薬の投与を考慮することが望ましい**．急性期であれば注射薬を使用してもよいし，状態が落ち着けば内服薬にて投与する．いずれにしろ，アスピリン投与は胃潰瘍を誘発しやすいという事実を認識し，それに対処する心構えを有しておくことが大切である．

5. こんなことがありました：実際の経験症例より

> **ローディングが災いしてしまった例**
> 　71歳男性．胸痛を主訴に当院を救急受診．各種所見より不安定狭心症と診断し，緊急入院．投薬治療にても病態が改善せず，緊急心臓カテーテル検査を施行する方針となった．そのまま緊急PCIとなる可能性を踏まえ，プラビックス®75 mg錠4錠を内服させてローディングをかけたうえで緊急心臓カテーテル検査に臨んだ．冠動脈造影の結果3枝病変を認めたため，心臓血管外科と協議のうえPCIではなく緊急冠動脈バイパス術を施行する方針となった．しかし，ここでプラビックス®のローディングがかえって災いしてしまった．術中から止血に非常に難渋し，大量輸血を要したうえに手術時間も相当費やしてしまった．

　ローディングをかけても十分な効果を発揮するまで数時間は必要とされることや各施設それぞれの医療事情もあるので一概にはいえないが，急性冠症候群の治療として緊急冠動脈バイパス術という選択肢も考慮され得るのであれば，**プラビックス®のローディングを実際に行うかどうかはよくよく熟考することが望ましい**．プラビックス®のローディングがPCI手技開始直前であってもそれを原因としたステント内急性血栓閉塞の発症頻度がそれほど多いとも思えず，その点からすると冠動脈造影所見を確認した後に緊急PCIを施行するという方針が確実に決定となった時点でローディングを行うのが無難かもしれない．

おわりに

　以上，急性冠症候群において広く使用されているバイアスピリン®とプラビックス®の2種の

抗血小板薬について，できるだけ実地に即した観点から解説した．臨床の現場では急性冠症候群に遭遇することも珍しいことではなく，その対応に当たって上記の内容が何らかの形で役に立てば幸いである．

文献

1) 循環器病の診断と治療に関するガイドライン．急性冠症候群の診療に関するガイドライン（2007年改訂版）http://www.j-circ.or.jp/guideline/pdf/JCS2007_yamaguchi_h.pdf（2012年9月閲覧）
2) Antithrombotic Trialists' Collaboration：Collaborative meta-analysis of randomized trials of antiplatelet therapy for prevention of death, myocardial infarction, and stroke in high risk patients. BMJ, 324：71-86, 2002
3) Lewis, H. D. Jr., et al.：Protective effects of aspirin against acute myocardial infarction and death in men with unstable angina. Results of a Veterans Administration Cooperative Study. N Engl J Med, 309：396-403, 1983
4) The Risk Group：Risk of myocardial infarction and death during treatment with low dose aspirin and intravenous heparin in men with unstable coronary artery disease. Lancet, 336：827-830, 1990
5) 山口雄亮，村田　満：抗血小板薬の薬効評価法の現状．循環器内科，69：177-182, 2011
6) Schomig, A., et al.：A randomized comparison of antiplatelet and anticoagulant therapy after the placement of coronary-artery stents. N Engl J Med, 334：1084-1089, 1996

プロフィール

杉下靖之（Yasuyuki Sugishita）
公立学校共済組合　関東中央病院　循環器内科　医長
1994年東京大学医学部卒業．内科初期研修，循環器内科初期研修ののち1997年東京大学大学院医学系研究科進学．2001年学位取得後，同年より米国ケースウエスタンリザーブ大学に留学し，基礎研究に従事．2004年帰国し，2006年より現職．

第2章　虚血のこのごろ

2. 誰にバイパス手術を勧めるのか

今中和人

●Point●

- 有意狭窄の解除だけではAMIがあまり減らず，予後が改善しない
- ガイドラインが改訂され，多くの患者で第一選択はCABGに
- オフポンプCABGは問題だらけ（特に遠隔期）

はじめに

　痛みや恐れは避けたくなるのが人情で，「あなたは手術しなくてもよいです」と言われて，「そうですか！　切らなくていいんですね！」と顔を輝かせるのが普通の人．手術を勧められて，「私は手術を受けられて幸せです！　早いところスパッとやってください」と答える人は，よっぽど変わっているか，よっぽど困っているかである．

　だが現代は，治療の短期予後とともに長期予後を問う時代．**虚血性心疾患治療の主眼は何よりも急性心筋梗塞（AMI）の予防による生命予後の改善，次が有症状者の狭心症の軽快である**．当然，AMIをより有効に防ぎ，生命予後を大きく改善する治療法が望ましい．AMI発症後は時間勝負で，初期治療の選択の余地は少ないので，本稿ではAMI発症前を考察する．

1. 虚血性心疾患治療の集団的勘違い

　冠動脈バイパス手術（coronary artery bypass grafting：CABG）と経皮的冠動脈インターベンション（percutaneous coronary intervention：PCI）をめぐる最大の論点は，「治療効果は同等か？」であり，その考察でのpitfallは「症状が軽快したから，一応は治った」，あるいは「既知の有意狭窄が解除されれば，予後が飛躍的に改善する」という認識である．これらのムード的見解を再点検したい．

　AMIのうち有意狭窄の閉塞によるものは1割強に過ぎず，大多数のAMIは有意狭窄でない不安定プラークの破綻による．したがって高度狭窄の解除だけでは，症状が軽快してもAMIの予防効果が不十分で，生命予後は大幅に改善しない．これはステントの素材や薬剤など局所の工夫では克服し難い方法論的限界で，事実，局所治療であるPCIに関する大規模studyで，それを如実に示す結果が何度も示されてきた．すなわち，積極的PCI治療の予後は積極的内服治療と有意差がないのだ[1,2]．studyデザインがPCIの効果をmaskしたとの異論もあるが，細かい議論はさてお

き，虚血性心疾患では「症状の軽快」や「狭窄の解除」は「予後の改善」と全くイコールではなく，**中長期的な解決にならない**が，それを学生時代にも研修医時代にも明確に教わらず，有意狭窄の解除で予後が飛躍的に改善すると思い込んでいる医師が多いのである．

一方，高度狭窄の先に別ルートを確保するCABGは，内科治療に対し有意なAMI減少と生命予後改善のエビデンスが多数あり，理論的にも近位側の不安定プラーク破綻による重症AMIに対して保護効果がある．長期開存性の高い内胸動脈の多用で，近年のCABGの予後は一層向上している．

2. PCI vs. CABGのガチンコ

1 PCIとCABGの従来の適応

実はPCIとCABGの真の正面比較はごく稀で，従来からCABGの適応とされてきた左主幹部病変や3枝病変を除外し，かつPCI難度が高い慢性完全閉塞，びまん性病変，なかには分岐部病変も除いた1枝か2枝の限局狭窄での検討が多かった．対象を大幅に限定し，観察期間1年からせいぜい3年と，本気で予後を考えるにはずいぶん短いそれらのstudyのほとんどは，PCIもCABGもAMI発症や生命予後に有意差なく，再血行再建のみPCIが劣ると結論した．そして，それらを集めたメタ解析も当然同じ結論に至り，特に非専門家には結論部分だけが独り歩きして信じられてきた．さらに薬剤溶出性ステント（DES）の登場で，結論部分の独り歩きは専門家にも及び，PCIの適応は無限に広がる勢いであった．

2 近年の大規模スタディの結果

2009年公表の有名なSYNTAX trial[3]ですら，前向きランダム化試験といってもCABG適応と判断された1/3もの患者を除いた残りの患者での検討だが，SYNTAXは左主幹部病変や3枝病変に対するDESによるPCIとCABGとの珍しい正面比較で，治療箇所はともに4カ所余り，DESの閉塞とCABGのグラフト閉塞も1年でともに約3％だった．結果は概してCABGがDESより予後良好で，特に複雑病変の患者では，心血管イベントが最初の1年でCABG 10.9％，DES 23.4％と倍以上，3年[4]でCABG 19.5％に対しDES 34.1％と大差でDESに多く，中等度病変の患者も，1年では有意差がないが3年でCABG 18.9％，DES 27.4％と有意にDESで高率で，シンプルな病変の患者だけがDESも予後同等だった．差が特に大きいのは再血行再建だが，心血管死亡もAMIも有意にDESに多く，2倍近い．なお，CABG群の予後は病変の複雑さの影響が少ない一方，DES群は複雑病変になるほど顕著に予後が悪化することは，前述の方法論的限界を裏付けている（病変の複雑性の指標SYNTAX scoreは，www.syntaxscore.com/ から入手できる）．

後ろ向き試験では，2008年公表のニューヨーク州の左主幹部病変を除くCABGとDESの1年半の比較[5]で，死亡，AMIともオッズ比0.7～0.8と大差でCABGが下回った．2012年にはアメリカ屈指の循環器の内科と外科の学会（American College of CardiologyとSociety of Thoracic Surgeons）による，65歳以上の左主幹部病変を除く2・3枝病変でのCABGとPCI（DESが約80％）の生命予後の全国調査が公表され[6]，1年後はほぼ同等だが，4年後の死亡率はCABG 16.4％，PCI 20.8％と有意にCABGが低かった．

要するに，**年単位の予後を期待できる患者にはCABGを施行した方が結果がよい**．病変が相当

表1 PCI，CABG適応

解剖学的条件		PCI適応	CABG適応
1枝／2枝病変	LAD近位部病変なし	ⅠA	ⅡbC
	LAD近位部（入口部を除く）病変あり	ⅠC	
	LAD入口部病変あり	ⅡbC	
3枝病変	LAD近位部病変なし	ⅡbB	ⅠA
	LAD近位部病変あり	ⅢB	
非保護左主幹部病変	入口部，体部の単独病変あるいは＋1枝病変	ⅡbC	
	分岐部病変の単独病変あるいは＋1枝病変	ⅢC／ⅡbC※	
	多枝病変	ⅢC	

※Ⅱbは回旋枝入口部に病変なくかつ心臓外科医を含むハートチームが承認した症例
文献7より転載

シンプルな患者のみ，PCIにも同等の成績が期待しうる（3年ほどは）．

3. 日本のPCI/CABGのガイドライン

　多くの大規模studyの結論は，狭窄解除と治癒とを密接に関連付けていた旧来の考えを払拭し，2012年，日本循環器学会の安定冠動脈疾患に対する血行再建のガイドラインが改訂された[7]（**表1**）．
　ガイドラインは内科・外科のハートチームの重要性を強調し，患者の大いなる自己裁量権や，「PCIが安全なら」，「CABGが高リスクなら」など含みを持たせているが，結論を平易に要約すれば，

「末梢性の1枝・2枝病変以外のすべての患者でCABGが第一選択」

そしてこの勧告は，実はヨーロッパなど世界と共通である．
　海外の論考が適用できるかどうかは日本のCABGの成績次第だが，本邦の心臓手術を網羅して信頼性が高い日本胸部外科学会の2009年の統計[8]によると，待期的CABGの病院死亡率は，初回手術でオフポンプ・オンポンプともに1.1％，再手術はオフポンプ4.2％，オンポンプ4.6％．透析患者に限定すると，初回手術でオフポンプ4.4％，オンポンプ4.1％と約4倍の死亡率であり，いずれもオフポンプ・オンポンプで同等であった．
　これらの成績は欧米と同等以上で，CABGを広く勧めるガイドラインは日本でも妥当であるといえる．

4. オフポンプ・イリュージョン

　ある時期，オフポンプCABGを格段に優れた術式と位置付ける報道が目立った．それを鵜呑みにした人は，上記の全く同等な成績に「あれッ？」と感じたに相違ない．しかし「オフポンプが格段によいはず」との先入観は，実は誰よりも心臓外科医が抱いていた（いる？）のだ．ヘパリ

表2　バイパス開存率の比較

		n	オフポンプ	オンポンプ	p
全体	30日[11]	141	89.8%	95%	0.03
	3カ月[12]	82	88%	98%	0.002
	1年[10]	1,370	82.6%（75.5%）	87.8%（84.4%）	<0.001（<0.001）
内胸動脈	30日[11]	141	94%	97%	NA
	3カ月[12]	82	92%	100%	0.05
	1年[10]	1,370	95%（88.7%）	96.4%（93.4%）	0.27（0.004）
静脈	30日[11]	141	86%	93%	NA
	3カ月[12]	82	91%	95%	0.42
	1年[10]	1,370	76.6%（72.7%）	83.3%（80.4%）	<0.001（<0.001）

（　）内は開存良好なグラフト
NA：not assessed

ンを大量に投与し，循環を機械に代行させ，低体温にし，一時的に心臓を虚血にする人工心肺の影響を，理屈でなく体験的に知る心臓外科医は，オフポンプCABGは成績，少なくとも短期成績は大幅に向上すると信じ，日本ではそれこそ雪崩を打ってオフポンプに傾斜した．2009年は日本のCABGの6割がオフポンプで，これは世界屈指の高率である．

　ところが**頼みの短期成績すらほぼ違わないのだ**．海外のすべてのstudyにおいて手術時間，周術期の死亡・AMI・重症感染は同等である．脳梗塞はオフポンプで少ないとの論文が多いが，同等との報告[9][10]もある．出血，挿管時間，ICU滞在時間は，大事に至らない程度にオフポンプ有利との論文が多い．一方，**オフポンプはほぼ常にバイパス本数が少なく，完全血行再建率が低い**．**より深刻なのがバイパスの開存性**（表2）で，1,400例弱の1年後の検討[10]では開存良好な静脈グラフトはオフポンプが72.7%でオンポンプ80.4%，内胸動脈もオフポンプ88.7%，オンポンプ93.4%と強い有意差でオフポンプが劣り，1カ月後ですらオフポンプはグラフト閉塞が有意に多く（ある報告では1割．オンポンプの倍以上）[11]，再血行再建も多い[9]．早期開存率に公正性に疑念の余地が残る修飾を施したstudyでも，経過に伴う低下が目立つ．その**中長期的な悪影響は「火を見るより明らか」**である．

　静脈グラフトを多用する左回旋枝や右冠動脈へのCABGは心臓を脱転して行うが，オフポンプでは無制限に脱転できないので必然的に末梢＝細い血管への吻合になり，しかもモノは動き，血液も湧いてくる．いかにsuper surgeonでも「非劣性の吻合」が関の山（好条件でも同じ成績ならかえって問題）なのである．部位別開存率に基づき，静脈グラフトの大差を術式に帰する論考[10]～[12]が妥当で，単にグラフトの違いとする主張は説得性がない．賢明な読者はすでにお気づきであろう．多少は低侵襲だが早期成績は同等で，長期的には再血行再建をはじめいろいろと問題が起きてくる，というこのオフポンプ vs. オンポンプの議論は，PCI vs. CABGの議論と「déjà vuに陥るほどソックリ」である．「私がやれば違う」と主張する外科医がいたとしても，「違い」は所詮，「劣性の程度の違い」にすぎない．**全症例にオフポンプCABGを行うなんて適切でなく，もちろん，素晴らしくもない**．

5. 非心臓疾患ではPCI？

ガンなど非心臓疾患の治療が必要な患者に狭心症があると，「立て続けに手術じゃタイヘン．せめて心臓は"PCIでしのごう"」と考えがちだが，近年のPCIはきわめて高頻度にステントを用いる．ステント急性閉塞は，冠動脈が1本丸ごと流れなくなって高率に致死的なので，特にDESなら12カ月以上と長期に2種類の抗血小板薬の内服継続が必要で，しかもヘパリンにはステント急性閉塞予防のエビデンスがない．そのため，**出血が懸念される手術はDES留置後1年，DES以外でも最低1カ月は延期し，それ以降もアスピリンの継続が勧告されている**[13]．特に**出血性病変**や**内視鏡手術**などでは熟慮したい．

当院では，出血性のガンでは同時手術を，出血性でなければCABG（＋α）を先行させ，全例が心臓手術後1カ月程度でガンの手術を実施できている．適応選択は必要だが，"PCIでしのぐ"ことが長期予後も含め妥当か否か，再考を要する．なお，ガンはオフポンプが有利，というのは事実無根に近い．

おわりに

幅広い患者でCABGが勧められること，オフポンプCABGはあまり優れていないことなどを概説した．先入観を捨て，最新ガイドラインを参考に適切な対処を心掛けたい．

文献

1) Katritsis, D. G. & Ioannidis, J. P.：Percutaneous coronary intervention versus conservative therapy in non-acute coronary artery disease：a meta-analysis. Circulation, 111：2906-2912, 2005
2) Stergiopoulos, K. & Brown, D. L.：Initial coronary stent implantation with medical therapy vs medical therapy alone for stable coronary artery disease：meta-analysis of randomized controlled trials. Arch Intern Med, 172：312-319, 2012
3) Serruys, P. W., et al.; SYNTAX Investigators.：Percutaneous coronary intervention versus coronary-artery bypass grafting for severe coronary artery disease. N Engl J Med, 360：961-972, 2009
4) Kappetein, A. P., et al.：Comparison of coronary bypass surgery with drug-eluting stenting for the treatment of left main and/or three-vessel disease：3-year follow-up of the SYNTAX trial. Eur Heart J, 32：2125-2134, 2011
5) Hannan, E. L., et al.：Drug-eluting stents vs. coronary-artery bypass grafting in multivessel coronary disease. N Engl J Med, 358：331-341, 2008
6) Weintraub, W. S., et al.：Comparative effectiveness of revascularization strategies. N Engl J Med, 366：1467-1476, 2012
7) 循環器病の診断と治療に冠するガイドライン．安定冠動脈疾患に対する待機的PCIのガイドライン（2011年改訂版）http://www.j-circ.or.jp/guideline/pdf/JCS2011_fujiwara_h.pdf（2012年10月閲覧）
8) Committee for Scientific Affairs, Sakata, R., Fujii, Y., Kuwano, H.：Thoracic and cardiovascular surgery in Japan during 2009：annual report by the Japanese Association for Thoracic Surgery. Gen Thorac Cardiovasc Surg, 59：636-667, 2011
9) Lamy, A., et al.; CORONARY Investigators.：Off-pump or on-pump coronary-artery bypass grafting at 30 days. N Engl J Med, 366：1489-1497, 2012
10) Hattler, B., et al.; for the Veterans Affairs Randomized On/Off Bypass (ROOBY) Study Group.：Off-Pump Coronary Artery Bypass Surgery Is Associated With Worse Arterial and Saphenous Vein Graft Patency and Less Effective Revascularization：Results From the Veterans Affairs Randomized On/Off Bypass (ROOBY) Trial. Circulation, 125：2827-2835, 2012
11) Sousa Uva, M., et al.：Early graft patency after off-pump and on-pump coronary bypass surgery：a prospective randomized study. Eur Heart J, 31：2492-2499, 2010

12) Kahn, N. E., et al. : A randomized comparison of off-pump and on-pump multivessel coronary-artery bypass surgery. N Engl J Med, 350 : 21-28, 2004
13) Grines, C. L., et al. : Prevention of premature discontinuation of dual antiplatelet therapy in patients with coronary artery stents : a science advisory from the American Heart Association, American College of Cardiology, Society for Cardiovascular Angiography and Interventions, American College of Surgeons, and American Dental Association, with representation from the American College of Physicians. Circulation, 115 : 813-818; , 2007

プロフィール

今中和人（Kazuhito Imanaka）

埼玉医科大学総合医療センター心臓血管外科

「自分にしてもらいたいように患者さんを診察する」が当科のモットーです．この方針に賛同してくれる若手を求めています．次世代の有能な心臓外科医を育てるため，そういう若手に手術のチャンスを与え，自分は助手として指導に回る日々です．1988年　東大卒

第2章 虚血のこのごろ

3. 安定狭心症の考え方，あちらとこちら

山口浩司

● Point ●

- 1枝あるいは2枝疾患安定狭心症に対する手術治療は予後の改善効果は明らかにされておらず，症状のない偶然に見つかった冠動脈狭窄患者の手術適応については慎重に検討すべきである
- 狭心症患者には，抗血小板薬，スタチン製剤，β遮断薬の使用をまず考える
- 急性冠症候群発症予防のためには冠動脈プラーク安定化が重要であり，スタチンの効果が注目されている

はじめに

　最近のわが国では高齢化社会，欧米化食事，ライフスタイルの変化などにより，動脈硬化疾患数が著増している．特に2〜4 mmの冠動脈に動脈硬化が起こると虚血が生じやすく，日常診療で遭遇する機会も増えている．不安定狭心症，急性心筋梗塞などの急性冠症候群（ACS）に対する経皮的冠動脈インターベンション（PCI）の予後改善効果は明らかになっているが，安定狭心症に対する治療方法の選択については，個人の判断に委ねられているところも多い．本稿ではPCIの適応，予後などについてガイドライン[1]を中心にまとめる．

1. 安定狭心症の治療方法は？

　狭心症の治療方法といえば，①PCI，②冠動脈バイパス手術（CABG），③薬物療法が考えられる．簡単にいうと，軽症患者には薬物療法で，重症患者には手術ということになるが，実は治療方法の選択，予後などについてガイドライン[1]があり，何でもかんでも狭ければ拡げてしまうという短絡的な狭心症の治療が医療事故（⇒医療裁判）の増加，医療費の高騰につながっていることを最近，著者は感じている．日本における特徴として，CABGとの比較においてPCIの施行される割合が欧米に比して異常に高いことがあげられる（PCI/CABG＝日本6.4〜7.5/1，欧米1/1）が，その背景としてはPCIの利点（低侵襲性，再PCIが比較的容易，短時間で可）とCABGの欠点（高侵襲性，死亡率が高い，再CABGは容易ではない）が関係していると考えられる．各治療方法の予後については，薬物療法のみの群，PCI群，CABG群について比較すると，一般的には，いずれの治療法も選択しうる1枝疾患では，6カ月〜3年後の死亡，心筋梗塞の発生率は3群間

表1　冠動脈造影によるPCIの適応

	実測50％未満の狭窄	実測50〜75％狭窄	実測75％以上の狭窄
心筋虚血のサイン有	一般にはPCIの適応はない	フローワイヤー，圧ワイヤー，IVUSなどにより狭窄度を再評価し，患者背景，病変進行度，病変部も考慮に入れたうえで総合的に検討する．PCIを行わない場合でも短期間（約6〜12カ月後）での追跡造影を考慮する	一般にはPCIの適応がある
心筋虚血のサイン無	一般にはPCIの適応はない	一般にはPCIの適応はない	一般には心筋虚血のサインが認められない場合はPCIの適応はないとされている．しかし，心筋梗塞の既往，家族歴，職業，年齢を考慮に入れ，さらに，狭窄病変の進行しているもの，近位部，入口部などの主要部位では，PCIの適応となる

に有意な差はない[2)〜4)]．しかし，生活の質（QOL），運動能の改善，発作の出現頻度についてはPCI，CABGの方が薬物療法のみと比べて有意な改善が認められる[2)〜6)]．また，いずれの治療法も選択しうる2枝疾患でも，2〜3年後の死亡，心筋梗塞の発生率は薬物療法のみとPCIの間に有意な差はないが，QOL，運動能の改善，発作の出現頻度についてはPCIの方が薬物療法のみと比べて有意の改善が認められる[7)]．すなわち，**症状の改善のためには薬物療法より手術治療の方が勝っている**ということが理解できると思う．狭心症状のある患者にはPCIを勧めるべきで，裏を返すと，症状のない偶然に見つかった冠動脈狭窄患者のPCIの適応については慎重に検討すべきであると思われる．一方，近年，積極的に脂質低下療法を施行することにより，安定狭心症患者の1.5年後の虚血イベントをPCI施行例以上に低下させうるとの報告も認められており[8)]，**スタチンを中心とした脂質低下療法による冠動脈プラーク安定化**の重要性も注目すべき点である（Advanced Lecture参照）．

2. PCIの適応は？

　冠動脈造影で有意狭窄があり，その灌流域に心筋虚血が（負荷心電図，負荷心筋シンチグラフィ，負荷心エコー図，症状などにより）証明されている場合にはPCIの適応となりうる．最近は冠動脈造影での狭窄度に加えて，フローワイヤー，圧ワイヤーによる機能的狭窄度の評価および血管内エコー検査（IVUS）による病変部の狭窄度評価と形態評価などもPCIの適応を決めるうえでの重要事項として認識されている．冠動脈造影による狭窄度と心筋虚血の有無によるPCIの適応を示す（表1）．

3. 狭心症患者にまず必要な薬って？

1 抗血小板薬

　PCIを予定されている患者に術前からアスピリンとチエノピリジン（クロピドグレルあるいは

チクロピジン）による2剤の抗血小板薬を使用することがステント血栓症予防において重要であることは周知であるが，PCIに関係なくアスピリンによる心筋梗塞の一次予防効果[9]も明らかになっており，**狭心症患者にはまず使いたい薬**である．

2 スタチン製剤

HMG-CoA還元酵素の働きを阻害することによって，血液中のコレステロール値を低下させる薬物の総称で，1973年に日本人によって最初のスタチンが発見された．一次予防効果のエビデンス[10]も豊富にあり，ガイドラインに沿って目標LDL値まで下げることが重要である．また，LDL低下作用とは別に抗炎症作用を中心とした多面的作用が注目されており，**プラーク安定化に最も重要な薬剤**と考えられている．

3 β遮断薬

心筋梗塞後には突然死や心筋梗塞再発を減らすエビデンス[11]がある．薬効として降圧作用，除拍作用を有するために狭心症状の閾値を上げる効果があり，**薬物加療の方針となった患者の中心的薬剤**となる．ただし，**冠攣縮，喘息発作を誘発する場合があり注意を要する**．

4 硝酸薬

狭心症状出現時の症状改善効果および運動耐容能改善効果については，硝酸薬投与は有用とされている．しかし，硝酸薬の長期間連用により心事故が減少するという明確な成績はない．また，長期連用では硝酸耐性獲得による問題がある．用量は，自覚症状がコントロールされ，かつ血圧・脈拍の変動が心筋虚血の増悪を招かない程度に調節する．硝酸薬の経口と貼付の併用は避ける．用法は，**耐性を回避するために休薬時間（12～14時間）を設ける間欠投与法**が推奨される．

5 カルシウム拮抗薬

わが国では狭心症患者の約6割に冠攣縮を有することが示されており，**安静時狭心症状を有する患者には必須**である．また長時間作用型のジヒドロピリジン系では安全性と多面的効果を有する有効性も示されており，JSH2009[12]ではfirst choiceの降圧薬の1つとして位置づけされている．

Advanced Lecture

■ プラーク安定化って？

本文中でもプラーク安定化という言葉を用いたが，最近はプラークの量より質についての研究が注目されている．というのは，ACSの概念がLibbyらにより提唱され[13]，ACSを起こしやすい動脈硬化性プラークはマクロファージなどの炎症細胞に富み，薄い線維性被膜（fibrous cap）によって覆われている脂質成分の豊富なプラークであることが明らかになったからである．ACSの発生機転（冠動脈粥状硬化の進展や破綻）として，炎症細胞の浸潤を伴った線維性被膜の破裂を伴う症例が最も多く認められており，線維性被膜の安定化と脂質コアの縮小がプラークの安定化に重要であると考えられている．

プラーク内の脂質は酸化LDLを貪食した泡沫細胞であり，強力な血中のLDL低下作用と，プラーク破綻のきっかけとなる炎症反応の抑制効果から，動脈硬化進展に対しての予防効果については**スタチン**が最も注目を浴びている．従来のグレースケールIVUS画像では冠動脈プラークの質的評価を正確に行うことは困難であったが，近年IVUSの後方散乱信号のスペクトルパラメータを組み合わせることによりプラークの性状を診断できるintegrated backscatter IVUS（IB-IVUS）が臨床においても使用可能になっている．川崎らは高脂血症をもつ安定狭心症の52症例を対象に，アトルバスタチン投与群（20 mg/日），プラバスタチン投与群（20 mg/日），コントロール群（食事療法）の3群に分け，それぞれPCI施行時と6カ月後にIB-IVUSを行い，プラークの性状を評価した．その結果，脂質低下療法は6カ月間という短期間で，脂質成分が豊富なプラークから脂質成分を減少させ線維成分を増加させるというプラーク安定化効果の可能性が示された[14]．

おわりに

安定狭心症の治療方法，各治療方法の予後，PCIの適応，狭心症治療薬，プラーク安定化について概説した．PCIの適応については専門医でも迷うことがあり，狭窄の程度，症状の有無と虚血の証明がカギとなる．PCI前の薬剤については抗血小板薬とスタチンは必須と考える．安定狭心症患者にとって，プラークの安定化はACS発症予防とPCI成功（末梢塞栓予防）に対して非常に重要と考えられ，著者はスタチン非内服患者には，スタチン内服を一定期間行ってから待機的PCIを行うように努めている．本稿が読者にとって，狭心症患者治療のメルクマールになることを願っている．

文献

1) 循環器病の診断と治療に関するガイドライン．安定冠動脈疾患における待機的PCIのガイドライン（2011年改訂版）http://www.j-circ.or.jp/guideline/pdf/JCS2011_fujiwara_h.pdf
2) Parisi, A. P., et al., on behalf of the Veterans Affairs ACME Investigators. : A comparison of angioplasty with medical therapy in the treatment of single-vessel coronary artery disease. N Eng J Med, 326：10-16, 1992.
3) Hueb, W. A., et al. : The medicine, angioplasty or surgery study (MASS) : A prospective, randomized trial of medical therapy, balloon angioplasty or bypass surgery for single proximal left anterior descending artery stenoses. J Am Coll Cardiol, 26：1600-1605, 1995
4) RITA-2 trial participants. : Coronary angioplasty versus medical therapy for angina : the second Randamised Intervention Treatment of Angina (RITA-2) trial. Lancet, 350：461-468, 1997
5) Strauss, W. E., et al., and the Veterans Affairs Study of Angioplasty Compared to Medical Therapy Investigators. : A comparison of quality of life scores in patients with angina pectoris after angioplasty compared with after medical therapy. Outcomes of a randomized clinical trial. Circulation, 92：1710-1719, 1995
6) Hartigan, P. M., et al. : Two- to three-year follow-up of patients with single-vessel coronary artery disease randomized to PTCA or medical therapy (results of a VA cooperative study). Veterans Affairs Cooperative Studies Program ACME Investigators. Angioplasty Compared to Medicine. Am J Cardiol, 82：1445-1450, 1998.
7) Folland, E. D., et al., for the Veterans Affairs ACME Investigators. : Percutaneous transluminal coronary angioplasty versus medical therapy for stable angina pectoris. Outcomes for patients with double-vessel versus single vessel coronary artery disease in a Veterans Affairs cooperative randomized trial. J Am Coll Cardiol, 29：1505-1511, 1997
8) Pitt, B., et al. : Aggressive lipid-lowering therapy compared with angioplasty in stable coronary artery disease. Atorvastatin versus Revascularization Treatment Investigators. N Engl J Med, 321：1825-1828, 1989
9) Physician's health study : aspirin and primary prevention of coronary heart disease. N Engl J Med, 321：

1825-1828, 1989
10) Nakamura, H., et al.：Primary prevention of cardiovascular disease with pravastatin in Japan (MEGA Study)：a prospective randomised controlled trial. Lancet, 368：1155-1163, 2006
11) Heart Disease (7th) (Zipes, D. P., et al.), ELSEVIER SAUNDERS, Philadelphia, 2005
12) Ogihara, T., et al.：The Japanese Society of Hypertension Guidelines for the Management of Hypertension (JSH 2009). Hypertens Res, 32：3-107, 2009
13) Libby, P.：Molecular bases of the acute coronary syndromes. Circulation, 91：2844-2850, 1995
14) Kawasaki, M., et al.：Volumetric quantitative analysis of tissue characteristics of coronary plaques after statin therapy using three-dimensional integrated backscatter intravascular ultrasound. J Am Coll Cardiol, 45：1946-1953, 2005

プロフィール

山口浩司（Koji Yamaguchi）
徳島大学病院　循環器内科

1999年徳島大学医学部卒．徳島大学病院循環器内科助教．研修医時代は患者様の立場にたっての診療を心がけていましたが，最近は十分にできていないことを反省しています．趣味はサッカー観戦（カンプノウを体感してからFCバルセロナの虜です）とゾンビ映画鑑賞．

第2章 虚血のこのごろ

4. 薬剤溶出性ステント（DES）と非薬剤溶出性ステント（BMS）

伊達基郎

Point

- DESの登場でPCIの再治療率が低減した
- DES留置後の遅発性血栓症の問題が浮上し，DAPTの長期服用が必要とされた
- 第二世代DESではDAPT継続期間の短縮が期待されている
- 急性心筋梗塞患者にも適応拡大しつつある
- 対照血管径の大きな病変にはBMSも選択肢の1つ

はじめに

　経皮的冠動脈インターベンション（percutaneous coronary intervention：PCI）は狭心症や急性心筋梗塞など冠動脈疾患の治療として行われる．バルーンで拡張した冠動脈の血流維持のため**非薬剤溶出性ステント**（bare metal stent：BMS）が使用されるようになったが，ステント留置後にも再狭窄が一定頻度発生し，その再狭窄を克服するために**薬剤溶出性ステント**（drug-eluting stent：DES）が開発された．すでに第一世代のDESから，現在では第二世代DESの時代となっている．本稿ではBMSとDESの特徴，課題について概説する．

1. PCIの発展

1 バルーン拡張術（POBA）の問題点

　冠動脈の狭窄部分をバルーンで拡張し，内腔を拡大させる治療法が**バルーン拡張術**（plain old balloon angioplasty：POBA）であるが，冠動脈には内膜の亀裂や，中膜の解離などのさまざまな動脈壁傷害が生じるため，POBAの後には術後早期に急性閉塞をきたす症例が散見された．また傷害された動脈には修復反応として新生内膜の増殖が起こるが，この内膜の過剰増殖などが誘因となって慢性期には多くの症例で冠動脈再狭窄が生じていた．

2 非薬剤溶出性ステント（BMS）の登場

　1990年代より使用可能となったステント（BMS）は血管狭窄部位を内側から拡張し保持するための，ステンレスなどの金属でできた網目構造の筒である．冠動脈解離による急性閉塞に対して非常に有効であり，また慢性期再狭窄（in-stent restenosis：ISR）もPOBAと比較すると低い

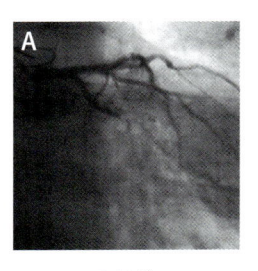

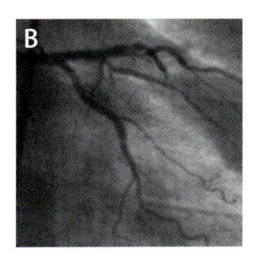

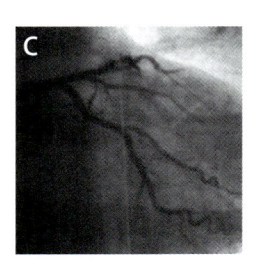

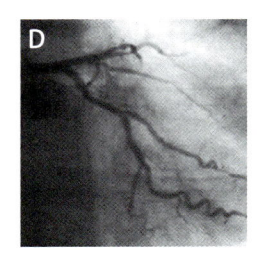

A	B	C	D
PCI前	PCI後	PCI 1年後	PCI 7年後

図1　症例1　左回旋枝にDES留置した症例
留置7年後も良好な血流を維持していた

表1　主なDESの特徴

	第一世代	第二世代			
商品名	Cypher Select+®	Promus Element®	Endeavor Sprint®	Xience Prime®	Nobori®
	Cordis	Boston Scientific	Medtronic	Abbott Vascular	Terumo
ステント素材	ステンレス	プラチナクロム	コバルト合金	コバルト合金	ステンレス
ポリマー	非生体吸収ポリマー (PEVA, PBMA, Parylene C)	非生体吸収ポリマー (PBMA, PVDF-HFP)	非生体吸収ポリマー (Phosphorylcholine)	非生体吸収ポリマー (PBMA, PVDF-HFP)	生体吸収ポリマー (PolylacticAcid)
ポリマー分布	全周	全周	全周	全周	血管壁側
薬剤	Sirolimus	Everolimus	Zotarolimus	Everolimus	Biolimus A9
ステント厚	140μm	81μm	91μm	81μm	135μm

第二世代DESは第一世代と比較してステント素材，ポリマーの改善などを施している

ことから[1]，徐々に普及していった．しかしステントの内側に内膜が過剰に増殖することが原因で，慢性期のISRは依然として存在した．ISRはBMS留置患者の15％〜30％に認められるが[2]，POBA，カッティングバルーン，放射線照射，ステント再留置などの再血行再建術ではいずれも良好な結果は得られなかった．

3 薬剤溶出性ステント（DES）の開発

　BMSの再狭窄の対策として，ステントに内膜新生を抑制する薬剤を塗布したDESが開発された．DESはBMSにベースとなるポリマーコーティングを施し，薬剤を含むマトリックスを塗布した構造になっている．薬剤として採用されたのが免疫抑制薬のシロリムスと抗がん剤のパクリタキセルである．シロリムス溶出性ステント（silorimus eluting stent：SES；Cypher®，Cordis社）の成績は非常に良好であり，RAVEL試験ではBMSの再狭窄率が26.6％であるのに対してSESでは0％であった[3]．さらに大規模に行われたSIRIUS試験でもSESは標的病変再治療率（target lesion revascularization：TLR）をBMSに比べて有意に抑制していることが示された[4]．パクリタキセル溶出性ステント（paclitaxel eluting stent：PES；TAXUS® Boston Scientific社）も同様にTAXUS I試験[5]，TAXUS II試験[6]が行われ，BMSに対して再狭窄を有意に抑制することが示された．

　DESの再狭窄予防効果は長期間持続し，症例1のように留置後6年経過してもほとんど再狭窄のない症例も珍しくない（図1）．

SESは欧州で2002年，米国で2003年，そして日本で2004年に臨床使用が可能となった．その後2007年にPESが市販され，この2つを便宜上第一世代DESと呼ぶ．2009年にコバルト合金ステントにZotarolimusを使用したEndeavor®ステント（ZES, Medtronic社），2010年にコバルト合金ステントにEverolimusを使用したXienceV®/Promus®ステント（EES, Abbott Vascular社/Boston Scientific社），2011年に生体吸収ポリマーにBiolimus A9を使用したNobori®ステント（TERUMO社）などが市販されている（表1）．

2. ステント血栓症（stent thrombosis：ST）

1 BMSのST

　血管内にステントが挿入されると，BMSであれDESであれ血栓を形成しやすくなる．1998年のSTARS試験[7]などからアスピリンとチエノピリジン系の**抗血小板薬二剤併用療法（dual anti-platelet therapy：DAPT）**がステント留置後の標準治療となった．チエノピリジン系抗血小板薬としてはチクロピジンから，副作用の少ないクロピドグレルが使用されるようになり，また近年新規の抗血小板薬も開発中である．BMS留置後は1カ月程度で内膜新生が起こるため，DAPTも1〜3カ月で中止し，アスピリン単剤に減量することができた．ステント血栓症の発症もほぼ30日以内の早期に限定しており，それ以後の遅発性ステント血栓症は稀であった．

2 DESのST

　一方，DESを留置した血管ではステントストラットは内膜で被覆されず，血管内腔にむき出しの状態が続く．また慢性期の冠動脈造影でステント周囲に造影剤が漏出する現象（peri-stent contrast staining：PSS）が観察されることもある[8]（症例2，図2）．原因としてはポリマーに対する炎症，フィブリン沈着やアレルギーの関与が考えられている[9]．このためDES留置患者ではSTのリスクが長期間に及ぶ危険性が当初から懸念されており，添付文書でもSES, PESそれぞれ留置後のDAPT継続期間は3カ月，6カ月後とBMSと比べても長期間が推奨されていた．なお，ステント血栓症の定義は米国とヨーロッパの研究者，企業，行政によって設置されたARC（Academic Research Consortium）により決定された（表2）[10]．

　2006年の欧州心臓病学会においてDESとBMSの比較試験のメタ解析の結果からDESにおいて有意に死亡，心筋梗塞が多いこと[11]，またBernとRotterdamの共同研究[12]でDES植込み後のSTの発生頻度は1年以降も毎年0.6%ずつ累積的に増加していることが報告され，DESの安全性を疑問視する声が大きくなった．その頃まで米国ではPCIの90%以上でDESが使用されていたが，翌6カ月の間に67%まで低下していた[13]．

　本邦では2004年からSES留置症例を登録したj-Cypherレジストリが開始された．この調査ではSESのTLRは1年で7.3%，2年で10.6%とBMSと比較して良好であった．STに関してはARC定義におけるDefiniteステント血栓症の頻度は30日0.35%，1年0.59%，2年0.78%，3年1.2%であり他国のデータと比較して低いものであった．そして同レジストリのデータからはステント留置後，チエノピリジン系薬剤を6カ月以上継続しても死亡もしくは心筋梗塞を抑制しない可能性が示された[14]．

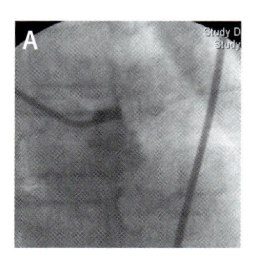

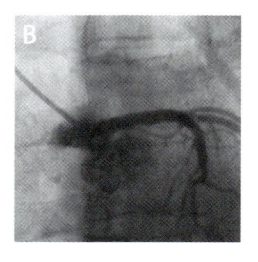

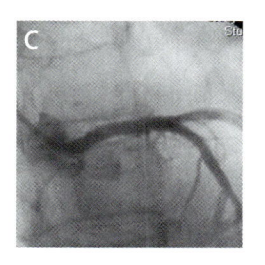

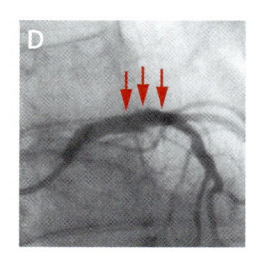

A	B	C	D
PCI前	PCI後	PCI 1年後	PCI 2年後

図2 症例2 左主幹部にDES留置下症例
留置1年後にPSSを呈している（↓）

表2 ステント血栓症のARC定義

ステント血栓症（Academic Research Consortium：ARC定義）
Definite*1：血管造影によるステント血栓症*2の確認 ・ステント内あるいはステント周囲に血栓を認め，かつ血栓による心筋虚血所見を認めるもの
Probable：冠動脈内ステント植込み後に以下に該当した場合 ・30日以内の説明できない死亡 ・血管造影にてステント血栓症を認めず，その他の原因も特定できない，ステント植込み領域の急性虚血に関連する心筋梗塞（ステント植込み後の経過時間は問わない）
Possible：冠動脈内ステント植込み後30日から追跡終了までに生じた説明できない死亡
【発症時期による分類】
Early（早期：30日以内），Late（遅発性：30日以降1年以内），Very late（超遅発性：1年以降）

文献10より改変
*1：definiteは血管造影または病理学的検査により確認されたもの
*2：臨床徴候，症状を伴わないが，血管造影により偶発的にステント塞栓症の所見を認めた場合はdefiniteとはみなさない

3 DAPTはいつまで続ければいいのか？

　第二世代DESではステントの通過性，さらなる再血行再建率の低減だけでなく，長期間の安全性を重視し，遅発性血栓症の発症抑制を目標の1つとして開発されている．ステントの素材としてステンレスよりも強度が大きく，薄いステントストラットを可能にするコバルト合金を使用したり，生体吸収ポリマーを用いて局所の炎症やアレルギーを最小限に抑えるなど，適度な内皮化を促進しており，LST（late ST），VLST（very late ST）の減少効果が期待される．2,013名の症例をEES, PES, ZES, BMSに無作為に割付したPRODIGY試験ではDAPTを24カ月継続しても，6カ月間の継続期間と比較して優位性を証明できなかった[15]．

　2007年に改訂されたAHA/ACC/SCAI（米国心臓学会/米国心臓病学会/心血管造影・インターベンション協会）のガイドラインではDES植込み後少なくとも1年間のDAPT継続を推奨している[16]．2011年の改訂[17]でもやはり12カ月以上のDAPTを推奨しているが，出血性合併症のリスクが高い症例に対しては12カ月以内での中止も許容範囲とされている．

　ステント血栓症自体が稀な合併症であり多数の症例登録が必要となることから，一朝一夕にエビデンスが構築されるわけではないが，現在もいくつかの前向き試験が進行中であり，推奨されるDAPT継続期間が短縮される可能性もある．

3. ST上昇型心筋梗塞（STEMI）症例でDESは使用できるのか？

STEMIはプラーク破綻からの血栓閉塞が主たる原因であり，血栓原性の懸念されているDESの使用は推奨されていなかった．第一世代DESであるCypher®，TAXUS®の添付文書にもSTEMI症例は禁忌として記載されており，積極的にDESを使用している施設，術者は限られていた．その後TYPHOON trial[18]，HORIZON-AMI[19]や，Dibraらのメタ解析[20]でもステント血栓症や心筋梗塞の発症に差はなく，有意に再血行再建を減らしたことが示されている．

なお，2011年よりDESの添付文書の改訂が行われ，STEMI症例に対するDES使用が「禁忌」から「注意」になった．これをもってSTEMI症例に積極的にDESを推奨するに至ってはいないが，適応は拡大しつつある．

4. DES時代のBMSの役割とは？

前述のようにDESの適応は広がってきておりBMSを使用する機会は減少しつつある．2011年AHA/ACC/SCAIのガイドライン[17]では血行再建後に内視鏡や手術などの観血的処置の予定があり，DAPTの継続が難しい症例や，出血性合併症の高リスク患者に関しては，POBAもしくはBMSを推奨している．

また現在臨床使用可能なBMSのサイズは最大5.0 mmであるが，DESのサイズはいずれも3.5 mmまでであるため，対象血管径が3.5 mm以上の場合にはBMSも選択肢の1つになり得る．

おわりに

DESが臨床応用されて以降，再狭窄が克服された症例は確実に増加した．一方でDESをもってしてもなお再狭窄をきたす症例は存在する．さらにステント血栓症の懸念も払拭されていない．現在のステントはBMSにしてもDESにしても，一度留置してしまうと取り出すことができない．薬剤溶出性バルーン，生体吸収ステントなどの新しいデバイスも期待を持ちながら，現在のPCIで最良の方法を模索していかなければならない．

文献

1) Erbel, R., et al.：Coronary-artery stenting compared with balloon angioplasty for restenosis after initial balloon angioplasty. Restenosis Stent Study Group. N Engl J Med, 339：1672-1678, 1998
2) Landau, C., et al.：Percutaneous Transluminal Coronary Angioplasty, N Engl J Med, 330：981-993, 1994
3) Morice, M. C., et al.; RAVEL Study Group. Randomized Study with the Sirolimus-Coated Bx Velocity Balloon-Expandable Stent in the Treatment of Patients with de Novo Native Coronary Artery Lesions.：A randomized comparison of a sirolimus-eluting stent with a standard stent for coronary revascularization. N Engl J Med, 346：1773-1780, 2002
4) Moses, J. W., et al.; SIRIUS Investigators：Sirolimus-eluting stents versus standard stents in patients with stenosis in a native coronary artery. N Engl J Med, 349：1315-1323, 2003
5) Grube, E., et al.：TAXUS I：six- and twelve-month results from a randomized, double-blind trial on a slow-release paclitaxel-eluting stent for de novo coronary lesions. Circulation, 107：38-42, 2003
6) Colombo, A., et al.：TAXUS II Study Group.：Randomized study to assess the effectiveness of slow- and moderate-release polymer-based paclitaxel-eluting stents for coronary artery lesions. Circulation, 108：788-

794, 2003

7) Leon, M. B., et al.; Stent Anticoagulation Restenosis Study Investigators：A clinical trial comparing three antithrombotic-drug regimens after coronary-artery stenting. N Engl J Med, 339：1665-1671, 1998
8) Imai, M., et al.：Incidence, risk factors, and clinical sequelae of angiographic peri-stent contrast staining after sirolimus-eluting stent implantation. Circulation, 123：2382-2391, 2011
9) Nakazawa, G., et al.：Coronary responses and differential mechanisms of late stent thrombosis attributed to first-generation sirolimus- and paclitaxel-eluting stents. J Am Coll Cardiol, 57：390-398, 2011
10) Cutlip, D. E., et al.; Academic Research Consortium：Clinical end points in coronary stent trials：a case for standardized definitions. Circulation, 115：2344-2351, 2007
11) Camenzind, E., et al.：Stent thrombosis late after implantation of first-generation drug-eluting stents：a cause for concern. Circulation, 115：1440-1455; discussion 1455, 2007
12) Daemen, J., et al.：Early and late coronary stent thrombosis of sirolimus-eluting and paclitaxel-eluting stents in routine clinical practice：data from a large two-institutional cohort study. Lancet, 369：667-678, 2007
13) Roe, M. T., et al.; CRUSADE and ACTION-GWTG Registry Participants：Temporal changes in the use of drug-eluting stents for patients with non-ST-Segment-elevation myocardial infarction undergoing percutaneous coronary intervention from 2006 to 2008：results from the can rapid risk stratification of unstable angina patients supress ADverse outcomes with early implementation of the ACC/AHA guidelines (CRUSADE) and acute coronary treatment and intervention outcomes network-get with the guidelines (ACTION-GWTG) registries. Circ Cardiovasc Qual Outcomes, 2：414-420, 2009
14) Kimura, T., et al.; for the j-Cypher Registry Investigators：Antiplatelet Therapy and Stent Thrombosis After Sirolimus-Eluting Stent Implantation Circulation, 119：987-995, 2009
15) Valgimigli, M., et al.; Prolonging Dual Antiplatelet Treatment After Grading Stent-Induced Intimal Hyperplasia Study (PRODIGY) Investigators：Short- versus long-term duration of dual-antiplatelet therapy after coronary stenting：a randomized multicenter trial. Circulation, 125：2015-2026, 2012
16) American College of Cardiology Foundation/American Heart Association/American College of Physicians Task Force on Clinical Competence and Training (Writing Committee to Update the 1998 Clinical Competence Statement on Recommendations for the Assessment and Maintenance of Proficiency in Coronary Interventional Procedures), King, S. B. 3rd, et al.：ACCF/AHA/SCAI 2007 update of the Clinical Competence Statement on Cardiac Interventional Procedures：a report of the American College of Cardiology Foundation/American Heart Association/American College of Physicians Task Force on Clinical Competence and Training (Writing Committee to Update the 1998 Clinical Competence Statement on Recommendations for the Assessment and Maintenance of Proficiency in Coronary Interventional Procedures). Circulation, 116：98-124, 2007
17) Levine, G. N., et al.：2011 ACCF/AHA/SCAI Guideline for Percutaneous Coronary Intervention：a report of the American College of Cardiology Foundation/American Heart Association Task Force on Practice Guidelines and the Society for Cardiovascular Angiography and Interventions. Circulation, 124：e574-651, 2011
18) Spaulding, C., et al.; TYPHOON Investigators：Sirolimus-eluting versus uncoated stents in acute myocardial infarction. N Engl J Med, 355：1093-1104, 2006
19) Stone, G. W., et al.; for the HORIZONS-AMI Trial Investigators：Paclitaxel-Eluting Stents versus Bare-Metal Stents in Acute Myocardial Infarction. N Engl J Med, 360：1946-1959, 2009
20) Dibra, A., et al.：Drug-eluting stents in acute myocardial infarction：updated meta-analysis of randomized trials. Clin Res Cardiol. 99：345-357, 2010

プロフィール

伊達基郎（Motoo Date）
特定医療法人 渡辺医学会　桜橋渡辺病院 心臓・血管センター内科
当院は大阪駅前にある循環器専門の病院です．日々の診療の中から新しい知見を得るだけでなく，そこからこぼれ落ちる例外を検証，考察して真実を見つけるという姿勢が当院には受け継がれています．

第2章　虚血のこのごろ

5. 冠攣縮は本当に日本人に多いのか

原　政英

●Point

- 冠攣縮性狭心症は稀な疾患ではない
- 病歴聴取が重要な手がかりとなる
- 喫煙が最大の危険因子である
- 日本人に多く，遺伝要因が関与する
- 難治性冠攣縮への対応を知る

はじめに

　近年，冠動脈疾患における診断モダリティの進歩は目覚ましく，MDCT（multi-detector computed tomography），MRI（magnetic resonance imaging），核医学検査，冠動脈内エコー，ならびにOCT（optical coherence tomography）などを駆使することで器質的プラークの細部まで描出され，診断に苦慮することが少なくなった．一方，器質的狭心症と相対するものとして分類される冠攣縮性狭心症は，前述の診断技術を用いても陽性所見は乏しい．さらに，欧米の診療ガイドラインは存在するものの，わが国の現状に必ずしもあてはまらないことも多かった．このため，冠攣縮の診断と治療の成否は担当医の経験に大きく左右されてきた．これを踏まえて2008年，本疾患診療の標準化に向けて日本循環器学会より冠攣縮性狭心症の診療ガイドラインが発表された[1]．本稿では日本人に多いとされ，重要な病態でありながら，日常診療で見落とされがちな冠攣縮性狭心症について自験例を示し解説する．

1. 冠攣縮のメカニズムと原因

① 冠攣縮の機序

　冠動脈は心外膜側を走行した後，心筋内を分岐しながら冠小動脈へと移行する．日本循環器学会のガイドラインによれば，「冠攣縮とは心臓の表面を走行する比較的太い冠動脈が一過性に異常に収縮した状態」と定義されている．心電図上，ST上昇を伴う冠攣縮性狭心症を異型狭心症と呼び，1959年Prinzmetalら[2]が報告した．ST上昇は当該冠動脈の灌流域が貫壁性虚血を生じていることを意味している．冠攣縮は冠動脈の局所的な収縮亢進状態であり，そのメカニズムとして**血管平滑筋の過収縮および血管内皮機能不全の関与**が考えられている．

1）血管平滑筋の過収縮

中膜の構築の主体である平滑筋細胞の過収縮が冠攣縮の一因とされている．この調節を行っているのが**ミオシン軽鎖のリン酸化・脱リン酸化による調節系**ならびに**細胞内Ca^{2+}濃度非依存的Rhoキナーゼ調節系**である[3]．

前者は，ミオシン軽鎖がミオシン軽鎖キナーゼによりリン酸化されることにより血管平滑筋が過収縮するというものである．このミオシン軽鎖キナーゼの活性化は，ホスホリパーゼCの作用により生成されたイノシトール三リン酸が筋小胞体内のCa^{2+}を放出させCa^{2+}/カルモジュリン複合体が形成されることで生じる．細胞膜Ca^{2+}チャネルが開口することでも細胞内Ca^{2+}は上昇する．後者は，低分子量タンパク質であるRhoが活性化され，さらにその標的タンパクの１つであるRhoキナーゼが活性化されることでミオシン軽鎖ホスファターゼが阻害され，血管平滑筋が過収縮するというメカニズムである[4]．本来，ミオシン軽鎖のリン酸化レベルはミオシン軽鎖キナーゼとミオシン軽鎖ホスファターゼの活性バランスにより調節されているが，そのバランスが破綻しミオシン軽鎖のリン酸化が促進されることで平滑筋は収縮する．

2）血管内皮機能不全

さらに，血管内皮機能異常も冠攣縮の要因として考えられている[5]．血管内皮細胞では**内皮型一酸化窒素合成酵素（eNOS）**により一酸化窒素（nitric oxide：NO）が合成されている．アセチルコリンなどによる受容体刺激はイノシトール三リン酸を生成し，細胞内の貯蔵Ca^{2+}を遊離させる．ずり応力の増加も細胞内Ca^{2+}を増加させる．これによりカルモジュリンを介してeNOSが活性化される．血管内皮機能不全の状態では，NOの産生が不足しており血管の収縮性は亢進する．

2 冠攣縮の原因

1）喫煙

冠攣縮の最大の危険因子とされるタバコ煙は，一酸化炭素，活性酸素，一酸化窒素フリーラジカルを含んでおり，血管内皮細胞機能障害や血管平滑筋Rhoキナーゼの活性化を引き起こす．

2）飲酒

常習的アルコール摂取により組織のマグネシウム欠乏がもたらされる．マグネシウムはカルシウムイオンと拮抗することにより冠攣縮を予防する作用を示す．

3）遺伝要因

冠攣縮性狭心症は，本来冠動脈疾患の頻度が少ないとされる日本人に多いことや家族性発症もみられることより，従来，遺伝要因が発症に関与していることが考えられてきた．現在，本症に関与するとされる一塩基多型として，eNOS遺伝子Glu298Asp多型[6]，eNOS遺伝子-786T/C多型[7]が報告されている．さらに喫煙者の冠動脈疾患に関与するとされるeNOS遺伝子イントロン4b/a多型も示されている．その他に，ホスホリパーゼC-δ1タンパクミスセンス変異（R257H）などが示されている．

eNOS遺伝子-786T/C多型を有する冠攣縮性狭心症例の予後への影響を検討した報告によれば，冠攣縮の再発による再入院が高頻度に認められたとされており，難治性冠攣縮の原因として遺伝子多型が関与している可能性も考えられる[8]．

2. 冠攣縮の頻度と疫学

　1998年に本邦で施行された調査によれば，連続2,251名の狭心症入院患者の約41％が冠攣縮性狭心症であった[9]．年齢分布は高齢者に比し，比較的若年者に多い傾向がみられた．難治性冠攣縮性狭心症の頻度についても報告されている．2種類以上の冠血管拡張薬を用いても狭心症がコントロールできない症例を難治性と定義した場合，約14％が難治性であり，冠攣縮誘発試験でびまん性冠攣縮所見を認めた症例が多かった．

3. 診断のポイント

　泰江ら[10]は，冠攣縮性狭心症の特徴として
① 安静時（特に夜間から早朝にかけて）に出現する
② 運動耐容能の著明な日内変動（早朝の運動能の著明な低下）が認められる
③ 心電図上ST上昇を伴う
④ 過換気により誘発される
⑤ カルシウム拮抗薬により抑制されるがβ遮断薬では抑制されない
と報告しており，これらの5条件の1つが満たされれば診断可能と述べている．
　この5条件は，2008年に日本循環器学会が発表した冠攣縮性狭心症の診断ガイドライン（図1）にも参考項目として記載されている．
　ガイドラインに従えば，**発作時の虚血性心電図変化（2誘導以上で一過性の0.1 mV以上のST上昇または低下，陰性U波）を認めた場合は確定診断できる**．
　心電図所見が境界域や陰性の場合は，参考項目，心筋虚血所見，ならびに冠攣縮誘発試験に基づき確定診断が可能である．

1 診断のための評価法

1）自覚症状
　冠攣縮性狭心症の診断において，病歴聴取は最も重要である．夜間から早朝にかけての安静時に出現する数分から15分間の胸痛・胸部圧迫感が典型的症状である．しかしながら，午前中の倦怠感や胸部不快感，動悸，息切れ，ならびに失神にいたるまで冠攣縮の症状は多彩であり，無症候性である場合も多い．時間をかけた病歴聴取により，診断の手掛かりをつかむことが重要である．

2）12誘導心電図
　発作時の虚血性心電図変化を記録することができれば，確定診断に結びつくが，服薬を中止して自然発作を捉えるのはリスクを伴うこともあることを考慮する．

3）ホルター心電図
　夜間や早朝に生じる発作を記録することが可能であり，冠攣縮を疑う場合は必須の検査といえる．胸痛を伴わない無症候性冠攣縮の診断にも有用である．

4）冠動脈CT（MDCT）
　器質的狭窄病変を有する冠動脈疾患の診断には有用であるが，冠動脈CTによる冠攣縮の確定診断は困難である．

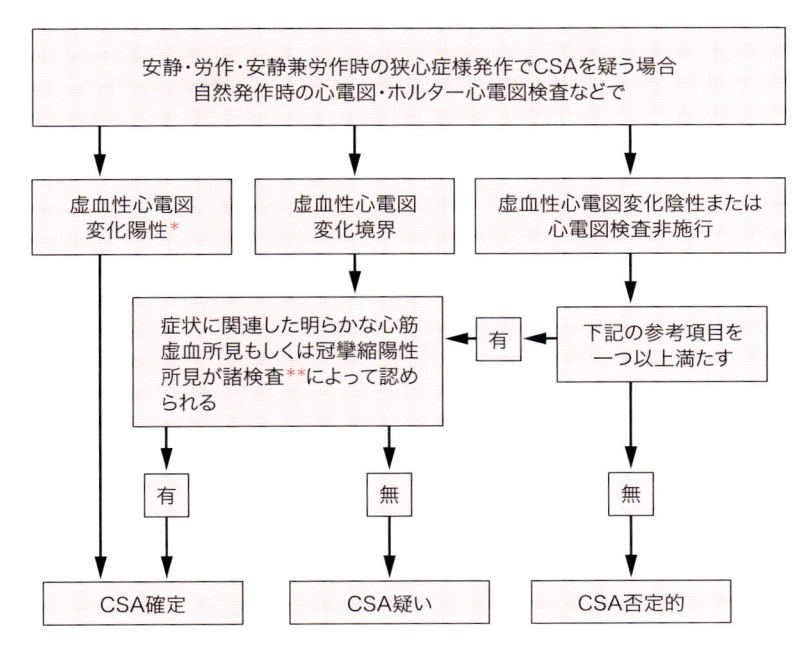

図1 冠攣縮性狭心症の診断フローチャート

参考項目
硝酸薬により速やかに消失する狭心症様発作で，以下の4つの項目のどれか一つが満たされれば冠攣縮疑いとする．1）（特に夜間から早朝にかけて）安静時に出現する，2）運動耐容能の著明な日内変動が認められる（早朝の運動能の低下），3）過換気（呼吸）により誘発される，4）カルシウム拮抗薬により発作が抑制されるがβ遮断薬では抑制されない

（＊）明らかな虚血性変化とは，12誘導心電図にて，関連する2誘導以上における一過性の0.1 mV以上のST上昇または0.1 mV以上のST下降か陰性U波の新規出現が記録された場合とする．虚血性心電図変化が遷延する場合は急性冠症候群のガイドラインに準じ対処する
（＊＊）心臓カテーテル検査における冠攣縮薬物誘発試験，過換気負荷試験などを指す．なお，アセチルコリンやエルゴノビンを用いた冠攣縮薬物誘発試験における冠動脈造影上の冠攣縮陽性所見を「心筋虚血の徴候（狭心痛及び虚血性心電図変化）を伴う冠動脈の一過性の完全または亜完全閉塞（＞90％狭窄）」と定義する（文献1より転載）

5）冠攣縮薬物誘発試験

　冠動脈造影検査時にアセチルコリンあるいはエルゴノビンを冠動脈内投与し，冠攣縮を確認する検査法である．心筋虚血徴候（胸痛かつ虚血性ST変化）を伴う冠動脈の一過性の完全閉塞あるいは亜完全閉塞（＞90％）の場合，冠攣縮陽性と診断する．

4. 症例提示

症例1　冠攣縮誘発試験後に心室細動を生じた例

　59歳，男性．2年前より降圧療法を受けていた．午前5時頃，胸部不快感を生じ，自宅（庭）でうずくまっているところを家人に発見され，救急車で近医に搬送された．急性冠症

候群の疑いで，ドクターヘリによって当院救急部へ転送された．緊急冠動脈造影を行い有意狭窄病変を否定した後，冠攣縮誘発試験を行った（図2）．誘発試験前の心電図は心房細動であった（図3A）．右冠動脈内にエルゴノビン32μgを4分間で投与した直後から，胸痛と著明なST上昇が出現した．ISDN（isosorbide dinitrate：ニトロール®注5～20 mg）を注入後もST上昇は持続した．高度徐脈となった後，心室細動を生じた（図3B）．直ちに，電気的除細動を行い，洞調律に復帰し，ST上昇も改善した（図3C）．冠攣縮解除までにISDN20 mg，ニコランジル注（シグマート®注）6 mgを投与した．冠攣縮性狭心症（異型狭心症）と診断し，カルシウム拮抗薬を中心とした薬物療法を開始した．入院中に数回ニトログリセリン舌下が有効な胸部違和感を生じたため，硝酸薬内服を追加し，症状は消失し軽快退院した．退院時処方は，

　ニフェジピン（アダラート®CR 20 mg）1錠（1×朝食後）
　ジルチアゼム（ヘルベッサー®R 100 mg）1C（1×夕食後）
　一硝酸イソソルビド錠（アイトロール®20 mg）2錠（2×朝食後，夕食後）
　プラバスタチン（メバロチン®10 mg）1錠　1×朝後
　アスピリン（バイアスピリン錠®100 mg）1×朝後

発作時に心室細動に移行する症例もあり注意が必要である．このような症例では，薬物療法もカルシウム拮抗薬と硝酸薬を複数併用し，慎重に経過を追う必要がある．

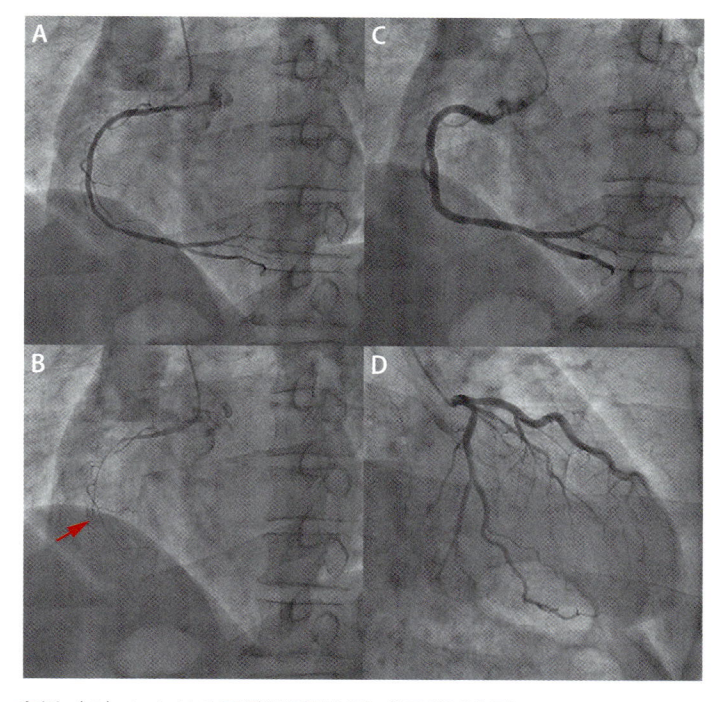

図2　症例（1）における冠攣縮誘発試験時冠動脈造影
　A）右冠動脈Control造影（左前斜位45°）
　B）エルゴノビン32μg冠動脈内注入後，seg.2に完全閉塞（→）を認めた
　C）冠攣縮解除後右冠動脈造影
　D）冠攣縮解除後左冠動脈造影（右前斜位30°）．有意狭窄病変を認めない

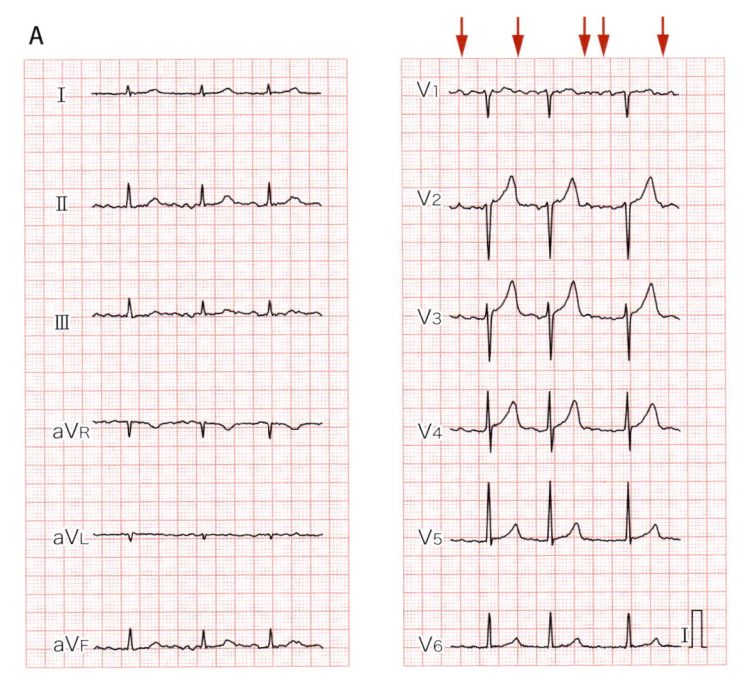

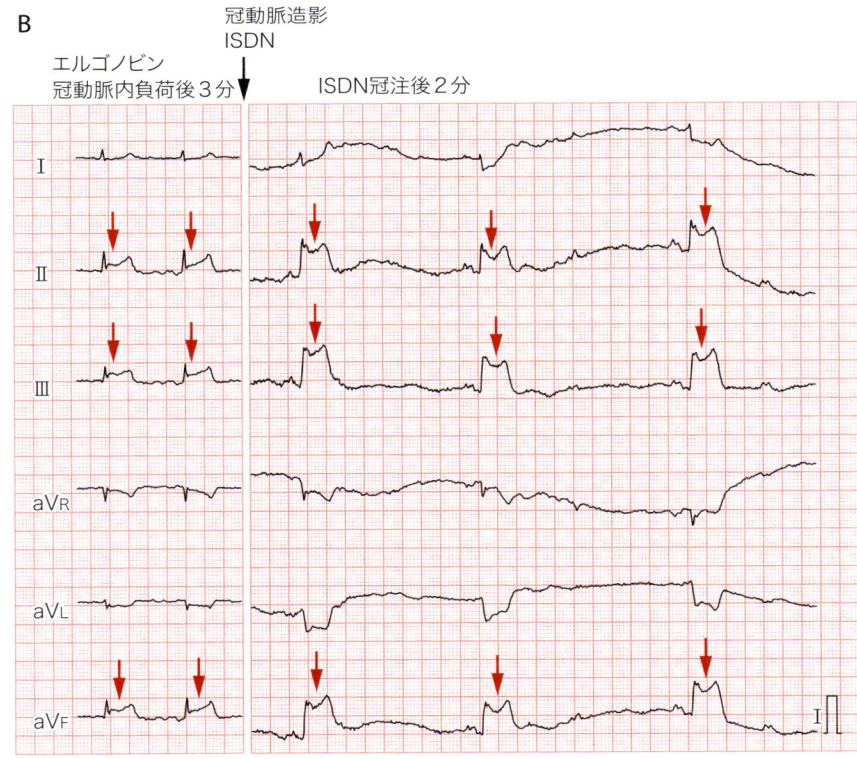

図3 症例1における冠攣縮誘発試験時心電図
A) 冠攣縮誘発試験前12誘導心電図(心房細動).細動波を認める(↓)
B) 冠攣縮誘発試験時肢誘導心電図.エルゴノビン32μg(4分間)冠動脈内注入後,Ⅱ・Ⅲ・aV$_F$誘導でST上昇を認めた(↓).その後冠動脈造影を行い,右冠動脈の完全閉塞を確認後,ISDN 5 mg冠動脈内注入した.ISDN冠注2分後も著明なST上昇が持続した.ISDNを追加投与したがその直後に心室細動を生じた.直流通電を行い,洞調律に復帰した

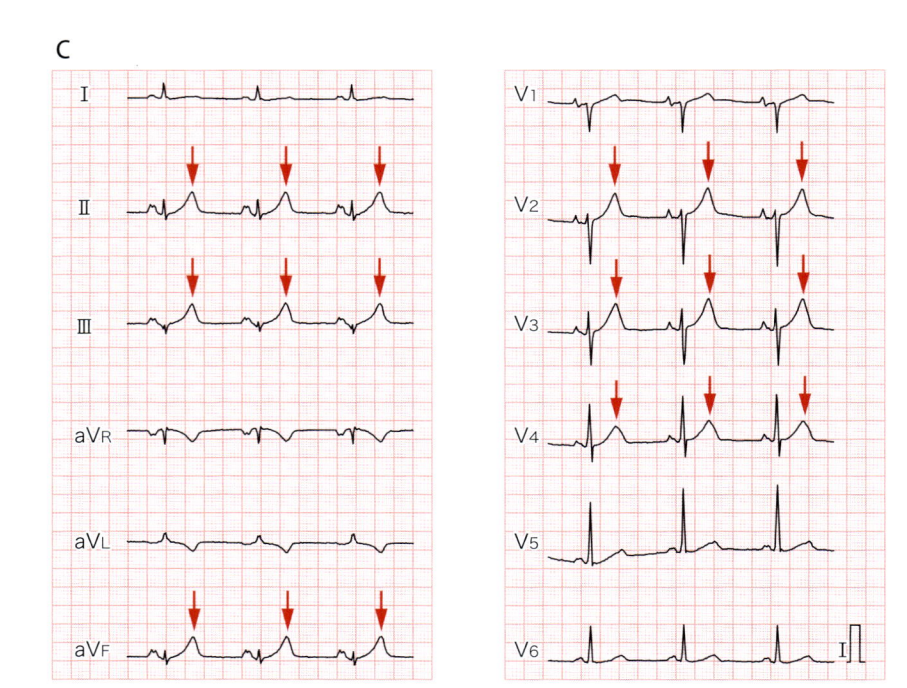

図3　症例1における冠攣縮誘発試験時心電図
C）洞調律復帰後12誘導心電図．II・III・aV_F・V_{2-4}にT波増高を認める（↓）

症例2　胸痛の自覚のない異型狭心症発作の例

　症例は60歳，男性．喫煙者．早朝の胸部違和感，めまいを主訴として来院した．胸痛の自覚はなかった．外来で施行されたホルター心電図の記録を図4に示す．午前4時の記録上，著明なST上昇（1mV）を認めた．午前4時30分の記録では非持続性多形性心室頻拍が確認された．
　本症例のような明らかな胸痛の自覚がない異型狭心症発作の場合，まず冠攣縮を疑うことが重要であり，初診医の判断が患者の予後を左右する．

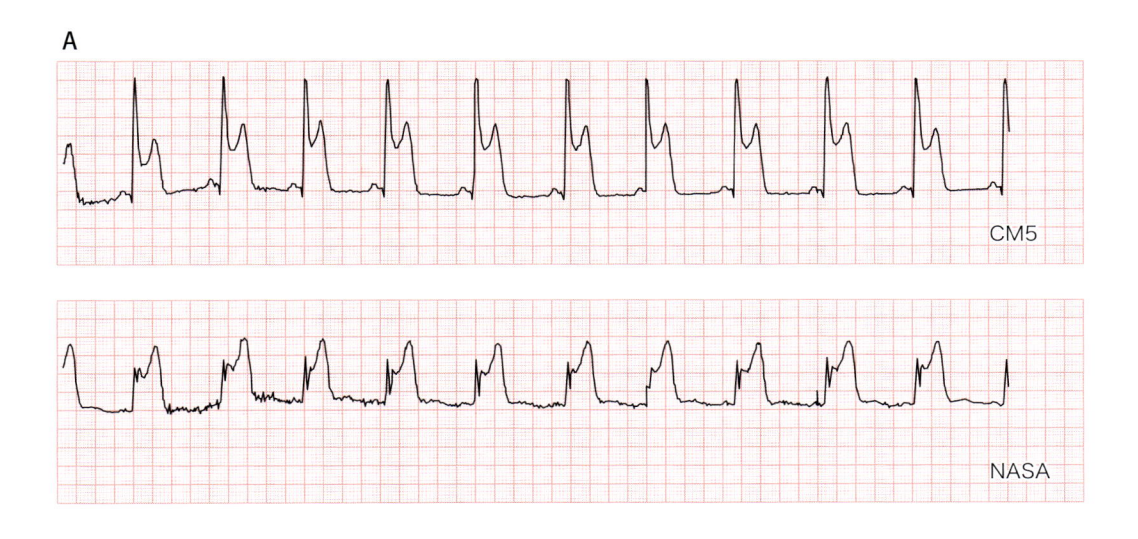

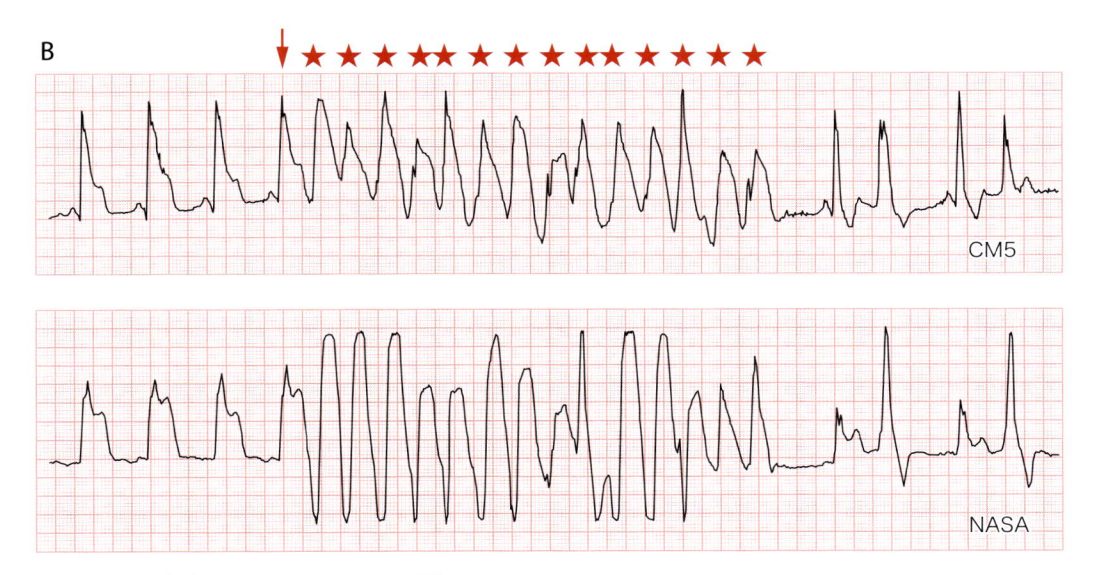

図4 症例（2）におけるホルター心電図
A）午前4時，発作（胸痛）時のホルター心電図波形．両誘導ともに著明なST上昇を認める
B）午前4時30分の波形．4心拍目（↓）に引き続き非持続性多形性心室頻拍（★印）が記録されている

おわりに

　DES（drug eluting stent）の登場以来，冠動脈疾患の診断の多くは器質的プラークの検索に焦点が注がれてきた．しかしながら，冠攣縮性狭心症は決して器質的狭心症の対岸にある稀な疾患ではなく，狭窄性冠動脈病変の病態と予後に深く関与している．常に疾患の全体像を把握する診療姿勢を忘れないことが重要である．

文献

1) 日本循環器学会：冠攣縮性狭心症の診断と治療に関するガイドライン．Circ J, 72 (Suppl)：1195-1238, 2008
2) Prinzmetal, M., et al.：Angina pectoris. A variant form of angina pectoris：preliminary report. Am J Med, 27：375-388, 1959
3) 吉村道博：冠攣縮性狭心症の発症機序とその治療—カルシウムチャンネルを介する系とRhoキナーゼに関与する系—．診療と新薬，46：1233-1236，2010
4) Horowitz, A., et al.：Mechanism of smooth muscle contraction. Physiol Rev, 76：967-1003, 1996
5) Kugiyama, K., et al.：Nitric oxide activity is deficient in spasm arteries of patients with coronary spastic angina. Circulation, 94：266-271, 1996
6) Yoshimura, M., et al.：A missence Glu298Asp variant in the endothelial nitric oxide synthase gene is associated with coronary spasm in the Japanese. Hum Genet, 103：65-69, 1998
7) Nakayama, M., et al.：$T^{786-}\to C$ mutation in the 5′-flanking region of the endothelial nitric oxide synthase gene is associated with coronary spasm. Circulation, 99：2864-2870, 1999
8) Nishijima, T., et al.：The endothelial nitric oxide synthase gene $T^{786-}\to C$ polymorphism is a predictive factor for reattacks of coronary spasm. Pharmacogenet Genomics, 17：581-587, 2007
9) 厚生労働省循環器病委託研究費　虚血性心疾患における冠攣縮の役割に関する研究（10公-5），平成12年度研究報告書
10) Yasue, H., et al.：Coronary artery spasm. Clinical features, diagnosis, pathogenesis, and treatment. J Cardiol, 51：2-17, 2008

プロフィール

原　政英（Masahide Hara）
大分大学医学部総合内科学第一講座准教授
専門：循環器内科
1984年　大分医科大学医学部卒業
2005年　同内科学第一講座助教授
2007年　現職
循環器診療を行っていくうえで内科全般の知識の重要性を強く感じます．専門性だけを追求することなく，幅広く学んでください．

第2章　虚血のこのごろ

6. 硝酸薬とニコランジルは他人か

房崎哲也，小松　隆

● Point ●

- 硝酸薬とニコランジルは使い方に違いがある
- 虚血性心疾患だけではなく，急性心不全に対する有効性を忘れずに
- 血圧による使い分け
- それぞれの多面的効果も忘れずに

はじめに

　硝酸薬とニコランジルは一般的に虚血性心疾患に対する治療薬として普及し，似ている薬剤と思われているが，それぞれの作用機序や多面的効果を整理して身につけることにより，使い分けを含めこれからの診療に役立つと思われる．

1. 硝酸薬の（薬理）作用

　硝酸薬は，臨床使用が始まって100年以上の歴史を持ち，虚血性心疾患に対する最も有効な薬剤とされてきた．虚血性心疾患は血管内皮細胞が障害されることにより，内皮細胞由来血管拡張因子（endothelium-derived relaxing factor：EDRF）の産生が低下し，血管が拡張しにくくなる状態であるが，EDRFの本体は一酸化窒素（NO）であることがわかった．硝酸薬は外因性のNOドナーであり，このNOにより活性化されたグアニル酸シクラーゼがサイクリックGMPの産生を促進し，Ca^{2+}を細胞外に排出したり筋小胞体に取り込み，最終的に細胞内の遊離Ca^{2+}濃度を下げ，血管平滑筋を弛緩する（図）．

　現在使用されている硝酸薬としては，**亜硝酸アミル，ニトログリセリン（NTG），硝酸イソソルビド（ISDN），一硝酸イソソルビド（ISMN）**がある．また，舌下錠，舌下スプレー剤，経口剤，経皮吸収剤，注射剤など剤形が豊富であり，その場にあった使用法を選択できる利点もある．

　硝酸薬は，主に**血管拡張作用**を基本とし，静脈系に作用すれば前負荷を軽減し，うっ血の改善にもつながる．動脈系に作用すれば後負荷の軽減と降圧作用を有し，心臓のポンプ機能に対する負荷の軽減につながる．前負荷および後負荷の軽減に伴い酸素需要を抑制し，心筋酸素消費量を減少させる働きもある．冠攣縮の抑制効果も重要である．冠攣縮性狭心症は血管内皮細胞が障害され，NOの産生・放出が低下することにより血管が緊張する病態であるが，硝酸薬により冠攣

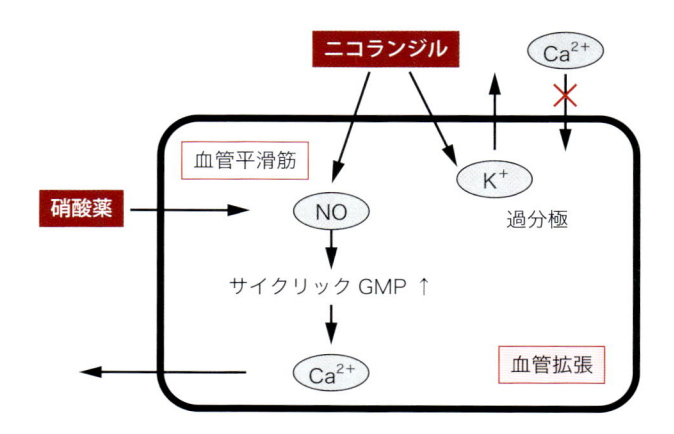

図　硝酸薬とニコランジルの作用機序

縮を抑制する．冠攣縮の合併が多いとされる日本人には予後の観点からも有効な薬剤である．また，左室リモデリング抑制効果や，血小板凝集抑制作用（トロンボキサンB_2の産生を抑制したり，トロンビンにより誘発される血小板凝集を抑制）もあるとされている．

2. 硝酸薬投与の予後に関する研究の変遷

　GISSI-3[1]，ISIS-4[2]などの2000年以前の古いデータからは，心筋梗塞の二次予防に硝酸薬は無効とされていた．しかし，患者背景をマッチさせるpropensity score matchingという統計手法を使用し十分なランダム化が施行できるようになり，さらに心筋梗塞に対する治療として経皮的冠動脈インターベンション（percutaneous coronary intervention：PCI）が標準治療となった日本における最近の研究（JACCS[3]，HIJAMI[4]，JCAD[5]）では，硝酸薬は心筋梗塞の予後を悪化させないというデータが出てきている．さらにCREDO-Kyoto[6]では，初回冠血行再建術（PCIや冠動脈バイパス術）後の患者さんにおいて，硝酸薬は総死亡・心血管死などの予後を改善させるというデータが出てきている．海外では，**急性冠症候群（acute coronary syndrome：ACS）**患者を対象としたGRACE試験[7]の結果が興味深い．この試験によると，ACS発症以前から硝酸薬を服用していた群において，服用していなかった群よりもACSの程度が軽くすんでいたというものであった．

　後述するニコランジルに対するImpact of Nicorandil in Angina（IONA）Study[8]では，ニコランジル単独投与より硝酸薬との併用で心血管イベントをさらに抑制するとの報告もある．

　狭心症を伴う慢性心不全例に対する硝酸薬の有効性において，V-HeFT-Ⅰ[9]やA-HeFT[10]では生命予後改善効果が示されており，虚血が残存する例や心不全合併例では，硝酸薬の継続投与の有効性が示されている．

3. ニコランジルの（薬理）作用

　ニコランジルは，硝酸薬作用とK_{ATP}チャネル開口作用を併せもつ日本で開発された薬剤であり，

心不全にも適応がある．**K_ATPチャネル開口作用**とは，血管平滑筋のK$^+$チャネルを開き過分極することにより，電位依存性Ca^{2+}チャネルからのCa^{2+}の細胞内流入を抑制し，血管を弛緩させる働きである（図）．つまり冠動脈に関しては，硝酸薬作用による太い冠動脈を拡張する作用と，K_ATPチャネル開口作用による細い冠動脈（100μm未満の冠微小血管）を拡張し冠血流量を増加させるという2つの作用を併せもつ薬剤である．もちろんニコランジルの硝酸薬作用には，前述の静脈拡張作用による前負荷軽減作用もあり，後負荷軽減に対してもK_ATPチャネル開口作用ともあわせて働く．これらの作用により，ニコランジルは心筋虚血に対して保護的に働き，前負荷・後負荷軽減作用がバランスよく働き，過度の血圧低下が生じにくいとされ，**虚血性の急性心不全に対し有効**とされている．

4. ニコランジルの各病態に対する有効性

1 狭心症

　無作為化プラセボ対照試験であるIONA Study[8]は，安定狭心症患者に対するニコランジルの心血管イベント抑制効果を示した初の大規模臨床試験であるが，本邦でもJCAD[5]や透析患者に対する研究などで，心血管イベント抑制効果が示されている．ニコランジルは，心筋エネルギー代謝を改善する作用を有し，運動負荷後の乳酸産生を抑制するという報告もみられる．いまや狭心症に対する標準治療となったPCIに関しても，施行前にニコランジルを投与することにより，虚血時のST上昇を抑制したり，乳酸代謝が改善するというような心筋虚血への抵抗性を増強する作用があるとされる．

2 急性心筋梗塞

　急性期からの使用により，慢性期心機能改善効果があるという結果がJ-WIND[11]などを含むメタ解析で示されている．また，微小循環改善作用を有するため，急性心筋梗塞に対するPCI中の心筋壊死抑制，気絶心筋の改善，冠血流低下（no reflow現象）を改善する目的での使用も有用である．

3 心不全

　ニコランジルの静脈内投与は，急性心不全の治療薬としての適応が拡大されたが，この作用は肺動脈楔入圧を下げるとともに，主に後負荷軽減により心係数を増加させる作用によるものである．微小循環改善作用により，急性虚血性心不全で血圧低値の症例に対しても有用である．上記J-WIND[11]などの慢性期心機能改善効果などのほかに，JCAD[5]のサブ解析ではハイリスクの虚血性心疾患患者の心不全発症抑制効果を認めている．

　ここで，硝酸薬とニコランジルの作用の比較を**表1**に，それぞれの多面的効果を**表2**に示す．

5. 使い分け・使い方

　各病態により使い分けを考慮すべき点を示す．一般的に虚血性心疾患患者の急性期静脈内投与

表1　硝酸薬とニコランジルの作用の比較

	硝酸薬	ニコランジル
前負荷軽減作用	++	+
後負荷軽減作用	+	+
表在冠動脈拡張作用	++	++
微小冠動脈拡張作用	−	++
冠攣縮抑制作用	++	++
冠血流量増加作用	±	+

表2　硝酸薬とニコランジルの多面的効果の比較

硝酸薬	ニコランジル
血管拡張作用	血管拡張作用
抗狭心症作用	抗狭心症作用
冠攣縮抑制作用	冠攣縮抑制作用
左室リモデリング予防効果	慢性期左心機能改善効果
左室拡張機能障害改善効果	血管内皮機能改善効果
虚血プレコンディショニング効果	虚血プレコンディショニング効果 特にPCI時のno reflow現象の改善
血小板凝集抑制作用	PAI-1活性低下作用（血栓形成リスクの低下）
	心臓交感神経活性化抑制作用
	抗不整脈効果
	冠動脈プラークの不安定化や動脈硬化病変の進展抑制

の場合，硝酸薬とニコランジルの使い分けは**血圧を目安にしている**．**収縮期血圧が100 mmHg未満の場合は，心臓に対する変時・変力作用が少ないニコランジルの投与が推奨される**．硝酸薬は，血圧が低いと冠灌流圧の低下・冠盗流現象を引き起こし，冠循環への悪影響が懸念されるためである．硝酸薬は表在冠動脈に血管拡張作用を有するが，ニコランジルは，さらに細い冠動脈にも作用するということも忘れてはならない点である．

心不全合併例も同様に血圧が1つの目安となるが，両者ともにそれぞれのエビデンスがあり，併用も1つの使用法である．心負荷の軽減作用と，冠血流量の維持を目的とする場合，両者の併用療法は有用と考えられる．

硝酸薬スプレーは，虚血症例以外にも，迅速な酸素化改善作用により心不全の急性期に対して有効である．

硝酸薬は，各種剤形・投与形態があるのが利点（スプレー・舌下錠・静脈内投与・内服など）となっている一方，**ニコランジルはその半減期から，1日3回投与が必要**である．しかし，ニコランジルは**薬剤耐性が生じにくい**という利点がある．

おわりに

硝酸薬とニコランジルを直接比較することは難しく，その作用機序も似ている面が多い．前述

のごとく，多面的効果も考慮しながら各種病態にあった使い分け，もしくは併用が必要であると思われる．

文献

1) GISSI-3：effects of lisinopril and transdermal glyceryl trinitrate singly and together on 6-week mortality and ventricular function after acute myocardial infarction. Gruppo Italiano per lo Studio della Sopravvivenza nell' infarto Miocardico. Lancet, 343：1115-1122, 1994
2) ISIS-4：a randomized factorial trial assessing early oral captopril, oral mononitrate, and intravenous magnesium sulphate in 58,050 patients with suspected acute myocardial infarction. ISIS-4 (Fourth International Study of Infarct Survival) Collaborative Group. Lancet, 345：669-685, 1995
3) Kojima, S., et al.：Long-term nitrate therapy after acute myocardial infarction does not improve or aggravate prognosis. Circ J, 71：301-307, 2007
4) Yamauchi, T., et al.：Long-term nitrate use in acute myocardial infarction (the Heart Institute of Japan, Department of Cardiology nitrate evaluation program). Cardiovasc Drugs Ther, 22：177-184, 2008
5) Kohro, T., et al.：JCAD Investigators. Effects of medication on cardiovascular events in the Japanese coronary artery disease (JCAD) study. Circ J, 71：1835-1840, 2007
6) 古川 裕：CREDO-Kyoto研究における冠血行再建術後患者に対する各種薬物治療と予後との関係―硝酸薬の位置づけを中心に―．診療と新薬，45：823, 2008
7) Ambrosio, G., et al.：Chronic nitrate therapy is associated with different presentation and evolution of acute coronary syndromes：insights from 52693 patients in the Global Registry of Acute Coronary Events. Eur Heart J 2010; 31：430.
8) IONA Study Group：Effect of nicorandil on coronary events in patients with stable angina：The Impact Of Nicorandil in Angina (IONA) randomized trial. Lancet, 359：1269-1275, 2002
9) Cohn, J. N., et al.：Effect of vasodilator therapy on mortality in chronic congestive heart failure. Results of a Veterans Administration Cooperative Study. N Engl J Med, 314：1547-1552, 1986
10) Taylor, A. L., et al.：The African American Heart Failure Trial：A clinical trial update. Am J Cardiol, 96 (Suppl)：44i-48i, 2005
11) Kitazae, M., et al.：Human atrial natriuretic peptide and nicorandil as adjuncts to reperfusion treatment for acute myocardial infarction (J-WIND)：two randomized trials. Lancet, 370：1483, 2007

プロフィール

房崎哲也（Tetsuya Fusazaki）
岩手医科大学　内科学講座　循環器内科分野
当大学病院は，平成9年に北日本初の循環器医療センターを設立し，循環器内科・心臓血管外科・小児循環器科・循環器放射線科・麻酔科が1つのハートチームとして共同体をつくっている，日本でも珍しい？施設です．ご興味のある方は，ぜひホームページをご覧ください．
http://www.iwate-heart.jp/

小松　隆（Takashi Komatsu）
岩手医科大学　内科学講座　心血管・腎・内分泌内科分野

第2章　虚血のこのごろ

7. むずかしくてイヤになる動脈硬化のサイエンス

添木　武，佐田政隆

● Point ●

- 現代の動脈硬化のメカニズムに関する考え方はRossの「傷害に対する反応」仮説がもとになっている
- それは，脂質異常症などが血管内皮細胞を損傷し炎症を引き起こすことにより，内皮下にコレステロールが蓄積されるという考えである
- さらに，慢性炎症としての動脈硬化の進展に自然免疫や獲得免疫の関与が示唆されている
- 動脈硬化は炎症性疾患であるという考えのもと，診断，治療薬の研究・開発が行われている

はじめに

　動脈硬化という言葉自体は広く一般にも知れ渡っているが，動脈硬化を科学的に説明できる人は医師でも限られている．本稿では，動脈硬化をサイエンスの面から捉え，その基本とトレンドを理解してもらうことにより，しばしば臨床でも出てくるこの方面のキーワードをすっと頭に入ってくるようにすることを目標にしたい．

1. まずは歴史から

1 粥状動脈硬化について

　動脈硬化は厳密には何種類かに分けられるが，単に「動脈硬化」という場合は**粥状動脈硬化**をさすため，本稿では粥状動脈硬化について述べる．（粥状）動脈硬化とは動脈にコレステロールや中性脂肪などがたまって動脈が肥厚し硬化した状態であり，これによって引き起こされるさまざまな病態を動脈硬化症という．動脈硬化症は，脂質異常症，糖尿病，高血圧，喫煙などの危険因子により生じると考えられ，最終的には動脈の血流が制限あるいは遮断されて，心血管疾患や脳血管疾患などを引き起こす[1]（図1）．

2 動脈硬化の考え方 —クラシック編—

　動脈硬化の成因については古くから議論されていたが，最も有名なのが1976年に最初の報告がなされたRussel Rossの「**傷害に対する反応**」仮説である[2]．その後数回改定が行われている

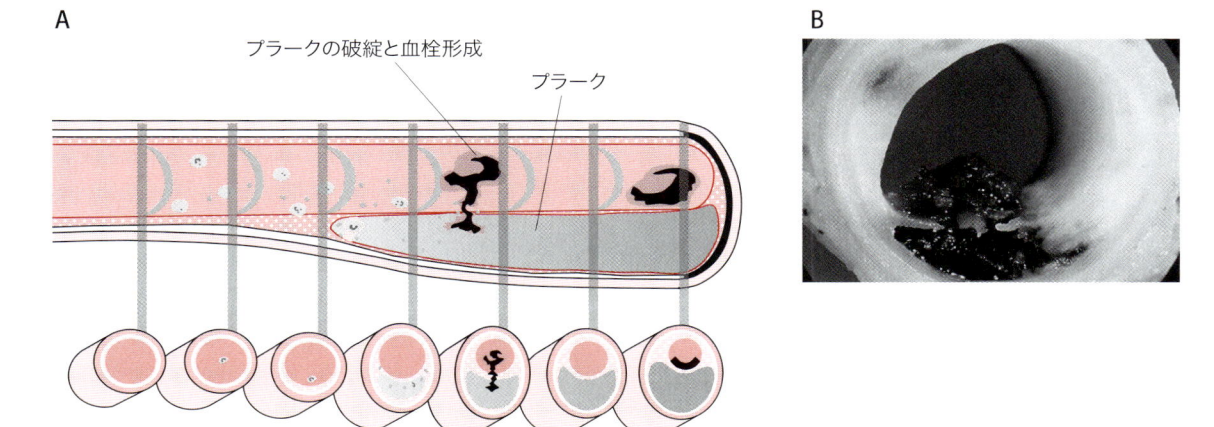

図1 動脈硬化の進展（A）とプラークの破綻（B）
プラークの蓄積に伴い血管断面積が拡大するため（ポジティブリモデリング），血管内腔はしばらく保たれている．よって内腔狭窄がなくても動脈硬化は進展しており，急性心筋梗塞の半数以上は50％以下の軽度狭窄病変から突然発症する
写真は文献1より転載（Color Atlas ❶参照）

　Rossの仮説であるが，その根幹は，「動脈硬化は内皮障害から始まり動脈壁におけるさまざまな細胞相互作用によって進展する」という考え方である．すなわち，血管の内腔は一層の内皮細胞で覆われており，そのまわりを中膜の平滑筋細胞が囲んで血圧や血流を調整しているが，血管内皮細胞が障害されると炎症細胞が血管壁へ浸潤し，各種サイトカインを放出して血管局所での慢性炎症反応を惹起する．これが引き金となり中膜の平滑筋細胞が形質転換し，内膜に遊走して増加するという仮説である．
　一方で，Rossの仮説を補うものとして位置付けられているのが，WilliamsとTabasの**「低比重リポ蛋白（LDL）貯留に対する反応」仮説**である[3]．すなわち，動脈硬化の初期過程においてLDLの沈着・貯留が必須であり，貯留したLDLはスカベンジャー受容体を介してマクロファージに取り込まれ，これを泡沫化するというものである．

2. 現代はどう考えられているのか

1 動脈硬化の考え方 ―近代編―

　その後，Rossの仮説を作業仮説として一連の動脈硬化過程の詳細がかなり判明してきている[4]（図2）．

1）内皮障害から白血球の遊走・蓄積・泡沫化（図2 A，B）

　まず，血管内皮細胞が障害されると，内皮細胞由来の一酸化窒素（nitric oxide：NO）の活性が低下する．NOは血管拡張作用，抗血栓形成作用，抗炎症作用，増殖抑制作用など抗動脈硬化作用を有するため，この低下が動脈硬化の第一歩となる．
　そして内皮細胞が活性化すると白血球接着因子を発現するようになる[5]．接着因子には，vascular cell adhesion molecule-1（VCAM-1），intercellular adhesion molecule-1（ICAM-1），およびselectinなどがある．これにより，単球を中心とした白血球は内膜に付着したのち内皮細胞の間

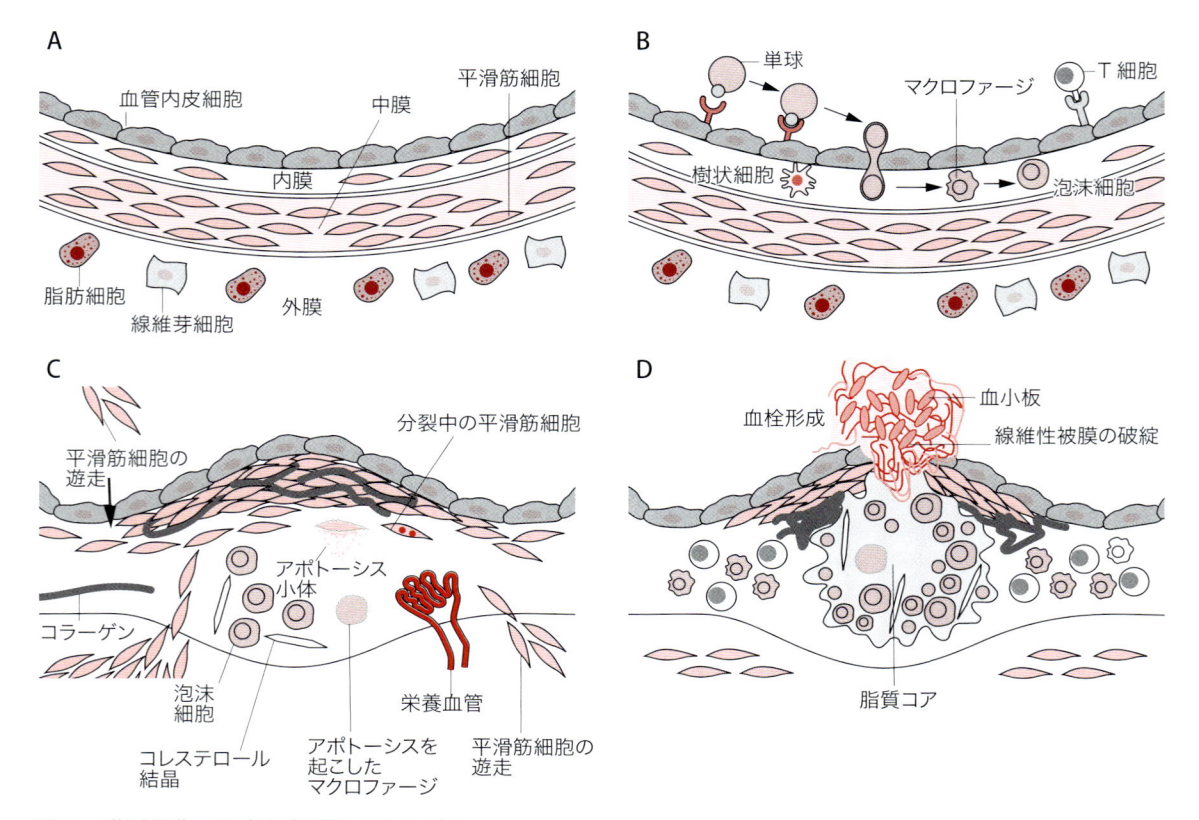

図2　動脈硬化の発症と進展のメカニズム
正常動脈を構成する細胞は，内皮障害を契機として白血球（主に単球）の遊走，蓄積，泡沫化や平滑筋細胞の遊走などを引き起こしプラーク形成に至り，破綻した場合は血栓形成を引き起こす．
文献4を参考に作成

隙を通り抜けることができるようになり，内皮下に遊走する．そして単球は一度内皮下に遊走すると，macrophage colony-stimulating factor（M-CSF）によりマクロファージに分化する．

また，リポ蛋白（特にLDL）は内膜にあるプロテオグリカンと呼ばれる細胞外基質と結合し内皮下に蓄積され，平滑筋細胞に発現するNADH/NADPHオキシダーゼや白血球に発現したリポキシゲナーゼなどにより酸化される[6]．酸化されたLDLは内皮細胞障害や白血球の内皮下への浸潤を誘導する．そして，マクロファージはスカベンジャー受容体を介して酸化LDLを取り込み，泡沫細胞（foam cell）に変化し，脂肪線条と呼ばれる初期像を形成する．

2）平滑筋細胞の遊走，プラーク形成（図2C）

次に，炎症性サイトカインや酸化ストレスなどの刺激により動脈硬化巣の平滑筋細胞は蛋白合成・細胞増殖・遊走能が高いタイプに形質転換を起こすことが知られている[7]．従来，動脈硬化巣の平滑筋細胞は中膜からの遊走によるものと考えられていたが，近年，骨髄細胞が流血中に前駆細胞として動員されたのちに傷害血管に定着し，平滑筋に分化し増殖するという現象が確認されている[8]．

こうしてできあがった動脈硬化性プラークは，マクロファージ由来泡沫細胞と脂質が蓄積した脂質コアの周囲を平滑筋とコラーゲン，エラスチンなどの細胞外基質で形成された線維性被膜が覆った構造をしている．そして，マクロファージを含む炎症細胞のアポトーシスにより壊死性コ

アが形成されるが，その原因としては，サイトカイン，T細胞が発現するFasリガンドという免疫学的要因，酸化LDLと酸素から発生したフリーラジカルの蓄積による毒性などが考えられている．

3) プラークの破綻，血栓形成（図2D）

さらに，線維性被膜の構成成分であるコラーゲンなどを分解するmatrix metalloproteinases（MMP）が炎症細胞により産生されることにより線維性被膜が菲薄化し，動脈硬化性プラークの不安定化が促進される．この線維性被膜が破れコアに存在する組織因子が血管内腔の血液に触れると，直ちに凝固系カスケードの活性化が起こり血栓が形成される．すなわち，血管が冠動脈の場合は**急性冠症候群**（acute coronary syndrome：ACS）を引き起こすことになる．

なお，このようなプラーク破綻（plaque rupture）の直前でもその半数以上は有意狭窄を伴っておらず，突然ACSを引き起こすことが知られている[1]．すなわち，このようなプラーク病変は代償的に血管が管腔外方向に広がっているため狭窄が生じにくくなっていると考えられる（図1）．

2 動脈硬化の考え方 ―現代～未来編―

前述のように，傷害反応仮説に"炎症"というキーワードが加わり動脈硬化の一連の流れが解明されつつあるが，その契機および炎症持続のメカニズムについては永らく不明であった．しかし最近，慢性炎症としての動脈硬化に自然免疫や獲得免疫の関与が示唆されている[9]．

1) 動脈硬化への自然免疫の関与

食細胞が中心となる自然免疫はほぼあらゆる生物における感染防御の基礎であり，病原1つ1つを個別に認識するのではなく，さまざまな病原が共有する構造をパターン化させて認識する（pathogen associated molecular patterns：PAMPs）．そのような抗原のパターンを認識する受容体のなかに樹状細胞やマクロファージの表面にあるToll-like receptor（TLRs）や前述のスカベンジャー受容体がある．TLRsは微生物に共通して認められる蛋白，脂質，核酸などさまざまな分子すなわちPAMPsを認識することが知られており，これらのTLRのリガンド（特定の受容体に特異的に結合する物質）は動脈硬化の進展に関与することが示唆されている．

さらに，この自然免疫システムは自身に問題が発生した場合にも認識できるように進化しており，ネクローシスによる細胞死や細胞外基質の分解を認識することが報告されている[10]．このような自己由来の分子群はdamage associated molecular pattern（DAMPs）あるいはdanger signalと呼ばれており，動脈硬化の粥状硬化巣の壊死性コアには死細胞成分が集積し細胞外基質も豊富に存在することから，さまざまなdanger signalが局所に存在していることが示されている．

2) インフラマソーム

そして，最近，無菌性炎症としての動脈硬化の惹起経路の1つとして最も注目されているのが自然免疫系の担い手の1つであるインフラマソームとよばれる細胞内蛋白質複合体である．インフラマソームは，その構成蛋白であるNod様受容体（Nod-like receptor：NLR）によりPAMPsやDAMPsを認識し，最終的にカスパーゼ1を活性化することでIL-1βおよびIL-18を分泌することにより炎症を惹起する．最近，動脈硬化巣に認められるマクロファージがコレステロール結晶を取り込み，最終的にNLRP3インフラマソーム活性化が誘導されることが報告され注目を浴びている[11]．IL-1βやIL-18はTNFα，IL-6やIFNγといった炎症性サイトカインの産生を刺激し，マクロファージやT細胞といった免疫細胞のさらなる呼び寄せを誘導することから，NLRP3が動脈硬化発症の中心的調節因子である可能性が示唆されている[12]（図3）．

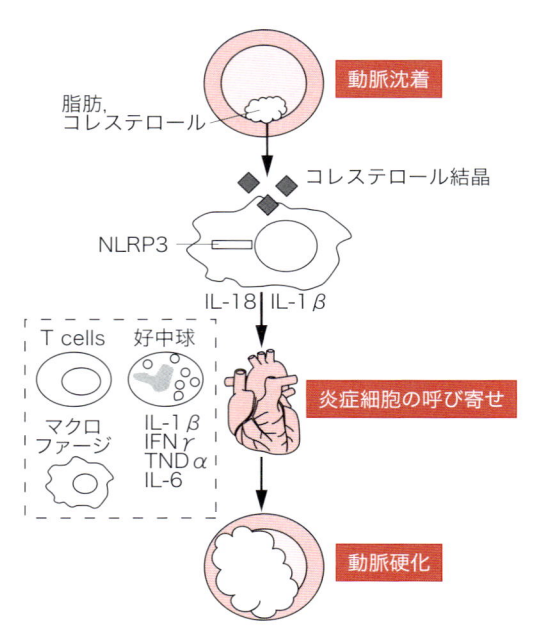

図3 動脈硬化におけるインフラマソーム活性化
コレステロール結晶は動脈壁に蓄積し，NLRP3インフラマソーム活性化に伴うIL-1βやIL-18の分泌を起こし，炎症性細胞を呼び寄せることにより慢性炎症を引き起こす．
文献12より転載

3. 実際の臨床との関係は？

1 危険因子は何か

　動脈硬化の危険因子としては，**脂質異常症，高血圧，糖尿病，喫煙，加齢**などがあげられる．例えば，血圧が上昇すると，内皮型NO合成酵素（eNOS）の活性低下，内皮での接着分子の発現増加，マクロファージのスカベンジャー受容体の増加（酸化LDLの取り込み亢進），平滑筋細胞の増殖などが直接的，間接的に起こり，前述のような機序で動脈硬化が生じることがわかっており，他の危険因子についても同様に分子生物学的手法により動脈硬化促進のメカニズムが明らかになっている．さらに，大事なことは，数多くの大規模臨床試験でこれらの危険因子が実際のヒトにおいても冠動脈疾患などの危険因子であることが証明されているということである．

2 動脈硬化の簡便なマーカーってあるの？

　前述のように動脈硬化が慢性炎症であるという概念が一般的になってきてから，実際の臨床の場においては，動脈硬化の指標となるような炎症マーカーの探索が行われている．現在までに報告されているなかで，最も代表的な炎症性バイオマーカーは**C反応性蛋白（C-reactive protein：CRP）**である．CRPは急性期蛋白の1つで，基本的には全身各所に起こる炎症反応を反映して肝細胞で産生されるが，その一部は炎症局所でも産生される．ただし，血管の炎症などによるCRPの産生はごくわずかであり，これを検出するために高感度CRPが開発され，数多くの大規模臨床試験で心血管イベントの予測因子としての有用性が証明されている．しかし，この高感度CRPには特異性において大きな問題があり，感染や組織破壊により数値が大きく動くことが多く，動脈硬化そのものというより肥満，加齢，高血圧，糖尿病，喫煙などの影響を受けることが知られている．実際，高感度CRP値の上昇と動脈硬化病変の形成との因果関係やそのメカニズムについてはまだはっきりとわかっていないのが実情である．

　その他にも，血清アミロイドA，ホモシステイン，フィブリノーゲン，IL-6，TNF-α，可溶性

ICAM-1，CD40リガンド，lipoprotein related phospholipase A2（Lp-PLA2），pentraxin 3（PTX3）など数多くの炎症性マーカーが動脈硬化（あるいは不安定プラーク）の指標となりえるか検討されており，臨床応用が期待されている．

3 動脈硬化の治療法は？

　動脈硬化そのものをターゲットとする治療は今のところないが，その危険因子となる脂質異常症，糖尿病，高血圧などを治療することが動脈硬化の進展抑制につながることがわかっている．そのなかでも，**スタチン（HMG-CoA還元酵素阻害薬）**は，eNOS合成の増加作用，抗酸化ストレス作用，炎症性サイトカインや接着因子の低下作用，平滑筋細胞やマクロファージなどの遊走・増殖抑制作用などがあり，脂質代謝改善作用とは独立した抗動脈作用（pleiotropic effect）があることが注目されている．この他にも，PPAR（peroxisome proliferator-activated receptor）γ活性化作用を有する薬（塩酸ピオグリダゾンなど）でも，pleiotropic effectとしての抗動脈硬化作用があることが報告されている．

　さらに，現在認識しうる前述のような炎症マーカーが炎症の原因をみているのか結果をみているのかは長らく不明であったが，最近の報告によると，IL-6受容体（IL6R）の遺伝子多型が冠動脈疾患リスクと関係しており，IL6R阻害は冠動脈疾患の予防につながる新治療薬となる可能性が示唆されている[13)][14)]．

おわりに

　動脈硬化に関するサイエンスは数限りなくあるが，今でも十分解明されたとは言い難い．実際，現在の臨床の場において，動脈硬化そのものをターゲットとするような検査，治療もほとんどないのが現状である．しかしながら，動脈硬化は数多くの血管疾患の元凶であり，今後益々の研究の発展，ひいては臨床への応用が期待される．

文献

1) Davies, M. J.：Stability and instability：two faces of coronary atherosclerosis. The Paul Dudley White Lecture 1995. Circulation, 94：2013-2020, 1996
2) Ross, R. & Glomset, J. A.：The pathogenesis of atherosclerosis. N Engl J Med, 295：369-377,420-425, 1976
3) Williams, K. J. & Tabes, I.：The response-to-retention hypothesis of early atherogenesis. Aterioscler Thromb Vasc Biol, 15：551-561, 1995
4) Libby, P. et al.：Progress and challenges in translating the biology of atherosclerosis. Nature, 473：317-325, 2011
5) Cybulsky, M. I. & Gimbrone, M. A. Jr.：Endothelial expression of a mononuclear leukocyte adhesion molecule during atherogenesis. Science, 251：788-791, 1991
6) Steinberg, D. & Lewis, A.：Cornner Memorial Lecture：Oxidative modification of LDL and atherogenesis. Circulation, 95：1062-1071, 1997
7) Doran, A. C. et al.：Role of smooth muscle cells in the initiation and early progression of atherosclerosis. Arterioscler Thromb Vasc Biol, 28：812-819, 2008
8) Sata, M. et al.：Hematopoietic stem cells differentiate into vascular cells that participate in the pathogenesis of atherosclerosis. Nat Med, 8：403-409, 2002
9) Hansson, G.K.：Inflammation, atherosclerosis, and coronary artery disease. N Engl J Med, 352：1685-1695, 2005
10) Kono, H. & Rock, K. L.：How dying cells alert the immune system to danger. Nat rev Immunol, 8：279-289,

2008
11) Duewell, P. et al.：NLRP3 inflammasomes are required for atherogenesis and activated by cholesterol crystals. Nature, 464：1357-1361, 2010
12) Lukens, J. R. & Kanneganti, T. D.：インフラマソーム活性化は肥満関連炎症性疾患に油を注ぐ. 実験医学, 30：1741-1749, 2012
13) IL6R Genetics Consortium Emerging Risk Factors Collaboration：Interleukin-6 receptor pathways in coronary heart disease：a collaborative meta-analysis of 82 studies. Lancet, 379：1205-1213, 2012
14) The Interleukin-6 Receptor Mendelian Randomisation Analysis（IL6R MR）Consortium：The interleukin-6 receptor as a target for prevention of coronary heart disease：a mendelian randomisation analysis. Lancet, 379：1214-1224, 2012

プロフィール

添木　武（Takeshi Soeki）
徳島大学大学院ヘルスバイオサイエンス研究部循環器内科学講師
専門は循環器内科学, 特に不整脈, 心血管内分泌学, 動脈硬化

佐田政隆（Masataka Sata）
徳島大学大学院ヘルスバイオサイエンス研究部循環器内科学教授
専門は循環器内科学, 特に動脈硬化, 再生医療, 薬物療法, 生活習慣病

第3章　不整脈をみたら

1. みかけはそれほどでもないが実は危険な心電図

速水紀幸

> **Point**
> ・以前の心電図と比較するくせをつける
> ・ふらつきや失神の有無は重症度を知るうえで大事
> ・遺伝性疾患も多いので，突然死の家族歴も聞いておく

はじめに

　危険な不整脈といえば心室細動，心室頻拍，心停止などがあげられるが，実際にこれらの不整脈を記録する機会は稀である．日常診療では，一見危険そうではないもののそのような不整脈を起こすリスクの高い心電図を記録することが多く，そのなかでも注意すべきものについて例をあげて解説する．

1. まず基本

　心電図を見ることも大事であるが，情報は多いほど解釈に有利である．病歴や症状，身体所見など，得られる情報があれば，心電図の読み落としも少なくなる．また，**以前の心電図があれば必ず横に並べて比較する**ことも重要である．心電図は再現性の高い検査である．以前と異なっていたら，何か起こったのかなと思って，より注意深く調べる必要がある．
　以下にあげる疾患は，最終的に診断するために精密検査が必要だが，**ふらつきや失神があればまず間違いなく本物**なので，治療を急がねばならない．

2. 実は危険な心電図

1 交代性脚ブロック

　同一症例に完全右脚ブロックと完全左脚ブロックが観察されるものである．必ずしも一拍ごとに「交代」でみられなくてもよく，別の日の心電図でそれぞれの脚ブロックが観察されるものも含める．右脚，左脚ともに障害があり，その程度が同程度であるために，わずかな条件の変化でいずれかの脚ブロックを呈するものと考えられる．刺激伝導系の下位レベルでのブロックであり，

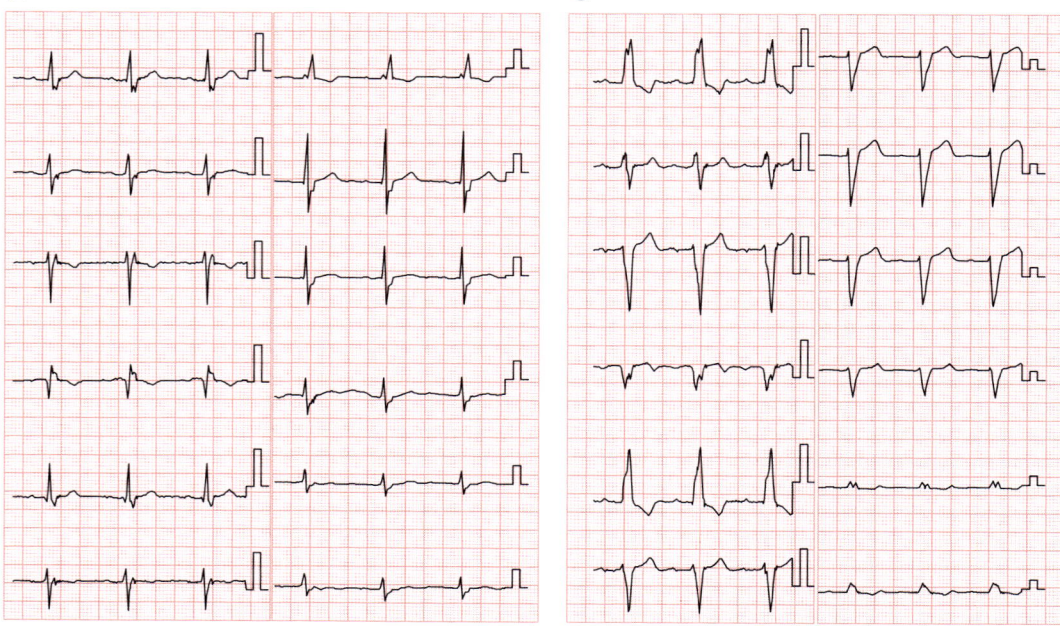

図1 交代性脚ブロック
A）完全右脚ブロックの心電図である．B）同一症例の10日後の心電図だが，完全左脚ブロックであった．AとBをあわせて交代性脚ブロックと診断した．心臓電気生理学的検査でヒス束以下の伝導障害が明らかで，ペースメーカーを植え込んだ

ブロックが進行した際に補充収縮が不安定である可能性が高い[1]．
　この診断は1枚の心電図ではできないことがある．日ごろから**以前記録した心電図と比較する習慣**をつけておきたい（図1）．

2 3枝ブロック・2枝ブロック

　心臓の刺激伝導系はヒス束以下で右脚・左脚前枝・左脚後枝に別れるが，これら3つすべてにブロックがあるものを3枝ブロックという．3枝とも完全ブロックであると3度房室ブロックと区別がつかないので，通常，2枝の完全ブロック（右脚ブロック＋左脚前枝あるいは後枝ブロック）に1度～2度の房室ブロックを伴うものをさす（図2）．完全左脚ブロック（＝左脚前枝ブロック＋左脚後枝ブロック）に1～2度房室ブロックを伴うものも3枝ブロックに含めることがある．
　3枝ブロックがあれば心臓電気生理学的検査を行い，不完全ブロックの部位を調べる．**ヒス束以下の不完全ブロックならば完全房室ブロックになる可能性が高い**[1]．

3 不整脈源性右室心筋症（ARVC）

　不整脈源性右室心筋症（arrhythmogenic right ventricular cardiomyopathy：ARVC）とは，右室心筋に脂肪変性や線維化が起こり，右心不全やリエントリー性頻拍を起こす疾患で，遺伝子異常が指摘されている[2]．右脚ブロックや右側胸部誘導（V1～V4あたり）に陰性T波がみられることが多い．また，右側胸部誘導にイプシロン波（ε波）がみられることがある．これはQRSとSTの接合部あたりにみられる小さなノッチで，右室の伝導遅延を反映しているといわれる．**ARVCに特異的なものではないが，特徴的な所見**であり，これをみたらARVCがまず想起される．

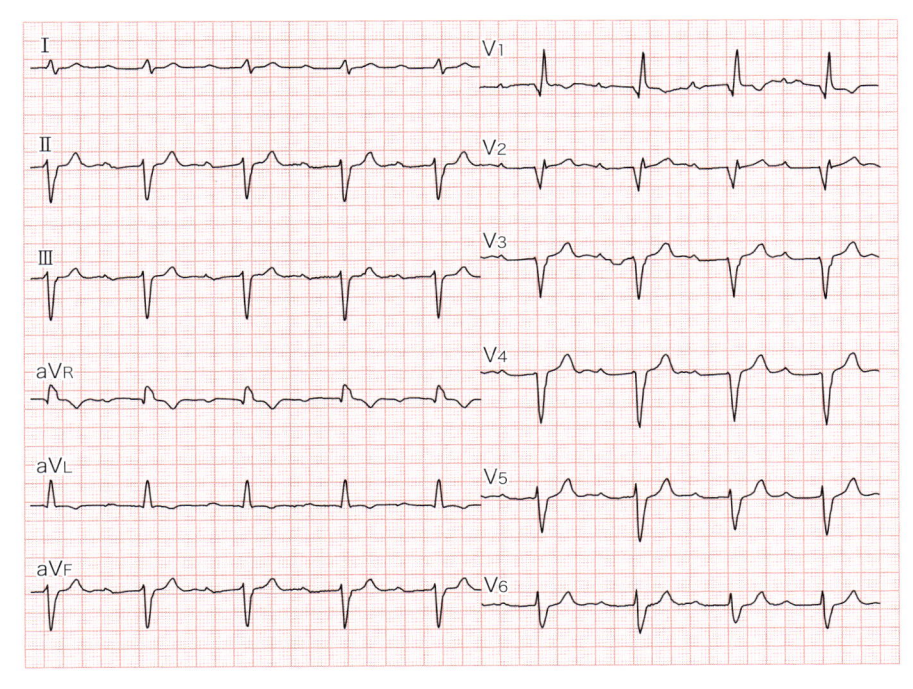

図2　3枝ブロック
完全右脚ブロックと著明な左軸偏位（左脚前枝ブロック）がみられ，2枝の完全ブロックである．さらにPQが延長しているため，3枝ブロックと診断した．ふらつきの訴えもあり，心臓電気生理学的検査を行ったところ，ヒス束以下の伝導障害が明らかとなり，ペースメーカーを植え込んだ

ARVCにおこる心室頻拍は，右室から発生するため左脚ブロックパターンとなるのが普通である．

4 Brugada型心電図

　器質的異常がないにもかかわらず，安静時に特徴のある心電図を呈し，突然心室細動を起こして死亡する症例を1992年にBrugadaらが報告した[3]．現在は**Brugada症候群**と呼ばれ，特発性心室細動の1つとされる．圧倒的に男性に多く，30〜50歳代が大部分である．この疾患に特徴的である心電図をBrugada型心電図という．Brugada型心電図は日本人などのアジア人に多く，報告によっては200人に1人みられるという．心室細動を起こすBrugada症候群は，Brugada型心電図を呈する人の1割程度である．Brugada型心電図を呈する人における**突然死のリスクファクターは，失神の既往と突然死の家族歴である**．Brugada型心電図を見たら，病歴聴取でリスクファクターの有無を調べる．

　Brugada型心電図の例を図3に示す．その特徴は，右側胸部誘導（V1からV3誘導）で，図のようにJ点（QRSとST部分の接続点）の上昇と，ST上昇がみられることである．現在，波形は3つに分類されており，病的意義があるのは**Type 1**である．Type 1は**Coved型**（湾のようになだらかに彎曲した形のこと）とも呼ばれ，J点の2 mm（0.2mV）以上の上昇と，それに引き続く上に凸のST上昇がなだらかに陰性Tにつながるものである（陰性Tはなくてもよい）．**Brugada症候群の診断にはType 1波形の記録が必須である**．Type 2は2 mm以上のJ点上昇と下に凸のST上昇がみられ，しかも上昇したSTの最低部（トラフ，trough）が基線より1 mm以上上昇しているものである．馬の鞍のような形であり，**Saddleback型**と呼ばれる．Saddlebackのみでは

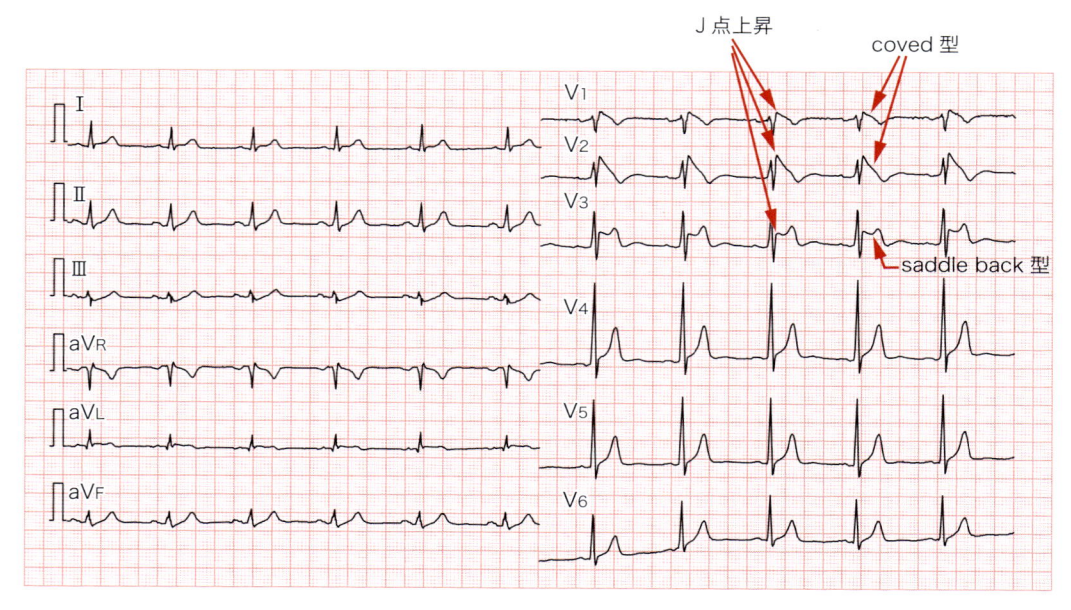

図3 Brugada型心電図
V1とV2でType 1（coved型），V3でType 2（saddleback型）の心電図変化がみられる．失神既往や突然死の家族歴はなく，Brugada型心電図と診断した

病的意義は低いものの，経時的にCoved型に変化することがあるので，何度か心電図を記録した方がよい．

5 短連結性心室期外収縮

短連結性心室期外収縮というよりもshort coupled PVCという方が通りがよい．**器質的心疾患のない心室期外収縮は，一般的に予後良好**である．ところが特発性心室細動と呼ばれる症例の一部に，連結期（先行QRSの開始から当該QRSの開始まで）の非常に短い心室期外収縮をきっかけとして心室細動やtorsades de pointesを起こす例がある[4)5)]．短い連結期とはおおむね300msec以下をさし，感覚的にはT波のピークよりも前で期外収縮が発生する感じである．12誘導心電図や24時間心電図でshort coupled PVCを見た場合，とりわけ**失神やふらつきの既往がある場合は直ちに専門医へ紹介する**．

6 QT延長症候群

12誘導心電図上QTが延長し，torsades de pointesなどの不整脈を起こしやすい疾患であり，遺伝性の先天性QT延長症候群と電解質異常などによる後天性QT延長症候群がある．通常の診療で目にするのはほとんどが後天性である．QTは心拍数に依存して変化するため，心拍数あるいはRR間隔で補正したQTcを計算し延長の有無を判断する．QTの補正にはいくつかの公式があるが，よく使われるのはBazettの式である〔$QTc = QT / \sqrt{RR（秒）}$〕．QTcが0.44秒以上の場合は本症候群を疑う[6)]（図4）．

最近の心電計は自動計算してくれるが，QTは機械計測が難しく，しばしば外れた値をとる．機械の計測を鵜呑みにせず，自分でチェックするくせをつけたい．**心拍数が70/分以下のとき，QT時間がRR間隔の半分以上であれば，QTcが0.45秒以上の可能性が高い**ということを知っていると，便利である．

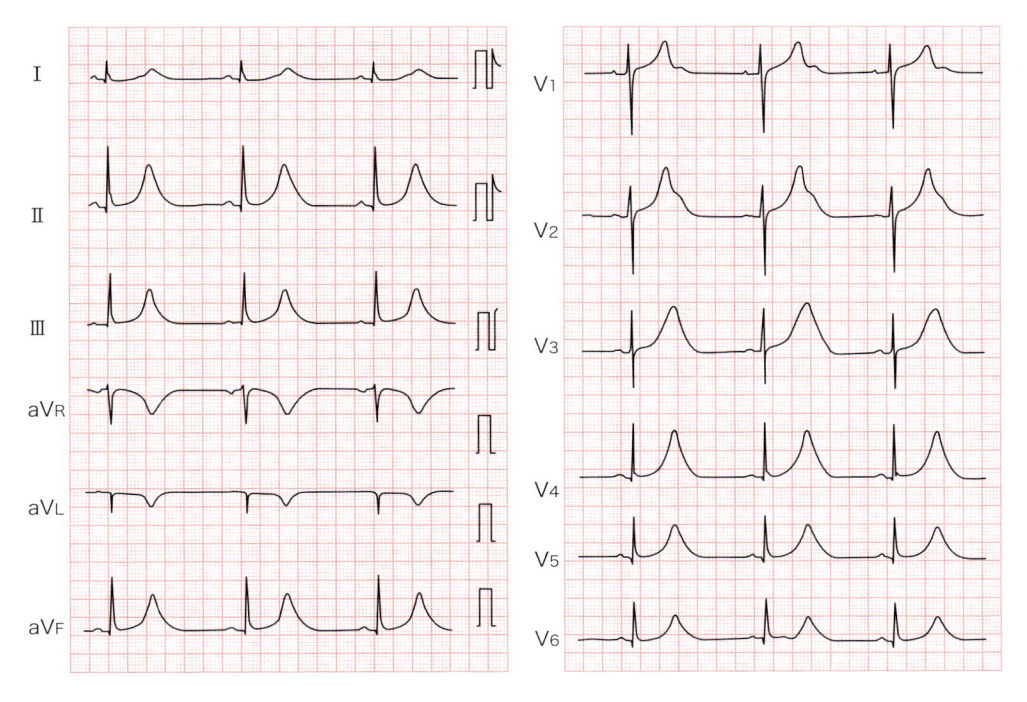

図4　QT延長症候群
β遮断薬とメキシレチンを服用中にみられた，後天性QT延長症候群である．QTは0.68秒，RR間隔は1.40秒であるから，Bazettの式で計算するとQTcは0.575となる．心拍数が低いのにQTがRRのほぼ半分であることに注目

おわりに

このような心電図を見たときには専門医に紹介する．特に失神既往や突然死の家族歴は共通するリスクファクターであり，これらがある場合はすみやかに対応するようにしたい．

文献

1）「ジョセフソン臨床心臓電気生理学―手技と解釈」（M. E. ジョセフソン/著），西村書店，1998
2）Coonar, A. S., et al.：Gene for arrhythmogenic right ventricular cardiomyopathy with diffuse nonepidermolytic palmoplantar keratoderma and woolly hair (Naxos disease) maps to 17q21. Circulation, 97：2049-2058, 1998
3）Brugada, P. & Brugada, J.：Right bundle branch block, persistent ST segment elevation and sudden cardiac death：a distinct clinical and electrocardiographic syndrome. A multicenter report. J Am Coll Cardiol, 20：1391-1396, 1992
4）Leenhardt, A., et al.：Short-coupled variant of torsade de pointes. A new electrocardiographic entity in the spectrum of idiopathic ventricular tachyarrhythmias. Circulation, 89：206-215, 1994
5）Gang, E. S., et al.：Short coupled premature ventricular contraction initiating ventricular fibrillation in a patient with Brugada syndrome. J Cardiovasc Electrophysiol, 15：837, 2004
6）Schwartz, P. J., et al.：Diagnostic Criteria for the Long QT Syndrome. Circulation, 88：782-784, 1993

プロフィール

速水紀幸（Noriyuki Hayami）
帝京大学医学部附属溝口病院第四内科准教授　　専門：不整脈

第3章 不整脈をみたら

2. 心房細動に使える抗不整脈薬は何か

畔上幸司

● Point ●

- 心房細動の治療はリズムコントロールとレートコントロールに分けて考える
- 救急医療では心房細動の徐拍化が基本であるが，静注薬による除細動も行えるようにする
- 心房細動に対するレートコントロールは房室結節伝導を修飾する治療である
- WPW症候群の心房細動を常に念頭におく，高齢患者では洞不全の顕在化を警戒し少量から

はじめに

　心房細動患者は社会の高齢化に伴い増加傾向にあり，その管理は一般臨床医の診療に委ねられる時代に移行しつつある．心房細動に対し抗不整脈薬を用いた薬物治療を行う場合，循環器科を専門とする医師たちは，治療対象となる患者をどのように捉え，抗不整脈薬をどのように選択しているのか？ 本稿では，一般医に要求されるポイントを中心に述べてみたい．

1. まず基本

1 薬を使う前に

1）心房細動と心室応答を理解しよう

　心房細動は心房が細動とよばれる無秩序な興奮状態となり，その心房興奮の一部が房室結節を伝導し心室を不規則に興奮させ不規則な心拍に陥る状態である．心房内の任意の点で局所電位を記録すると，細動中の心房は周期長100〜200ミリ秒（300〜600/分）で不規則に興奮している．

　心房細動中の心拍数（心房細動レート）は心房の興奮が房室結節を伝導し心室を収縮させた心室応答数である．したがって，**心房細動レートは心房の興奮状態ではなく房室結節の伝導性の良し悪しに左右される**．労作，精神的緊張，発熱，低酸素状態，脱水，貧血，低心拍出，甲状腺機能亢進状態などの要因により房室結節の伝導性は亢進しレートが速くなる．逆に房室結節が伝導障害をもつ例では，心房が細動状態であっても心室応答数は上がらずレートの遅い心房細動を呈する．

2）心房細動中の血行動態は？

　心房細動中の血行動態を整理してみよう．心房が細動状態に陥ると正規の心房収縮は失われる．正規の心房収縮が消失することにより心拍出は30％程度低下するという．また，短い連結周期（RR間隔）で心室が収縮する心拍では，心室の十分な拡張が得られず心拍出は大きく低下する．房室結節伝導が亢進しRR間隔の短い心拍の多い状態，すなわちレートの速い心房細動では，心拍出が低下し脈圧の低下（血圧低下）をきたす．同時に左室拡張不全に似た血行動態に陥り肺静脈楔入圧が上昇し肺うっ血をきたす．

　以上を十分に理解したうえで，抗不整脈薬による心房細動の薬物治療について基本的なスタンスを考えてみよう．

2. ここまでが常識

1 リズムコントロールとレートコントロール

　抗不整脈薬を用いた心房細動の治療は，**洞調律の維持を目標とするリズムコントロール治療と心拍数の調整を目標とするレートコントロール治療**に分けられる．本邦で行われたJ–RHYTHM試験によると，持続性心房細動ではレートコントロール治療によりイベントが回避される傾向にあったのに対し，発作性心房細動では，主に忍容性の観点から，リズムコントロール治療の方が優れているという結果が得られた[1]．

　リズムコントロールもレートコントロールも，心房細動を長期的に管理する場合の治療方針として用いられる用語である．なお，救急医療の場で，心房細動を止め洞調律に復帰させる治療は除細動とよび，心拍数の速い心房細動のレートを下げる治療は徐拍化とよぶ．これらの治療はその場での処置であり，長期的な管理とは異なるためリズムコントロールやレートコントロールとは区別したい．

2 心房細動の救急医療と外来診療

　救急医療では，

① 動悸や胸苦しさなどの症候が強いかどうか
② レートが速い（心拍数130〜140/分以上）かどうか
③ うっ血性心不全を合併しているかどうか
④ 心房細動の発生時期が明らかかどうか

などにより治療選択を検討する．症候が強いか，あるいはレートの速い心房細動では，まず心房細動の徐拍化を行い，これで症候が改善されない場合に除細動を試みる，という方法が適当と思われる．うっ血性心不全を併発している心房細動では，徐拍化と心不全治療を並行して行う．発生時期が不明の心房細動では，心房細動停止後に発生し得る塞栓症を回避する意味で徐拍化のみを行うのが原則である．

　一般外来を受診する心房細動の患者には，動悸・胸部不快感・息切れなどの症状を主訴とする例や，健康診断で心電図異常を指摘された無症候性の心房細動例などが含まれる．また，来院時の心電図が洞調律であり発作性心房細動とみなせる例と，来院時の心電図が心房細動で持続性心

房細動と思われる例とが含まれる．**発作性あるいは症候性の心房細動ではリズムコントロール治療を目ざし，無症候性の持続性心房細動はレートコントロール治療で管理する，といった基本方針がわかりやすい**．持続性心房細動のリズムコントロール治療（洞調律の回復と維持）を試みる場合や，中等度以上の基礎心疾患に併発した心房細動患者を診療する場合には，無理をせず一度専門医に相談するのが無難であろう．

3. 少しわかってきたころ

1 心房細動の救急医療

上記のように，心房細動の救急医療では心房細動レートの徐拍化が基本的な治療である．以下，具体的な治療法を紹介する．（表）

1）静脈注射薬はこのように使い分ける

救急医療の場で症候が強くすみやかに心拍数を下げる必要のある心房細動の場合，Ca拮抗薬であるベラパミルの静注が有効である．具体的な投与法としては，ベラパミル1A（5 mg）を5分程度かけて静注する方法が無難であろう．頻脈性心房細動では，先に述べたとおり心拍出の低下により血圧が低めであることが多い．このような状況で血管拡張作用と心収縮抑制作用を有するベラパミルを使用する治療は躊躇されるかもしれないが，心拍数の緩徐な低下により心拍出および拡張不全状態が是正され，体血圧はむしろ上昇に転じることが多い．

うっ血性心不全を併発している症例や中等度以上の左室収縮不全，大動脈弁狭窄症をもつ症例にベラパミルの静注（ベラパミル1A/5分）を行うとショックによる容態の急変をきたす場合がある．このような症例では，血行動態をモニターしながらジルチアゼムを少量から持続点滴で投与し徐拍化する方法が安全である．具体的には，ジルチアゼム3 mg/時間程度から開始し，血圧を見ながら15〜30分ごとに1〜2 mg/時間ずつ増量し心拍数を100/分以下にコントロールする．うっ血性心不全はあるが呼吸不全が軽度で時間のかせげる症例では，ジギタリスの静注，具体的にはジゴキシン1A（0.25 mg）を2〜4時間ごとに静脈内投与しコントロールする方法が有効と思われる．

2）症候の軽い心房細動では無理をしない

動悸や胸苦しさなどの症候が軽く心拍数がそれほど速くない場合（心拍数100〜120/分程度）には，必ずしも静注薬を使用する必要はなく，内服薬（*4*-**2**を参照）で症状の緩和をはかり経過観察とし翌日の外来診療に移行することも多い．

2 抗不整脈薬による除細動

心房細動の救急医療では，心房細動が持続することにより抗凝固療法や電気的除細動が必要となる状況を懸念し，抗不整脈薬の静注により除細動を試みる治療が行われる．心房細動の徐拍化を行っても症候が改善しない患者，診療歴があり患者背景が明らかな患者，うっ血性心不全がなく血行動態も比較的安定した患者では，抗不整脈薬の静注による除細動を試みてよい．

心房細動の薬理学的除細動には**Naチャネル遮断薬**を使用する．シベンゾリンとピルジカイニドが使えれば十分であろう．前者はⅠa群薬に分類されるNaチャネル遮断薬で，心電図モニター下に1.4 mg/kgを5分間かけ緩徐に点滴静注する．後者はⅠc群に分類され，1.0 mg/kgを10分間かけ投与する．どちらの薬剤がより有効であるかを事前に推定することは難しい．抗不整脈薬

表　心房細動の抗不整脈薬治療

状況	治療法	薬剤	用量
救急医療	除細動	・シベンゾリン ・ピルジカイニド	1.4 mg／kg／5分 1.0 mg／kg／10分
	徐拍化	・ベラパミル ・ジルチアゼム ・ジゴキシン （内服薬はレートコントロールを参照）	5 mg／5分 3〜10 mg／時間 0.25 mg 緩徐に静注，2〜4時間ごとに追加
外来診療	リズムコントロール	・ピルジカイニド ・シベンゾリン ・プロパフェノン	1回　　50 mg　1日2〜3回 1回　 100 mg　1日2〜3回 1回　 150 mg　1日2〜3回
	レートコントロール	・ベラパミル ・ジルチアゼム ・メトプロロール ・ビソプロロール	1回　　40 mg　1日2〜3回 1回　 100 mg　1日1〜2回 1回　　20 mg　1日2〜3回 1回　　2.5 mg　1日1〜2回

を静注する場合，QRS幅が急に広がり房室伝導障害が顕在化したり，心房細動が粗動化し心拍数が上昇したり，心房細動が停止した際に洞停止から高度徐脈に陥ったりする例に遭遇することがある．このような事態が生じた場合には，薬剤の投与をすみやかに中止する必要があるため，**心電図モニター監視下の投与が必須**である．

4. ここがクリアできれば

　基本方針は，発作性あるいは症候性の心房細動ではリズムコントロール治療，無症候性の持続性心房細動はレートコントロール治療．

❶ リズムコントロール治療

1）薬剤選択のポイント

　リズムコントロール治療の実際を考えよう．基礎疾患のない孤立性心房細動であれば，リズムコントロール治療を行う際に使用すべき薬剤は**Naチャネル遮断薬**である．治療の標的は**心房筋**である．Naチャネル遮断薬は，心房細動のトリガーとなる期外収縮の抑制効果と心房細動の維持を難しくする薬理効果とを併せもち，心房細動の予防にも停止にも有効である．Naチャネル遮断薬はVaughan Williams分類のⅠ群薬であり，本邦では11種類の薬剤が使用可能である[2]．このなかから個々の症例に対して最適な薬剤を選択するのは難しいが，選択すべきでない薬剤をあげることは難しくない．薬剤を選択する際に考慮すべきポイントは，①**肝・腎機能障害があるか否か**，②**心房細動が交感神経緊張型か副交感神経緊張型か**，の2点である．薬剤の選択肢としてピルジカイニド・シベンゾリン・プロパフェノンの3剤を使い分けられるようになれば十分であろう．

2）Naチャネル遮断薬の使い分け

　ピルジカイニドはNaチャネル遮断作用のみを有する腎排泄型のⅠc群薬，シベンゾリンは抗コリン作用（M₂受容体拮抗作用）を有する肝（20％）腎（80％）排泄型のⅠa群薬，プロパフェノンはβ遮断作用を有する肝排泄型のⅠc群薬である．例えば，日中の活動時に発作が出現しやすい交感神経緊張型の心房細動で腎機能障害がある場合にはプロパフェノンが適当と考える．逆

に，夕食後のリラックスした時間に出現しやすい副交感神経緊張型の心房細動で肝機能障害がある場合にはプロパフェノンは不適切と考える．交感神経緊張型なのか副交感神経緊張型なのか判断しにくい場合にはピルジカイニドが無難である．肝機能障害のある患者ではピルジカイニドかシベンゾリン，腎機能障害のある患者ではプロパフェノンという選択でもよい．少量（ピルジカイニドでは1回50 mg 1日2回，シベンゾリンでは1回100 mg 1日2回，プロパフェノンでは1回150 mg 1日2回）から投与を開始し，導入当初は短い間隔（1～2週間）で12誘導心電図を確認する．このような姿勢で治療に当たれば，重篤な副作用をまねくことは稀である．

2 レートコントロール治療

　レートコントロール治療の実際を紹介しよう．治療の標的となるのは房室結節である．薬剤としてはCa拮抗薬，β遮断薬およびジギタリスが使用される．心機能の悪くない例ではCa拮抗薬あるいはβ遮断薬が有効である．具体的な処方としては，Ca拮抗薬のベラパミル（40 mg）1回1錠1日2～3回やジルチアゼム徐放カプセル（100 mg）1回1Cap 1日1～2回，β遮断薬のメトプロロール（20 mg）1回1錠1日2～3回，ビソプロロール（2.5 mg）1回1錠1日1～2回などが使いやすい．

5. ここが見えれば

1 WPW症候群の心房細動

　心房細動と診断して加療をはじめる場合，WPW症候群（Wolff-Parkinson-White syndrome）の可能性について必ず確認する習慣を身につけよう．WPW症候群の心房細動では，**QRS幅が広く心拍ごとにQRS波の形態が微妙に変化するようなRR不整の心電図パターン**を呈する（これを偽性心室頻拍とよぶ）．このような症例を「単にQRS幅の広い心房細動」と誤認識し，通常の心房細動と同じようにベラパミルやジギタリスを投与すると，ケント束伝導が促進し心拍数の非常に速い心房細動に陥ってしまう危険性がある．したがって，WPW症候群の心房細動では，ベラパミルやジギタリスの使用は禁忌であり，Naチャネル遮断薬（ピルジカイニド・シベンゾリン・ジソピラミドなど）によりケント束伝導を抑制することによりレートコントロールする．Naチャネル遮断薬は心房細動の停止効果をもった抗不整脈薬であり，WPW症候群の心房細動ではレートコントロールとリズムコントロールを兼ねた治療薬となることを憶えておこう．

2 洞不全症候群の合併に注意する

　高齢者では発作性心房細動の背後に洞機能不全が潜在する可能性を念頭におく必要がある．洞機能不全が潜在する患者では，抗不整脈薬を投与したことにより心房細動が停止する際の洞停止を顕在化させてしまい，ときに失神イベントをきたす結果をまねく（催不整脈としての徐脈頻脈症候群）．高齢の心房細動患者を治療する場合には，抗不整脈薬は少量から開始し，導入がすんだらホルター心電図検査を行い徐脈性不整脈の有無を確認するといった診療が必要と思われる．

おわりに

以上，心房細動に対し薬物治療の基本的な考え方と薬剤選択の実際について概説した．

文献

1) Ogawa, S., et al.：Optimal treatment strategy for patients with paroxysmal atrial fibrillation：J-RHYTHM Study. Cir J, 73：242-248, 2009
2) 循環器病の診断と治療に関するガイドライン（2006-2007年度合同研究班報告）．心房細動治療（薬物）ガイドライン（2008年改訂版）．Circ J, 72（Suppl IV）：1581-1638, 2009

プロフィール

畔上幸司（Koji Azegami）
新百合ケ丘総合病院 循環器内科（前 横浜市立みなと赤十字病院循環器内科）
専門：不整脈の診断と治療

第3章 不整脈をみたら

3. 発作性上室性頻拍（PSVT）の とめかた～手取り足取り

出口喜昭

Point

- PSVTの原因は何かを考える
- 治療に際してはバイタルサインと心機能の状況を可能な限り評価する
- 治療後は再発防止のために生活指導も重要である

はじめに

　動悸を主訴に受診する患者で，発作性上室性頻拍（PSVT）はそれほど珍しくはない．PSVTはそれほど重篤なものは少ないが，症状が強く，患者自身だけでなく医療スタッフも慌ててしまうことがある．しっかりと勉強して冷静に確実な対応ができるようにしよう．

1. まず基本：PSVTとは

　PSVTは，過労・睡眠不足，喫煙，飲酒など精神的，身体的なストレスが誘因となり，**基礎心疾患のない若年者で多くみられること**が特徴である．
　心電図上は，QRS幅は多くの場合，洞調律時とほぼ同じで幅の狭い（narrow QRS）頻拍といわれる不整脈．心拍数はほとんどが100～250/分程度で，300/分以上では心房粗動やWPW症候群に伴う偽性心室頻拍を考える．
　一部，洞調律時より脚ブロックを認めるものや変更伝導を伴う場合は幅の広いQRS（Wide QRS tachycardia）を呈し，心室頻拍との鑑別が必要となることがある．別表に日常的によくみられるPSVTとして鑑別すべき不整脈を網羅した（表1）．

① 少しわかってきたころ

デルタ波のないWPW症候群（潜在性WPW症候群）
　WPW症候群はPSVTの原因としても多く，非発作時にはECG上デルタ波を認めることは有名であるが，デルタ波のないWPW症候群もある．これは副伝導路が加齢などの変化により見かけ上デルタ波が消失したもので，洞調律時に心房→心室への伝導は房室結節を介してのみ伝導するが，心室からの逆伝導は心室→副伝導路→心房といった経路を有する状態をさす．
　そのため，頻拍発作時には心房→房室結節→心室へと伝導し，その後心室から副伝導を逆行性

表1 上室性頻拍として鑑別すべき代表的なもの

1：房室回帰性頻拍（AVRT）		
2：房室結節回帰性リエントリー性頻拍（AVNRT）		
上記2つはいずれも房室結節を含むリエントリー性頻拍のためにP波とQRS波は1：1の対応でまたQRS波は非発作時とほぼ同じ形を呈する※		
3：心房頻拍	P波とQRS波は1：1でなく2：1や3：1といったPAT with blockを認めることがある	
4：心房粗動※	鋸歯状波と呼ばれるF波は（心房内リエントリー性P波）250〜350/分と　心房頻拍のP波よりは早いことが特徴	
5：心房細動※	RR間隔が不整であることから診断は可能だが頻拍により不整か否か判断が付きにくいことがある．その場合は薬剤などで徐拍化し鑑別する	

（※：心房粗動・細動はPSVTではないが鑑別の対象になることが多い）

に伝導しリエントリー性頻拍を認める．正常時を含め，副伝導路は心房から心室への伝導ができないため，洞調律時は正常なP-QRSを示す．

2 ここが見えれば

AVRTとAVNRTの頻拍時心電図

頻拍時のQRS波はほぼ非発作時と同じであるが，さらに詳しく見ると，AVNRTは房室結節内のリエントリーによるため，房室結節からの伝導は順行性に心室を，逆行性に心房を興奮させるため，接合部の興奮はQRS波とP波を同時にみられる．

これに対し，AVRTと呼ばれるWPW症候群などの副伝導路に起因するPSVTは心房→接合部→心室→副伝導路→心房と大きく伝導するため，QRS波の興奮から遅れてP波を認める．これらを詳細に検討すれば発作時の心電図からAVNRTとAVRTとの鑑別がある程度可能である（図1）．

図1のように，大まかには発作時にP波がみられなかったり，QRS波と融合している場合にはAVNRTの可能性が高く，また頻拍時のQRS波と独立してP波がみられる場合にはAVRTの可能性が高い．

2. 治療の流れ

基本的な流れとして，

①患者の状態を把握する（バイタルサイン・基礎疾患の有無・心機能）
②患者の正体を把握する（心電図診断・基礎疾患の有無，前述）
③治療の選択

■ 患者の状態把握

頻脈を認める患者で意識低下や血圧低下が著しい場合には，電気的除細動（正確には頻脈を停止する目的でありカルディオバージョンという）をためらってはいけません．これは薬剤に比べ投薬後の副作用などを考えるとむしろ安全に行える治療である．ショック状態では300ジュールの高出力で行うが，ある程度血圧が保たれていれば50ジュールや100ジュールの低出力でも頻拍停止に有効である．この場合は必ず，**心電図上の心室波形主棘（QRS波）に同期させて通電する．**

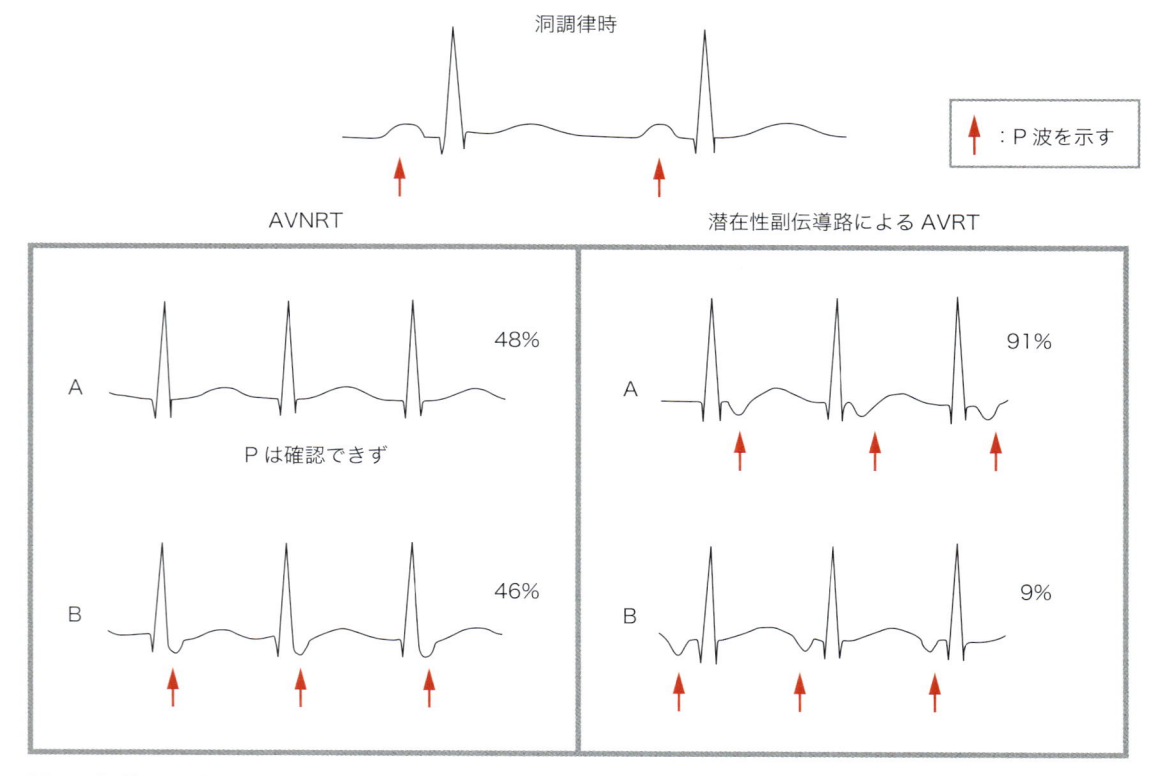

図1 頻拍発作時のAVNRTとAVRTの鑑別
洞調律時と発作時の心電図を示す．AVNRTとしてはP波が全くみられないものやQRS波と融合したような形のものがほとんど（48＋46％）で，WPWにみられるAVRTの頻拍時心電図では，P波はQRS波の前後にやや離れて独立した形でみられるものが多い．文献1より引用

3. ここでつまずく

■ 結局なんだったんだろう？　診断のためにモニターを

　　動悸・頻脈の治療を行うときは必ず心電図を装着する．停止してしまえば，「結局，頻脈の正体はなんだったんだろう？」「心房粗動や心室頻拍ではなかったか？」といったことが起こる．また洞機能不全が隠れている患者では薬剤治療後に著明な徐脈になることもあり，心電図は必ずつけるようにする．できれば12誘導心電図の持続的な監視が望ましいが，状態が安定していれば，最初に12誘導心電図を記録すれば治療中はモニター心電図でもよい．治療中の心電図記録から，薬剤などの影響により徐拍化されて頻脈の診断が明らかになることがある（図2）．

4. 診断と治療の選択

1 使用される薬剤

　　日常的に使用される薬剤を別表に示す（表2）．
　　最もよく使用されるのはアデノシン（ATP），ベラパミル（ワソラン®），ジルチアゼム（ヘルベッサー®）で，比較的安全に使用できる．多くの薬剤は心機能の抑制効果があるため，血圧・

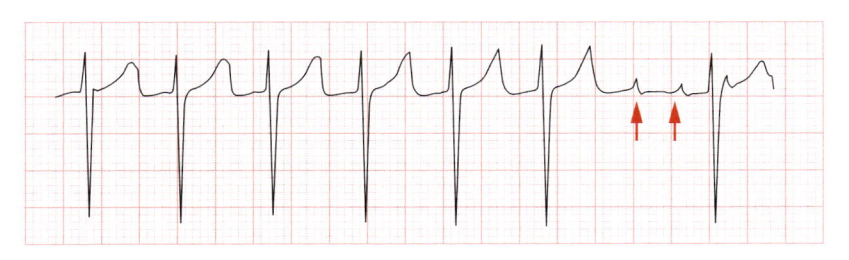

図2 心拍数140/分程度のPSVT？
動悸発作に対し心電図モニター下に頸動脈マッサージを施行．一時的に徐脈となり，このとき鋸歯状波（↑）が出現，容易に心房粗動と診断できた

表2 PSVT停止によく使用される薬剤

群	薬剤名	用法・用量	特徴・注意点
	アデノシン（ATP）	急速静注10〜20 m半減期10秒	喘息患者・虚血性心疾患では禁忌
Ⅳ	ベラパミル（ワソラン®）	5〜10mgを5〜10分で静注	心機能抑制作用有り，血圧低下がみられる
Ⅳ	ジルチアゼム（ヘルベッサー®）	10 mgを5分程度で静注	ほぼベラパミルと同じと考えてよい
Ⅰc	ピルシカイニド（サンリズム®）	50 mgを5〜10分で静注	心機能が正常であれば比較的安全に使用できる
Ⅰa	ジソピラミド（リズモダン®）	50 mgを5〜10分で静注	抗コリン作用を示す（前立腺肥大症・緑内障では禁忌）
Ⅰa	プロカインアミド（アミサリン®）	400〜500 mgを5〜10分で静注	ATP・ベラパミル無効時に使用，心室性の頻拍にも有効

群：不整脈薬の分類としてヴォーン-ウイリアムズ分類（Ⅰ〜Ⅳ群）が利用されている
その他β遮断薬もよく使われる

心電図を注意深く観察しながら5分以上かけてゆっくりと静注することで安全に使用できる．しかしATPだけは急速静注することにより頻脈停止の効果が得られる．

1）実際的に

PSVTとして日常的に遭遇するのは動悸を主訴に来院した患者で，心電図上100〜200bpm前後のnarrow QRS頻拍を呈する．医療面接で特に基礎疾患の有無を聴取し，それぞれにあった治療を選択する．図に当院でのPSVT対応アルゴリズムを示す（図3）．

ATPは前述したように10〜20 mgを急速に静注することにより効果がみられる．ATPは頻拍停止時に期外収縮や一過性の房室ブロックから数秒のポーズを認めることがあり，熟知したうえで使用する．効果発現時にはほとんどの患者で吐き気を認めるため，満腹状態では注意が必要（図4）．

ベラパミルは1アンプル（5 mg/2 mL）を50 mLの生理食塩液か5％ブドウ糖液に希釈し30分ほどかけて点滴静注することにより安全に使用可能．慣れてきたら10 mLの注射器にベラパミル5 mgを入れ，生理食塩液や5％ブドウ糖液で全量8 mLに希釈し，心電図を見ながら1分ごとに1 mL — 2 mL — 4 mLと静注することも可能．この場合もし途中で洞調律に改善したらそこで中止する．

これでも停止しないときはピルシカイニドやβ遮断薬などの点滴静注を行うが，初回発作やあまり慣れていないときは，これらの治療で反応がなければ，専門医に相談するか，オブザベーショ

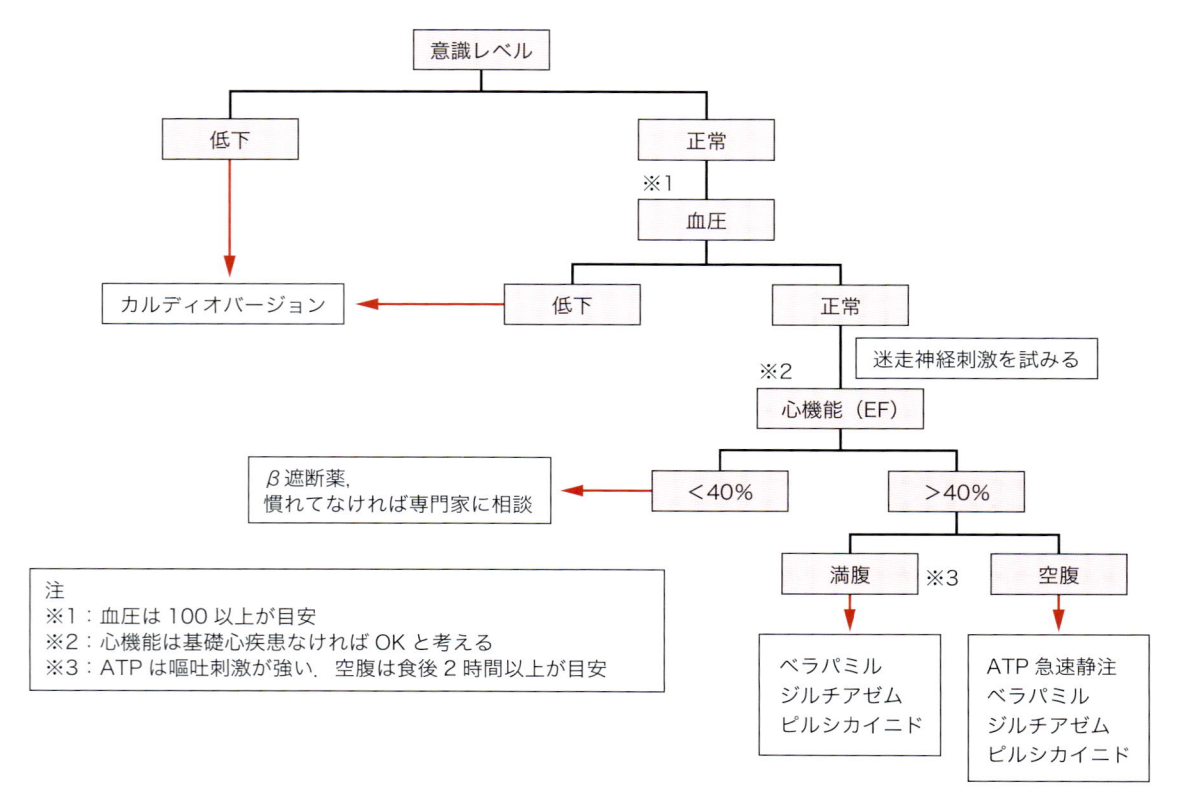

図3 PSVTの対応アルゴリズム

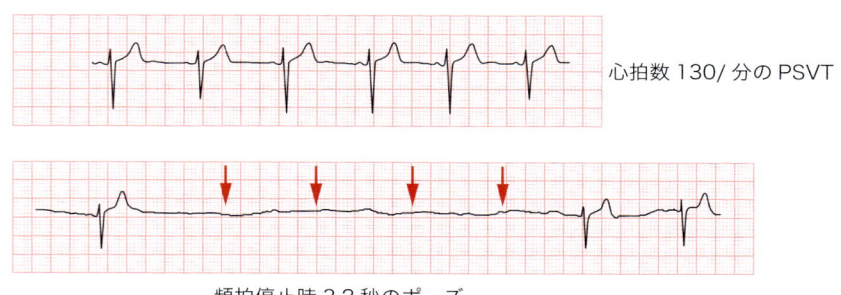

```
                    意識レベル
                   /        \
                 低下         正常
                  │          ※1
                  │          血圧
                  ↓         /    \
          カルディオバージョン ← 低下    正常
                                    ※2    迷走神経刺激を試みる
                                  心機能（EF）
                                  /        \
         β遮断薬,                <40%       >40%
         慣れてなければ専門家に相談 ←          /    \
                                        満腹  ※3  空腹
                                         ↓         ↓
                                      ベラパミル   ATP急速静注
                                      ジルチアゼム ベラパミル
                                      ピルシカイニド ジルチアゼム
                                                  ピルシカイニド
```

注
※1：血圧は100以上が目安
※2：心機能は基礎心疾患なければOKと考える
※3：ATPは嘔吐刺激が強い．空腹は食後2時間以上が目安

図4 ATP投与による頻拍停止

心拍数130/分のPSVT

頻拍停止時3.2秒のポーズ

心拍数130/分のPSVT発作に対し，ATP10 mg急速静注により頻脈停止．
このとき嘔吐とともに3.2秒の一過性ブロックを伴った．
嘔気により激しく動いたため，不鮮明ではあるがP波（↓）がみられている

ン目的で入院させることが賢明でしょう．投薬後の頻拍持続例でも入院安静だけで頻拍が停止することも少なくない．

2）停止後の予防薬は？

頻脈発作の停止後は，日常の予防対策として内服が必要になることがある．**発作頻度が1回/月以上ある場合には予防薬や発作時の停止薬の必要性を考慮する．**

2 迷走神経反射による停止

発作が停止しても今後またいつ起きるかわからない．そのために患者が自分自身でできる初期治療として，また病棟など目の前で発症した場合の対応として迷走神経刺激による停止を促すことは重要である．

迷走神経刺激手技としては，以下のような息こらえと頸動脈マッサージがある．

1）息こらえ

患者自身に息を止めてもらう方法である（Valsalva法・Müller法）．さらに水の入った洗面器に顔を浸す方法や，咽頭刺激による嘔吐刺激を利用する方法がある．

2）頸動脈洞マッサージ法

頸部を手でマッサージすることにより頻脈停止を促す方法．頸動脈マッサージは左右どちらか一方を行い，効果なければ反対側を刺激する．この場合**決して両側同時に行わない．両側同時に刺激した場合心停止が起こる場合がある**．また高齢者などでは頸動脈の動脈硬化がみられるときがあり，頸動脈マッサージを施行するときは頸動脈の雑音のないことを確認するのが望ましい．

3 生活習慣の改善

生活の乱れから頻拍発作を誘発することが多い．そのため，生活の改善（過労，ストレス，睡眠不足，飲み過ぎetc）を指導することは予防対策としても重要である．

おわりに

PSVTは比較的よくみられる不整脈で，動悸症状が強く，救急に来院することが少なくない．かなりつらくじっと耐えている患者もいて，慣れないとかなり焦ります．意識レベルと血圧低下がないことを確認すれば，よく説明し安心を与えるくらい冷静に対処できるようにしましょう．

また発作の停止に成功した場合，帰宅は特に問題ないのですが，再発の可能性があることを説明し，規則正しい生活習慣を指導することも重要です．

頻回の発作，自然停止が困難な場合，初回発作でも血圧低下がみられるような場合には，近年カテーテルアブレーションによる治療が確立されているため勧めることも重要でしょう．

文献

1）Josephson, M. E.：Supraventricular tachycardia. In Clinical Cardiac Electrophysiology（Josephson, M. E., ed.），p269, Lea & Febiger, Malvern, 1993

プロフィール

出口喜昭（Yoshiaki Deguchi）
東海大学循環器内科
専門：循環器不整脈

第3章 不整脈をみたら

4. 一時的ペーシング

田中泰章

●Point●

- 一時的ペーシングは，徐脈による明らかな臨床症状を有する患者に行われる緊急避難的な処置である
- 永久ペースメーカを埋め込むまでのつなぎの意味合いと，電解質異常や急性心筋梗塞といった原因疾患の改善までの時間稼ぎの意味合いがある
- 最も確実な一時的ペーシングは，侵襲的体外ペーシングであるが，さらに緊急性が高い場合は非観血的体表ペーシングも選択可能である

はじめに

一時的ペーシングは重症の徐脈性不整脈に対する緊急避難的な処置である．

1. まず基本：一時的ペーシングの必要性の判断

一時的ペーシングを行う場合に重要なのは，ペーシングの必要性の判断である．
一時的ペーシングは，**脳虚血症状や血行動態の悪化を伴う徐脈が持続する場合**に適応となる．
一時的ペーシングを行わなければならない可能性のある徐脈性不整脈としては，

① 洞不全症候群
② 房室ブロック
　1．II度房室ブロック（図1 A, B）
　2．完全房室ブロック（図2）
③ 徐脈性心房細動（図1 C）

があげられる．

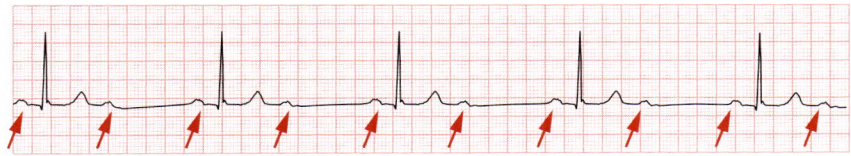

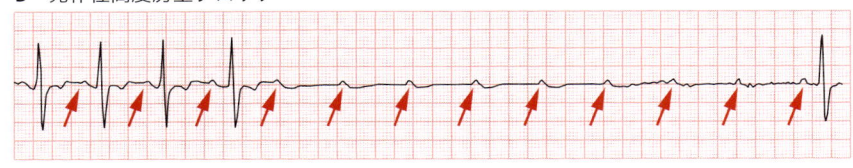

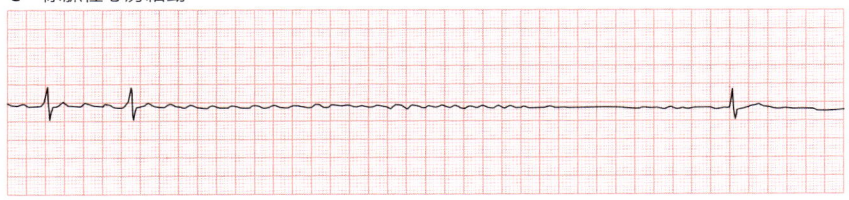

図1　徐脈性不整脈
A　2:1房室ブロック
B　発作性高度房室ブロック
C　徐脈性心房細動

A　2：1房室ブロックのホルター心電図
B　発作性高度房室ブロック
C　徐脈性心房細動

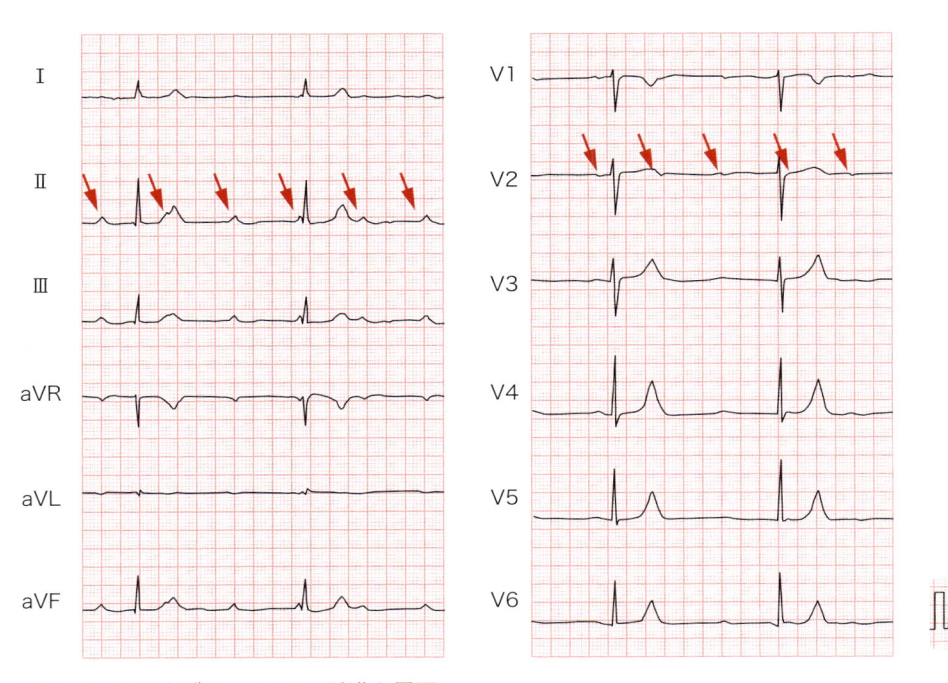

図2　完全房室ブロックの12誘導心電図
房室解離を認め，35回/分程度の接合部補充調律を認める

2. 徐脈性不整脈の症状は？

徐脈性不整脈の臨床症状は基礎疾患の種類や実際の心拍数によって大きく異なる．徐脈による一時的な心停止のため，心拍出量が低下し，一過性の脳虚血をきたすことで，めまいや眼前暗黒感，場合によっては失神する（Adams-Stokes発作）．また，徐脈が続くと労作時の息切れや易疲労感，心不全を呈する．このように徐脈の種類および程度に加え，めまいや失神，呼吸困難などの症状を考慮し，治療の要否を判断する．

3. 徐脈性不整脈の診断

徐脈性不整脈の診断ツールは心電図である．特に恒常的な洞停止や恒久的房室ブロックの診断においては確定診断が可能である．一方，徐脈頻脈症候群や発作性房室ブロックについては，必ずしも常に心電図上に異常を認めるとは限らず，長時間のモニタリングや各種の誘発検査を考慮する必要がある．すなわち，**めまいや失神といった症状を有する場合は心電図が正常であっても安易に徐脈性不整脈を否定することはできない**．

4. 徐脈性不整脈治療の流れ（図3）

血行動態不安定な徐脈性不整脈を認めた場合の対処法をフローチャートに示す．
① 血行動態不安定な徐脈性不整脈と診断する．
② 侵襲的体外ペーシングの準備をしつつ，薬物投与を考慮する．血行動態がきわめて不安定で経静脈心内膜ペーシングまでの時間的余裕がない場合は非観血的体表ペーシングを行う．
　②-1 薬剤投与で安定的に徐脈の改善が得られない場合は侵襲的体外ペーシングを行う．その後，あるいは同時進行で原疾患の治療を行う．

```
① 血行動態不安定な徐脈性不整脈
          ↓
② 非観血的体表ペーシング
  薬物投与（イソプロテレノールなど）
          ↓
     侵襲的体外ペーシング
          ↓ ②-1        ↓ ②-2
  原疾患の治療（電解質の補正，虚血の解除，透析など）
       ↓              ↓ ③
     回復         永久ペースメーカ
```

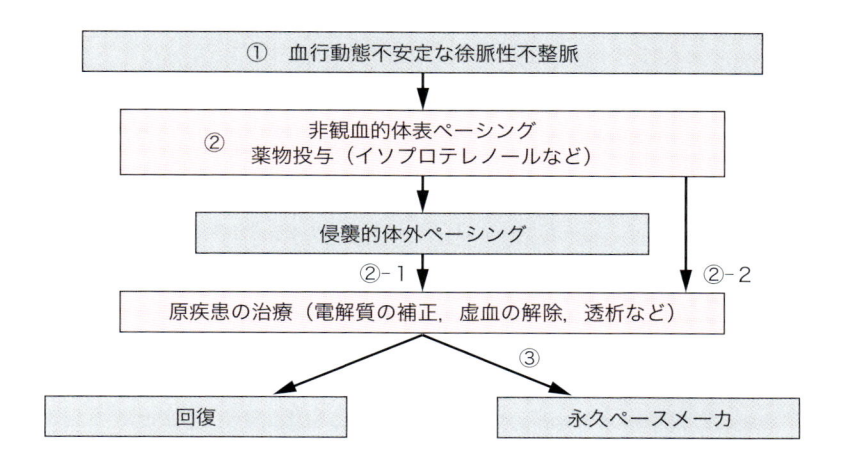

図3　徐脈性不整脈に対する治療戦略

②-2 薬剤投与で安定的に徐脈が改善すれば，原疾患の治療を行う．
③原疾患の治療で徐脈の改善を得られない場合は永久ペースメーカを埋め込む．

5. 個々の治療のすすめかた

1 薬物治療

　一時的ペーシングや，原因疾患の治療までの対症療法として薬物治療が選択される．薬物治療は交感神経の刺激や副交感神経の抑制による房室伝導の改善を企図して行われる．

- アトロピン硫酸塩：抗コリン作用による副交感神経の抑制．0.5 mgをワンショット静注　3 mg投与して改善を認めなければ無効と判断
- アドレナリン2～10μ/分またはドパミン2～10μ/kg/分．カテコラミンによる交感神経刺激によって心拍数を改善させる
- イソプロテレノール0.01～0.03μg/kg/分．β刺激作用で洞機能や房室伝導を改善

ここでつまずく

　発作性房室ブロックや2：1房室ブロックの症例に交感神経刺激作用の薬剤を投与する際は注意が必要である．これはHis束より下位でのブロックの場合には房室ブロックの改善に無効であるのみならず，薬剤により心房rateが上昇し結果として房室ブロックが増悪するからである．

2 非観血的体表ペーシング

　非観血的体表ペーシングは患者の胸壁に貼付したパッドを介して行うペーシング治療で，一般的には除細動器に付随した機能である．胸壁全体を高出力でペーシングすることにより心筋を捕捉しており，十分なペーシングが行えないことも多い．また，骨格筋への刺激から苦痛が強いため，意識のある患者へ行う場合は鎮静を考慮する．非侵襲的かつ迅速にペーシングを行うことが可能であるが，確実性に乏しいためあくまで緊急避難的なペーシング法と考えるべきである．

実際のペーシング手順

① パッチ電極を左前胸部-背部または左前胸部-右前胸部に貼付する
② 心電図電極を装着する
③ 機能選択スイッチを「ペーシング」に切り替える
④ ペーシングしたい心拍数を設定し，心電図を見ながらペーシング出力を徐々に上げ，安定的なペーシングが得られるまで調節する

3 侵襲的体外ペーシング（図4, 5）

　一時的に心拍数を確保する目的で行う治療のなかで最も確実な方法である．ペーシングカテーテルを内頸静脈，鎖骨下静脈あるいは大腿静脈から右心室に挿入し，体外式のジェネレーターから心室ペーシングを行う．経上大静脈挿入用の一時的ペーシングカテーテルであればベッドサイドでも挿入可能であるが，安全のためX線透視下に行うことが一般的である．

　挿入時の注意点として，穿刺の際の痛み刺激による迷走神経緊張からブロックが増悪する可能性があることや，高度徐脈の症例でQT延長をきたしている場合，ペーシングカテーテルの機械的刺激によってtorsades de pointsが誘発されることがある．穿刺の際や右心室内でのカテー

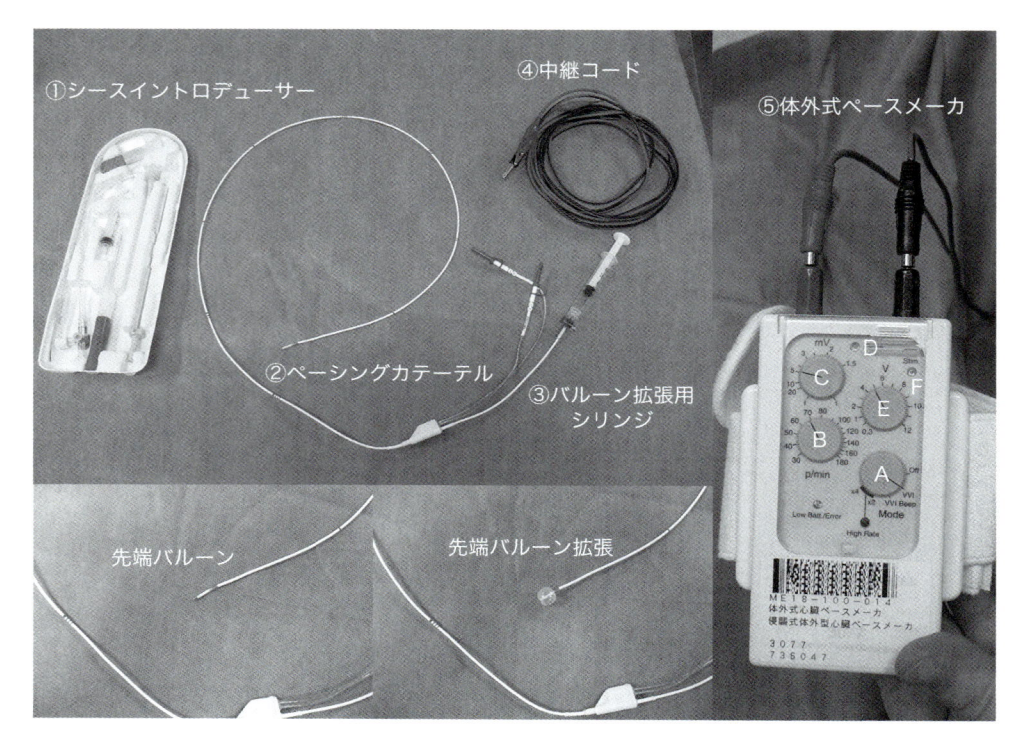

図4　侵襲的体外ペーシングに用いる機材
① シースイントロデューサー
② ペーシングカテーテル
③ バルーン拡張用シリンジ
④ 中継コード
⑤ 体外式ペースメーカ
A）電源スイッチ，B）ペーシング心拍数調節つまみ，C）センシング感度調節つまみ（mV），D）センシングランプ：心室興奮を感知するとLEDが点灯する，E）ペーシング出力設定つまみ（V），F）ペーシングランプ：ペーシング刺激時にLEDが点灯する

ルの操作に十分注意するとともに，非観血的体表ペーシングや除細動器を準備しておくとよい．

実際のペーシング手順

（体外式ペーシングカテーテルの種類やX線透視下に行うか否かで手技が異なるが，本項ではX線透視下に先端バルーン付きカテーテルによるVVIペーシングを行う手順を示す：VVIペーシング…ペーシングおよび自己心拍のセンシングを心室で行うペーシング法である．詳細は成書を参照のこと）

① ペーシングカテーテルを挿入するためシースイントロデューサー（図4①）を留置する．穿刺部位としては内頸静脈，鎖骨下静脈，大腿静脈などがあげられるが，最もスムースに右心室にカテーテルを挿入できる**右内頸静脈**が多く選択される．

② 留置したシースイントロデューサーからペーシングカテーテル（図4②）を挿入する．ペーシングカテーテルの先端がシースを通り上大静脈に進んだ時点でバルーン拡張用シリンジ（図4③，図5A）から空気を送り先端バルーンを拡張させる．右心室には血流とともに容易に到達できるのでカテーテルが三尖弁輪を通過したらバルーンを収縮して右室心尖部に

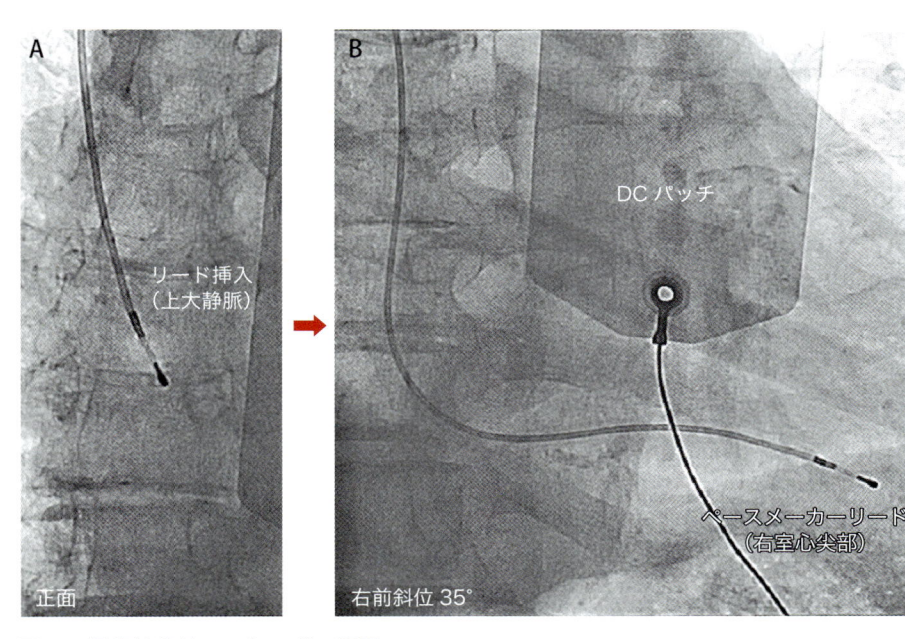

図5　侵襲的体外ペーシングの留置
A　右内頸静脈に留置したシースイントロデューサーからペーシングカテーテルを挿入．上大静脈内で先端バルーンを拡張する
B　三尖弁輪を超えた後にバルーンを収縮させ右室心尖部にカテーテルを留置する．体動などによるリードの脱落を防ぐため右心房に軽い「たわみ」をつける

カテーテル先端を留置する（図5B）．

> ●ここがポイント
> リードの留置位置が決まったら，体動によってリード位置が変わらぬように適度な「たわみ」をつける．しかし，ペーシングカテーテル先端に過度な圧力がかかると心室穿孔の危険があるため注意する（図5B）．

③体外式ペースメーカに中継コードを接続する（図4④）．

> 接続のしかた　黒―マイナス―遠位電極　赤―プラス―近位電極

④ **センシング閾値の測定**

　　センシングとは，自己の心拍（正確には心室の電気的興奮）を感知することであり，その頻度がペースメーカの設定心拍数未満であればペーシングがなされ，それ以上であればペーシングが抑制される．センシングはペーシングカテーテルの先端部電極から得られた心電図の波高であり，高い方が安定したセンシングを行うことができることを意味する．体外式ペースメーカは，このセンシングの感度を調節することができる．感度の設定値は関知している波高を表していることから，この数値が高いことは大きな波形を関知できること＝感度を低く設定できることを意味し，逆にこの数値が低い場合は感度を高く設定しなければな

らずノイズの混入によるセンシング不全のリスクが高くなる．**一般的には5 mV以上が望ましい．**

心拍数設定（図4⑤B），ペーシング出力設定（図4⑤E）を最小にし，モード設定つまみ（図4⑤A）をVVIに合わせる．感度設定つまみ（図4⑤C）を最大値（低感度）から徐々に下げてくる（感度を上げていく）と自己心拍に合わせてセンシングランプ（図4⑤D）が点滅する．このときの設定値がセンシング閾値である．安定的なセンシングを得るため，**感度設定はセンシング閾値の1/4から1/2とする．**

⑤ 捕捉閾値の測定

捕捉閾値とは心臓を電気的に刺激した際に，心臓が興奮（捕捉される）しうる最小のペーシング出力電圧をいう．捕捉閾値が低ければ余裕をもってペーシングを行いうるため1V以下で捕捉できることが望ましい．

心拍数設定を自己心拍より20回/分程度上回る値に設定する．出力設定つまみ（図4⑤E）を最小値から徐々に上げていくと，心室が捕捉され心電図に幅の広いQRS波形が設定された頻度で出現するようになる．この時点での出力が捕捉閾値である．ペーシングを確実に行うため，出力設定は捕捉閾値の3倍から5倍とする．

⑥ ペーシングリードを皮膚に固定し保護テープを貼付する．

まとめ

一時的ペーシングは，重症の徐脈性不整脈に対する救急処置であることを理解し迅速かつ確実な対処をこころがける．

プロフィール

田中泰章（Yasuaki Tanaka）
東京医科歯科大学循環器内科

第3章 不整脈をみたら

5. 抗凝固療法
~今どうなっている？

山内康照

> **Point**
> - 心原性塞栓症リスクのスコアリング化には，CHA$_2$DS$_2$ スコアやCHA$_2$DS$_2$-VASc スコアが用いられている
> - スコアリング点数に基づき，腎機能や年齢を考慮した上でワルファリンや新規抗凝固薬の適正使用に努めることが重要である
> - ワーファリン投与におけるPT-INRの目標値は，70歳未満では2.0～3.0，70歳以上では1.6～2.6である
> - ダビガトランは腎排泄性の薬剤であり，投与前に必ず腎機能を確認し用量の調整を行う必要がある

はじめに

　心房細動の罹患率は，60歳台で大体1～2％，70歳で3～4％，80歳以上では5～10％と年齢が上がるに従って急激に増加する．心房細動に起因する心原性脳塞栓症は他の脳梗塞に比べると梗塞領域が大きいため重篤になることが多く，また再発率も高いため適正な抗凝固療法を行うことが重要となってくる．
　抗凝固薬の代表であるワルファリンは，発売からすでに60年以上経過しており，その有効性や安全性に関しては膨大なエビデンスがあり，現在では心原性脳塞栓症の予防や治療に欠くことのできない薬剤といっても過言ではない．しかし，患者ごとに至適用量が異なるため用量調節が煩雑であり，食事や薬剤などの影響を受けやすいために定期的な抗凝固能のモニタリングが不可欠である．その欠点を補うべく新規抗凝固薬が開発され，2011年直接トロンビン阻害薬であるダビガトランが発売となり，さらに2012年には第Xa因子阻害薬のリバーロキサバンが発売され，現在心房細動に対する抗凝固療法は新しい局面を迎えている．そこで本稿では，有効かつ安全な抗凝固療法を行うために，ワルファリンや新規抗凝固薬の使用方法や心房細動の血栓塞栓症リスクのスコアリング化について概説する．

1. 凝固カスケードと抗凝固薬の作用機序

　組織損傷で流入した組織因子は，活性化された第Ⅶ因子（Ⅶa）と，カルシウムイオン（第Ⅳ

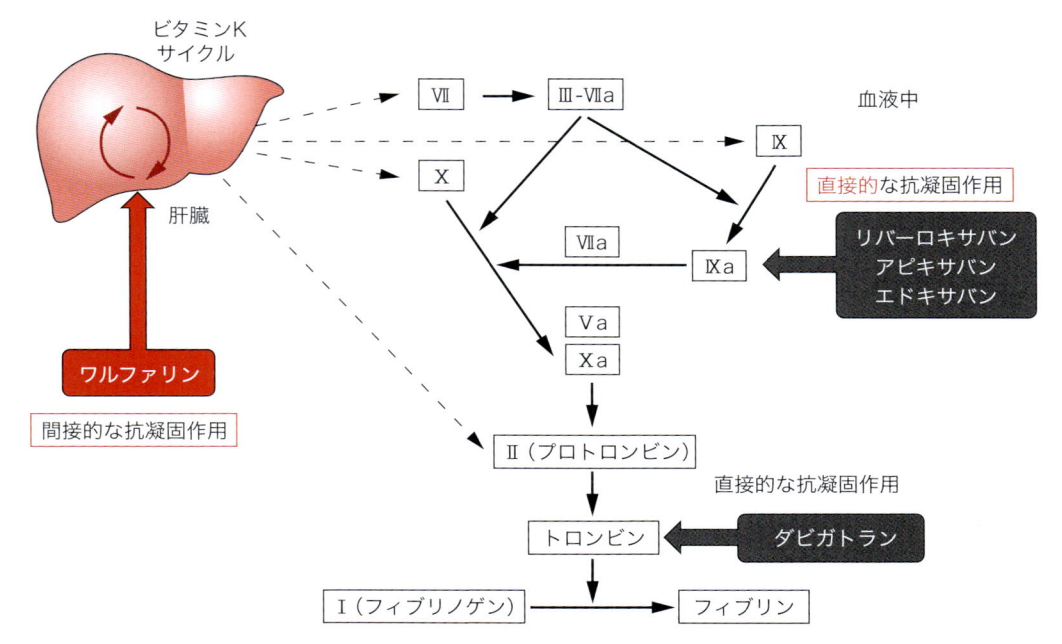

図1　血液凝固カスケードとワルファリンとダビガトランの作用機序

因子）と，血小板膜などのリン脂質とで，複合体を形成する．この複合体は第X因子を活性化し，活性化された第X因子は，プロトロンビンをトロンビンにする．こうして生じたトロンビンは，フィブリノゲンを分解してフィブリン（線維素）となり，このフィブリン分子は直ちに重合してフィブリン網が形成される．さらにこのフィブリン網のあいだに赤血球が閉じ込められ赤い凝固血塊ができる．血液凝固因子のうち第Ⅱ因子（プロトロンビン），第Ⅶ因子，第Ⅸ因子，第X因子の生合成は肝臓で行われ，この4つの凝固因子の生合成にはビタミンKが関与しておりビタミンK依存性凝固因子と呼ばれている．ワルファリンは血液凝固因子に直接的には作用せず，このビタミンKの作用と拮抗することによってこれらの凝固因子の生合成を抑制し，その結果として間接的に血液凝固を妨げる作用を発揮する（図1）．

ビタミンK依存性凝固因子のなかでも第Ⅱ因子と第X因子が特に重要であり，他の凝固因子の半減期が6～36時間と短いのに対して，第Ⅱ因子の半減期は60～72時間と長く，ワルファリンが抗凝固作用を発揮するにはこの第Ⅱ因子の活性低下によるところが大きいと考えられている．したがって**ワルファリンの服用から効果発現には3～4日以上かかり，たとえ内服を中止しても4～5日間は効果が継続する**．新規抗凝固薬はビタミンK非依存性で直接的に血液凝固カスケードに作用し，トロンビンや第Xa因子を阻害することによりフィブリン形成を抑制する．**これらの新規抗凝固薬はいずれも服用後の効果発現が早く，また効果消失も血中濃度に依存して早いのが特徴である．**

2. 抗凝固薬の特徴

1 ワルファリン（Warfarin）

　非弁膜症性心房細動患者におけるワルファリンの脳卒中予防効果は大きく，年間の脳卒中発症率を約3分の1に減らす効果があると考えられている．ワルファリンの生物学的利用率は100％で半減期は20〜60時間であり，肝臓のCYP2C9により酸化される肝代謝の薬剤である．

　ワルファリンの必要用量には個人差がとても大きく，血液凝固検査により各個人ごとに用量を微調整し，また定期的な抗凝固能のモニタリングが必要である．ワルファリンによる抗凝固能のモニタリングは通常トロンボテスト（TT）やプロトロンビン時間（PT），特に国際的な標準化を目的として設定されたPT-INR（international normalized ratio）がよく用いられる．ワルファリン投与時のPT-INRの目標値に関して，欧米のデータではINR＜2では血栓塞栓症の危険が残り，INR＞3では出血性合併症が増えることから**欧米のガイドラインではPT-INR 2.0〜3.0を抗凝固療法の目標値として勧めている**．しかし，日本人を対象とした研究[1]では，PT-INR＜1.6では重症の血栓塞栓症が発症する確率が増大し，70歳以上の高齢者においてはPT-INR＞2.6で急激に頭蓋内出血などの重症出血性合併症が増加していたことから，**わが国のガイドラインにおいては，70歳未満の場合は欧米と同様にPT-INR 2.0〜3.0を推奨しているが，70歳以上に対してはPT-INR 1.6〜2.6を推奨域としている**（図2）．ワルファリン投与で最も重要なことは安定的にこの治療域を維持することであり，PT-INRがこの治療域内に維持されている期間の割合が多いほど血栓塞栓症や出血性合併症の率が低く予後がよいことが報告されている．

2 直接トロンビン阻害薬：ダビガトラン（プラザキサ®）

　ダビガトランは，直接的にトロンビンを阻害する抗凝固薬である．本剤はプロドラッグであり，エステラーゼによる代謝をうけ活性型のダビガトランとなり消化管から吸収される．生体内利用率が5％と低く，その吸収性を高めるためにpHを下げる工夫がなされている．また薬剤の半減期は12時間とされ，効果の発現と消失が速いのも特徴であり，80％は腎臓から排泄される腎排泄の薬剤である．

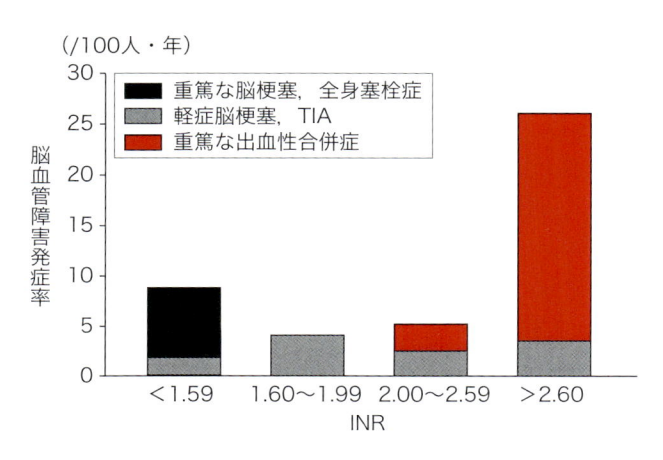

図2　INR別にみた脳血管障害発症率
文献1より引用

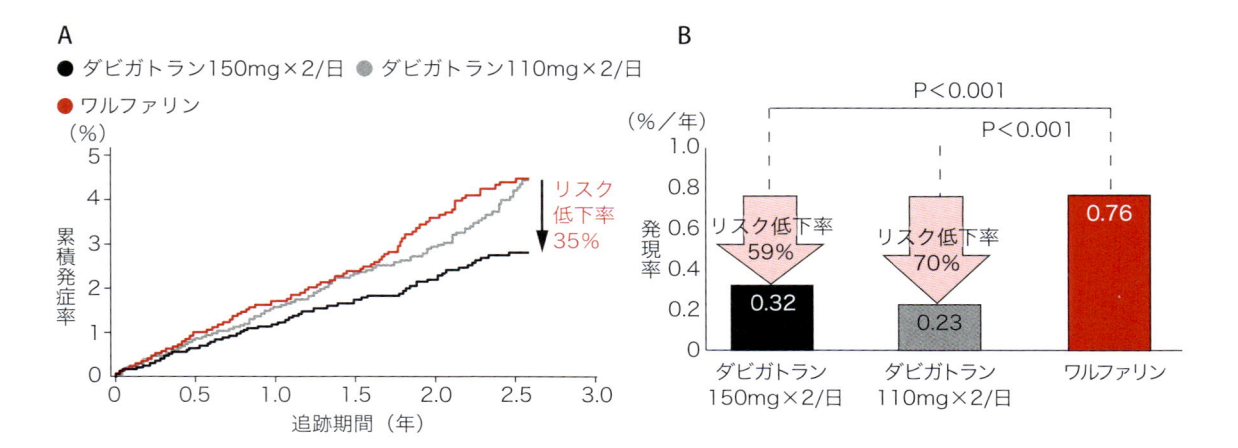

図3 RE-LY試験
A）主要評価項目（脳卒中または全身性塞栓症の発症率），B）頭蓋内出血の発現率
文献2より引用

ダビガトランを用いたRE-LY試験[2]は，少なくとも1つ以上の血栓症のリスク因子を有する非弁膜症性心房細動患者を対象に，ダビガトランの2用量群（低用量の220 mg/日群と高用量の300 mg/日群）とワーファリン群の3群に分けて行われた．この大規模試験の結果，心原性脳塞栓と全身性塞栓症の発症率に関しては，ダビガトラン220 mg群ではワルファリンと同等，ダビガトラン300 mg群ではワルファリン群より35％も有意に減少したという結果であった（図3 A）．脳および全身性塞栓症の予防効果に関して，これまでワルファリンを凌駕する経口抗血栓薬はなかったので，ダビガトラン300 mg群ははじめてワルファリンの効果を上回った薬剤と言える．一方，気になる副作用の出血性合併症については，大出血の頻度はワルファリン群にくらべて有意に少ない結果となった．特に致死的となりうる頭蓋内出血に関しては，ワルファリン群に比べるとダビガトラン220 mg群では70％，ダビガトラン300 mg群では59％も少ないという結果であった（図3 B）．ダビガトラン群で最も多かった副作用は，ディスペプシア（胃のもたれ感や心窩部痛などの上腹部の愁訴）であり，ワルファリン群5.8％にくらべてダビガトラン300 mg群で11.8％，220 mg群で11.3％とワルファリン群より多い傾向にあった．

3 ダビガトランを適正に使用するためのポイント

ダビガトランは抗凝固能モニタリングに基づいた投与量の調整が不要なので，抗凝固療法を開始する敷居が低くなった感じがあり，以前ならワルファリンを躊躇するような患者や脳梗塞リスクが低い患者においてもダビガトランが積極的に処方されるケースが増えている．しかしダビガトランは腎排泄率の高い薬剤であり，中等度以上の腎障害によりダビガトランの血中濃度は約3倍，高度腎機能障害では約6倍にも上昇すると言われており，**ダビガトランを処方するにあたっては投与前に必ず腎機能を確認する必要がある**．

1）投与量の調整

ダビガトランの通常投与量は300 mg/日（150 mg，1日2回）であるが，クレアチニンクリアランスが30〜50 mL/分の場合には低容量の220 mg/日（110 mg，1日2回）へ減量する必要があり，クレアチニンクリアランスが30 mL/分の場合は投与禁忌である．また投与中も適宜腎機能検査を行い，もし腎機能の悪化が認められた場合には投与中止や減量を考えなければなら

ない．心房細動患者は高齢者が多く，一般的に高齢者は腎機能が低下しており，また脱水症や摂食障害などで容易に腎機能の悪化を招くことがあるため70〜80歳以上の高齢者に対しては低用量（220 mg/日）が勧められる．その他，**P-糖蛋白阻害薬**（ベラパミル，アミオダロン，キニジン，クラリスロマイシンなど）を併用している患者では，ダビガトランの血中濃度が上昇する恐れがあるため低用量（220 mg/日）を，また消化管出血の既往を有する患者など**出血の危険性が高いと判断される患者**も低用量を考慮する必要がある．

ダビガトランによる致死的出血性合併症を生じた患者の多くは，投与2週間以内に出血症状が発現しており，投与開始初期にこれらの症状が出現した場合には注意が必要である．RE-LY試験のサブ解析の結果でも，大出血を生じた患者の多くが副作用出現時にはAPTTが80秒以上であったことを考慮すると，**APTTが施設基準の2倍以上に延長している場合には投与量を減量するか他剤に切り替える必要がある**．またワルファリンから本剤への切り替え例においても重篤な出血性合併症の副作用が報告されていることから，ワルファリンからの切り替えの際には**必ずPT-INRが2.0未満になったことを確認した後に投与を開始する必要がある**．

2）出血や貧血などにも注意

ダビガトラン投与時の出血リスクを正確に評価できる指標は現在のところ確立されておらず，また大出血を生じた場合，ワルファリンではビタミンKの投与や凝固因子製剤の静注により中和することが可能であったが，ダビガトランでは拮抗薬がない．したがって本剤投与中は血液凝固に関する検査値のみならず，出血や貧血などの徴候を十分に観察し，これらの徴候が認められた場合には，直ちに適切な処置を行う必要がある．また，患者に対し出血しやすくなることをよく説明し，鼻出血，歯肉出血，皮下出血，血尿，血便など異常な出血が認められた場合には直ちに医師に連絡するよう指導しておく必要がある．またダビガトランは半減期が非常に短く，飲み忘れによって容易に効果が消失し血栓塞栓症のリスクが上昇するため，患者の判断で本剤の服用を中止することのないよう十分な服薬指導を行う必要がある．

❹ 凝固第Ⅹa因子阻害薬：リバーロキサバン（イグザレルト®），アピキサバン（本邦未承認），エドキサバン（本邦未承認）

○リバーロキサバン

リバーロキサバンはトロンビンの上流に位置する第Ⅹa因子を直接的に阻害する抗凝固薬である．本薬剤の生体内利用率は80％と良好であり，血中半減期は7〜14時間で3分の1は腎より直接排泄され，残りの3分の2はCYP450による肝代謝を受け排泄される薬剤である．本薬剤の有効性を検討したROCKET-AF試験[3]は，CHADS$_2$スコア2点以上の脳卒中リスクの高い非弁膜症性心房細動患者を対象として行われ，脳卒中や全身性塞栓症の予防効果に関しては，ワルファリン群と比較してリバーロキサバン群の優位性が示された．大出血の発生率は両群間で差はなかったが，致死性出血や頭蓋内出血に関してはリバーロキサバン群の方が有意に少なかったことが報告されている．通常用量はリバーロキサバンとして15 mgを1日1回経口投与し，腎機能障害がある場合は腎機能の程度に応じて10 mgに減量する必要がある．本剤はまだ発売間もないため本邦のガイドラインには記載されていないが，2012年のヨーロッパ心臓病学会が出したガイドラインでは，リバーロキサバンやアピキサバンなどの第Ⅹa因子阻害薬はダビガトランと同等の扱いとなっている．

3. 心原性塞栓症リスクのスコアリング

1 CHADS₂スコア

近年，非弁膜症性心房細動における脳梗塞発症のリスクが集積すると脳梗塞の発症率が上昇することが注目され，心原性脳塞栓症の発症率を予測するための指標としてCHADS₂スコア[4]）が提唱され頻繁に用いられようになっている．心房細動の抗凝固療法の有用性につき検証した大規模

表1　CHADS₂スコアにおけるリスクと配点

記号	疾患	点数
C	Congestive heart failure（心不全）	1
H	Hypertension（高血圧）	1
A	Age （75歳以上）	1
D	Diabetes Mellitus（糖尿病）	1
S	Stroke/TIA（脳梗塞・一過性脳虚血発作の既往）	2

文献4より引用

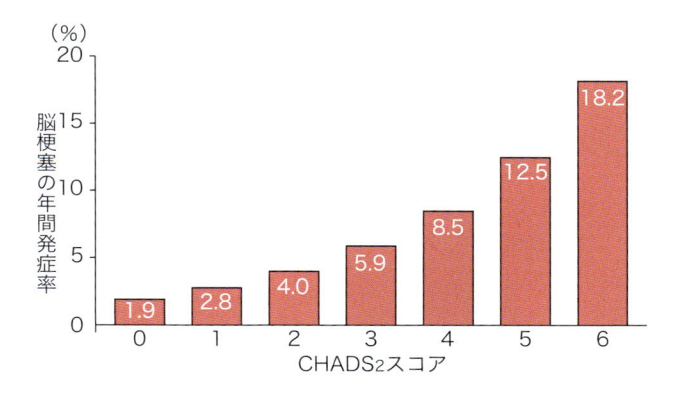

図4　CHADS₂スコアと脳梗塞の年間発症率
文献4より引用

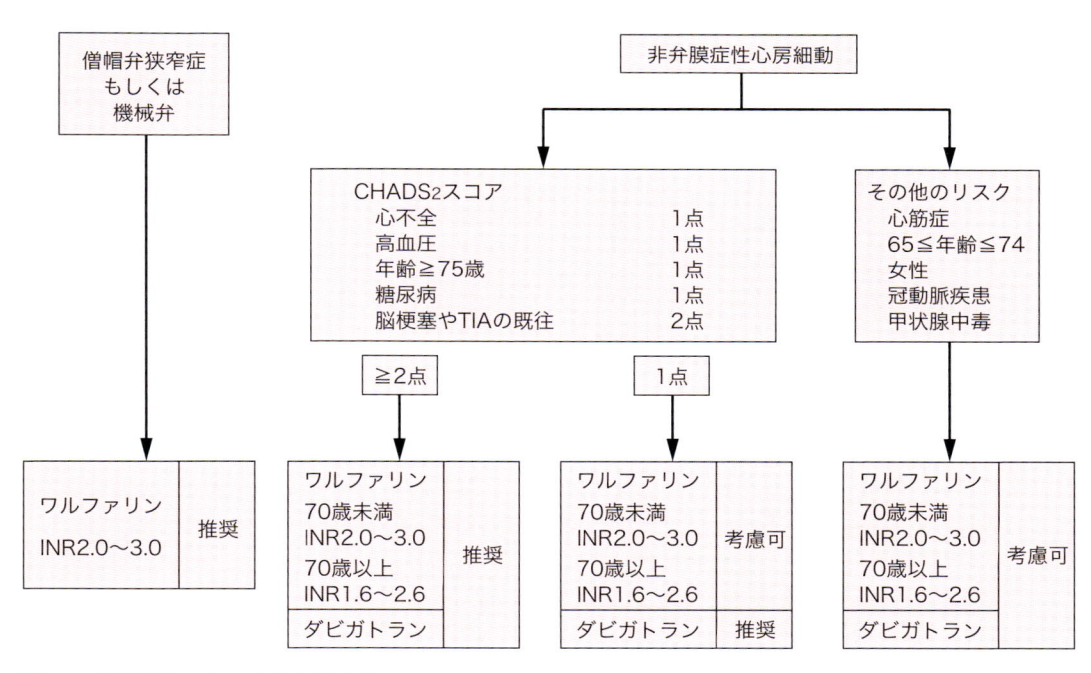

図5　心房細動における抗血栓療法
循環器病の診断と治療に関するガイドライン．心房細動における抗血栓療法に関する緊急ステートメント．
http://www.j-circ.or.jp/guideline/pdf/statement.pdf（2012年10月閲覧）より転載

試験において，Congestive heart failure（心不全），Hypertension（高血圧），Age（年齢；75歳以上），Diabetes（糖尿病），Stroke（脳梗塞・一過性脳虚血発作）のこの5つの因子が，心房細動の血栓塞栓症の独立した危険因子であることが証明された（表1）．$CHADS_2$スコアは，この5つの危険因子の頭文字をとったもので，C・H・A・Dの項目に該当すれば各1点，Sの既往があれば2点とカウントし，各リスク因子の累積で0〜6点まであり，点数が増えていくにしたがって血栓塞栓症の発生頻度が直線的に増えていくことが知られている（図4）．

2006年の欧米の心房細動治療ガイドラインでは，$CHADS_2$スコアに基づいてリスク評価を行い，$CHADS_2$スコアが2点以上の場合にはワルファリンの適応であり，$CHADS_2$スコアが1点であればワルファリンあるいはアスピリン，リスクがなければアスピリンとされてきた．わが国の心房細動治療ガイドライン（図5）も同様に$CHADS_2$スコアが2点以上の場合にはワルファリンが推奨されているが，わが国で行われたアスピリンの有用性を検討したJAST研究の結果ではアスピリンの有用性が示されなかったため，わが国の心房細動治療ガイドラインではアスピリンは推奨されていない．$CHADS_2$スコアが0〜1点以下の場合にはワルファリンも「推奨」されておらず，「考慮」してもよいとだけ記されており，ワルファリンを投与するか否かの最終判断は患者の状態を診た医師の判断に委ねられている．ダビガトランに関しても，ワーファリンとほぼ同様の扱いであるが，頭蓋内出血を含む大出血のリスクがワーファリンより少なく安全性が高かったこともあり，$CHADS_2$スコアが1点の場合にもダビガトランの投与は「推奨」されている．

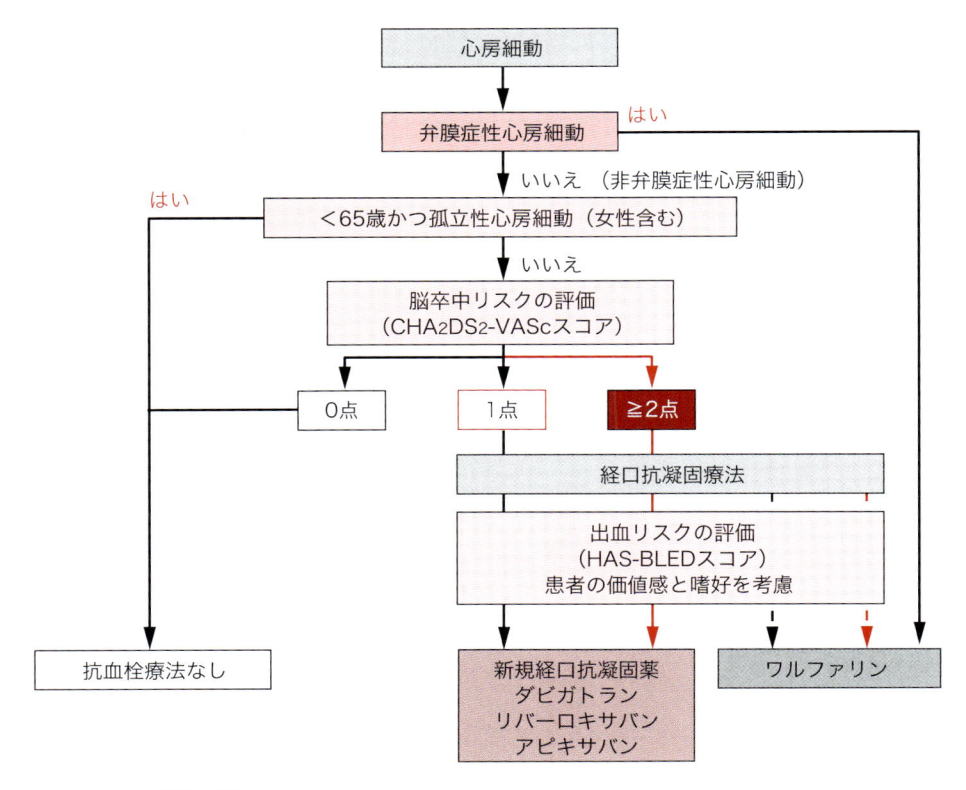

図6 抗凝固薬の選択
2012 ESC Guidelines for the management of atrial fibrillation
文献7より引用

表2 CHA$_2$DS$_2$-VAScスコアにおけるリスクと配点

記号	疾患	点数
C	Congestive heart failure（心不全） LV dysfunction（左室機能不全）	1
H	Hypertension（高血圧）	1
A	Age（75歳以上）	2
D	Diabetes Mellitus（糖尿病）	1
S	Stroke/TIA（脳梗塞・一過性脳虚血発作の既往）	2
V	Vascular disease（血管疾患） ［心筋梗塞の既往，末梢動脈疾患，大動脈プラーク］	1
A	Age（65～74歳）	1
S	Sex category（女性）	1

　2012年の欧州心臓病会で発表された新しいガイドライン（図6）では，CHADS$_2$スコアが0～1点の場合には，さらにきめ細かくリスクを層別化するためCHA$_2$DS$_2$-VAScスコア[6]（表2）が用いられており，CHA$_2$DS$_2$-VAScが2点以上で抗凝固療法が「推奨」され，1点以上でも抗凝固療法を「考慮」するように改訂された．またCHA$_2$DS$_2$-VAScスコアが0点の場合（65歳未満でリスク無し，女性も含む）は，抗凝固療法しなくてよいということが示された．本邦のガイドラインにおいても，CHADS$_2$スコアが0点でも心筋症，65～74歳，女性，冠動脈疾患，甲状腺中毒がある場合にはワーファリンかダビガトランの投与を「考慮」してもよいとされている．

まとめ

　新規抗凝固薬はワルファリンと並ぶ有効な抗血栓薬と位置づけられており，ワルファリンに比べると頭蓋内出血などの大出血のリスクが少ないため，CHADS$_2$スコアが0～1点の血栓塞栓症リスク因子が少ない患者においても積極的に処方されるようになってきている．しかしすべての新規抗凝固薬において，腎機能低下と大出血との間に密接な関連性が認められており，腎機能が低下すれば大出血の発生率が上昇することは十分に認識しておく必要がある．心原性塞栓症リスクのスコアリングに基づき，腎機能や年齢を考慮したうえでワルファリンや新規抗凝固薬の適正使用に努めることが，心房細動患者の予後を改善させるためには必要不可欠である．

文献

1) Yasaka, M., et al.：Optimal intensity of international normalize ratio in warfarin therapy for secondary prevention of stroke in patients with non-valvular atrial fibrillation. Intern Med, 40：1183-1188, 2001
2) Connolly, S. J., et al.：Dabigatran versus warfarin in patients with atrial fibrillation. N Engl J Med, 361：1139-1151, 2009
3) Patel, M. R., et al.：Rivaroxaban versus Warfarin in Nonvalvular Atrial Fibrillation. N Engl J Med, 365：883-891, 2011
4) Gage, B. F., et al.：Validation of clinical classification schemes for predicting stroke：results from the National Registry of Atrial Fibrillation. JAMA, 285：2864-2870, 2001
5) 日本循環器学会．心房細動における抗血栓療法に関する緊急ステートメント. http://www.j-circ.or.jp/guideline/pdf/statement.pdf
6) Lip, G. Y., et al.：Refining clinical risk stratification for predicting stroke and thromboembolism in atrial

fibrillation using a novel risk factor-based approach : the euro heart survey on atrial fibrillation. Chest, 137 : 263-272, 2010
7) Camm, A. J., et al. : Guidelines : 2012 focused update of the ESC Guidelines for the management of atrial fibrillation : An update of the 2010 ESC Guidelines for the management of atrial fibrillation. Eur Heart J August 24, 2012

プロフィール

山内康照（Yasuteru Yamauchi）
武蔵野赤十字病院　循環器科　副部長
1990年　愛媛大学医学部医学科卒業

不整脈患者さんの生命予後やQOLの改善のため，カテーテルアブレーション治療を中心に診療を行っています．患者さんにとって何が最善の治療であるかをじっくり考えながら，患者さんに安心して治療を受けてもらえるように日々努力しています．アブレーション治療はパズルを解く作業に似ており，不整脈基質は目で見えないためちょっとずつ理詰めで攻めて最後に不整脈基質を突き止め焼灼し根治しえたときの喜びはひとしおです．そしてその喜びを患者さんと分かち合えるところがこの治療の一番の魅力です．

第3章 不整脈をみたら

6. はじめての Electrical storm

円城寺由久

> ● Point ●
> ・Electrical storm とは致死性心室性不整脈である心室頻拍や心室細動が，立て続けに起こる病態である
> ・いったん発症すると生命予後の悪化につながりやすく，適切かつ迅速な対応が必要となる
> ・対処法としては原因や誘因の除去と同時に，各種薬物治療を駆使しながら再発予防に努める
> ・特殊な例としてカテーテルアブレーションが，奏功することもある

はじめに

　Electrical storm（ES）とは致死性心室性不整脈である心室頻拍（VT）や心室細動（VF）が，24時間以内に3回以上立て続けに起こる病態と定義される．いったん発症すると生命予後の悪化につながりやすく，迅速な診断および対応が必要とされる．

1. Electrical storm とは

　VT/VF などの致死性心室性不整脈を，24時間以内に3回以上くり返すものを electrical storm（ES）と呼ぶ．狭義には ICD（植込み型除細動器）治療中に VT/VF により機器が頻回作動する状態をさすが，広義には急性心筋梗塞などで同様の状態に陥り，くり返し直流通電除細動が必要となる病態も含まれる．
　ICD 二次予防症例では基礎心疾患にもよるが，植え込み後に 10～15％で ES を発症する．

2. 失神患者に遭遇したら

　失神患者を目の当たりにした場合，はじめから VT/VF の診断がついているとは限らない．脈拍触知を行い力強い拍動を感じられれば VT/VF である可能性はないが，触知できなければ広義の心肺停止であり，直ちに心肺蘇生術をしながら心電図モニターの確認を行う．VT/VF であれば除細動を行うが，成功しても再発の可能性を考慮し，改めて原因検索と再発予防を行う．

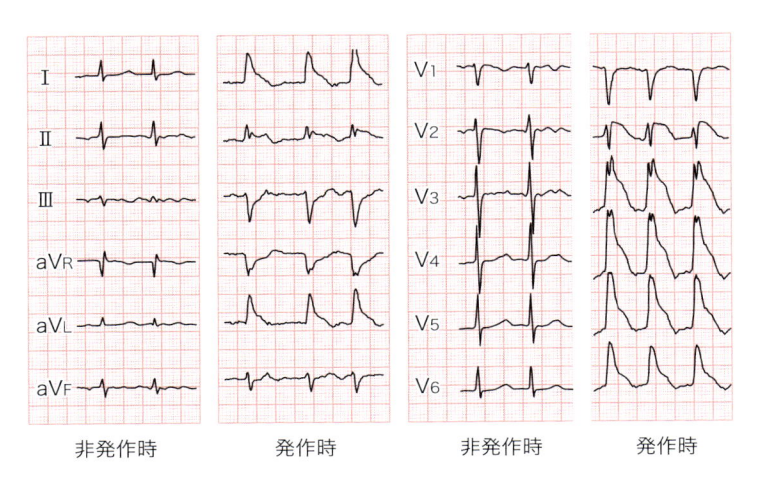

図1 ICD植え込み後にelectrical stormに陥った患者の，12誘導ホルター心電図
夜間睡眠中に広範な誘導で可逆的にST上昇が認められ，冠攣縮性狭心症の診断に至った

3. Electrical stormの要因

　急性虚血発作の関与，虚血に伴う心不全の増悪はESの要因となる．急性心筋梗塞では発症後時々刻々と心筋の状態が変化しながら（不整脈発症機序も経時的に変化する），VT/VFを発症する．心筋梗塞に至らなくても，冠攣縮に伴う急性虚血発作でもVT/VFは発症するので，**心電図で可逆的なST-T変化を見逃さないようにする**．実例を示す．

症例1

　症例は62歳男性．VFによる心肺停止のため緊急入院となった．冠動脈造影・心エコー検査・心電図検査で有意な所見は認められず，原因不明のまま心臓突然死二次予防を目的にICDを植え込み退院となった．数カ月後ESとなり緊急入院となったが，12誘導ホルター心電図で夜間睡眠時にくり返し広範な誘導で可逆的なST上昇が認められた（図1）．夜間睡眠中で自覚症状はなく，またこの時ICDの作動も認められなかった．VF発症原因の直接証明には至らなかったが，冠攣縮性狭心症の診断でカルシウム拮抗薬投与を行うと，以降ICD作動はみられなくなった．

　急性疾患でない他の心疾患でもESは起こるが，電解質異常や自律神経系の関与が発症に影響をおよぼす．しかし明確な要因が見当たらず，原因除去に苦慮することも稀ではない．

4. Electrical stormの対処法

　電解質異常など，原因や誘因を取り除くことが原則である．
　心筋梗塞による虚血性心疾患では経時的に心筋の状態が変化し，それに伴い電気的不安定性が自然に回復することもある．しかしVT/VFをくり返す場合いつまでこの状態が続くかの予測は付きにくく，発症時刻が特定できなくても可能な限り血行再建は行うべきである．

1 Electrical stormに対する薬物治療

1）抗不整脈薬の選択

　VFを停止させる薬剤はなく，薬物治療の目的は再発予防が主となる．ESでは即効性を期待したいので，静脈内投与が可能な薬剤が用いられる．ESに有効性が期待される本邦で使用可能な薬として

- アミオダロン
- ニフェカラント
- β遮断薬
- その他Ⅰ群抗不整脈薬

があげられる．

　ガイドラインでは**アミオダロンとニフェカラントが，基礎心疾患をもつ症例での第一選択として推奨されている**[1]．Ⅰ群薬をはじめとしたほとんどの抗不整脈薬はNaチャネル遮断作用による陰性変力作用をもち，不整脈がいったん治まっても薬剤による心機能悪化から再び不整脈を発症することがあり得る．アミオダロンは経口投与時にはさほど顕著とならないが，静注使用では心機能抑制が顕在化することがあり，血圧低下がみられるようならさらなる投与は控える．ニフェカラントは純粋なKチャネル遮断薬で，心機能抑制を憂慮する必要はない．

　電気生理学的注意点として，アミオダロン，ニフェカラントはともにKチャネル遮断作用から，QT時間延長をもたらす．特にニフェカラントはQT延長に伴うtorsades de pointesなどの心室性不整脈発症頻度が5％近くも報告されている．**QTc時間が0.55を超えたら，減量するかいったん中止する**．

　β遮断薬の有用性につき，亜急性期心筋梗塞でESに陥った患者を対象に行われた臨床研究が報告されている[2]．対象患者49名で，一方（22名）は抗不整脈薬による治療を，もう一方（27名）は交感神経抑制治療のみを行い予後を比較した．抗不整脈薬群はリドカイン（22名全例），プロカインアミド（16名），ブレチリウム（18名，本邦では使用不可）を，交感神経抑制群では左星状神経節ブロック（6名），β遮断薬治療（エスモロール7名，プロプラノロール14名）を行った．その結果後者で有意にVFエピソードの減少を認め，（p<0.01），死亡率も1週間後で薬剤群82％，交感神経抑制群22％（p<0.0001），1年後でそれぞれ5％と67％であり（P<0.0001），交感神経抑制群で良好な予後が示された．

　心機能低下例への急激なβ遮断薬投与は，さらなる心機能悪化から心不全増悪を惹起することが懸念される．しかし本研究で抗不整脈薬群の死亡例に治療抵抗性VFが多数を占めていたことから（1週間後で82％），早急にESから脱することが生命予後改善に重要であることも示された．β遮断薬はVFの回数を減らすことが期待され，治療抵抗例ではぜひ試みるべき手段である．保険適応外使用となるが，ランジオロールは半減期が短いβ遮断静注薬で，ESの際にも使いやすい．

2）静脈麻酔による沈静化

　静脈麻酔による沈静化が，ES治療に有効なことがある．意識下での通電ショックは苦痛が大きく，苦痛や不安に伴う体内からのカテコラミン分泌の増加から，さらに不整脈発症を促すことにつながりかねない．ESとなった患者に麻酔薬で沈静を図った途端，不整脈が起こらなくなったということは日常経験されることである．患者の不安や苦痛を和らげ，ESからの離脱が望める麻酔

薬での沈静化はぜひ試みるべき手段である．
　実際に使用される静脈麻酔薬として代表的なものは，

・プロポフォール（ディプリバン®）
・デクスメデトミジン塩酸塩（プレセデックス®）
・ミダゾラム（ドルミカム®）

などがある．プロポフォールは短時間作用型であり，導入および覚醒が容易なことから好んで用いられる．ただし鎮痛作用はなく，呼吸抑制作用があるため，十分な効果を発現させると挿管管理が必要になることもある．それに対しデクスメデトミジン塩酸塩は呼吸抑制が少なく鎮痛作用も併せもつため，くり返し直流通電除細動が必要な場合は使いやすい薬剤である．半減期がプロポフォールよりは若干長いが，呼吸抑制が少ないため人工呼吸器からの離脱時にもそのまま使い続けることのできるメリットがある．ミダゾラムは前二剤よりは半減期が長く比較的体内に遷延しやすいこと，呼吸抑制があることから人工呼吸器管理下に長期沈静化が必要な場合に使用される．いずれの薬剤を選択するかは好みに応じて使い慣れたものにすればよく，ESの抑制に関してはどれが優れるというエビデンスはないようである．

2 Electrical stormに対する非薬物治療

　Haissaguerreらは特発性VF症例における，**カテーテルアブレーション**の有用性を報告した[3]．VF発症時第1拍目の心室性期外収縮波形が常に同一である症例の存在に気づき，この期外収縮をターゲットとしたアブレーションを行った．洞調律時と心室細動発症時の期外収縮のいずれもプルキンエ電位が心室波形に先行して記録される（期外収縮時により先行）ことから，本期外収縮は病的プルキンエ線維由来であることを示した．われわれは特発性例のみならず急性冠症候群でも，アブレーションがESからの離脱に有効であることを報告した[4]．実例を示す．

症例2

　症例は58歳男性．急性冠症候群の診断で左前下行枝と回旋枝の2枝病変に対し，経皮的冠動脈形成術が行われた．術後ESとなりくり返す直流通電除細動でも洞調律維持ができなくなり緊急アブレーションを行った．VFはいずれも同一波形（右脚ブロック，上方軸）の心室性期外収縮を契機としており（図2），同期外収縮をターゲットとしたアブレーションを行った．左室後下壁中隔側に固定したカテーテルで，洞調律時に心室波に先行する先鋭なプルキンエ電位が記録され，VF発症時に同電位はさらに心室波に先行する現象が観察された（図3）．くり返す直流通電除細動でも洞調律維持ができないため，VF中に通電を行うと頻拍は徐拍化の後停止しESからの離脱に成功した（図4）．

　このようなVFは特殊であり，すべての症例にカテーテルアブレーションが奏功するわけでないことは言うまでもない．ただしこのような症例もあるので，**ESでは常に12誘導心電図を記録するよう心がけ，発症時の心電図波形解析に努める**．カテーテルアブレーションが奏功しやすいのは異常プルキンエ線維由来で，比較的幅が狭い右脚ブロック，上方軸の心室性期外収縮であることが多い．

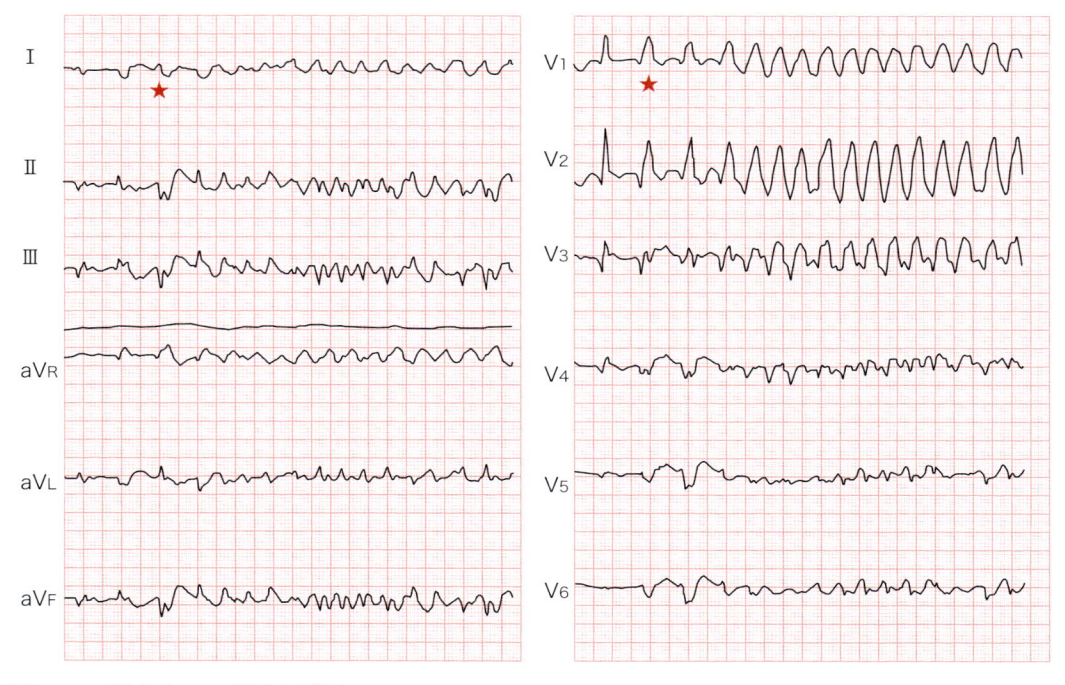

図2 VF発症時の12誘導心電図
入院後繰り返しVFが出現し，その都度直流通電除細動を行った．VF発症時の第1拍目は（★印）いずれも右脚ブロック，上方軸の心室性期外収縮であり，同期外収縮をターゲットにカテーテルアブレーションを行った

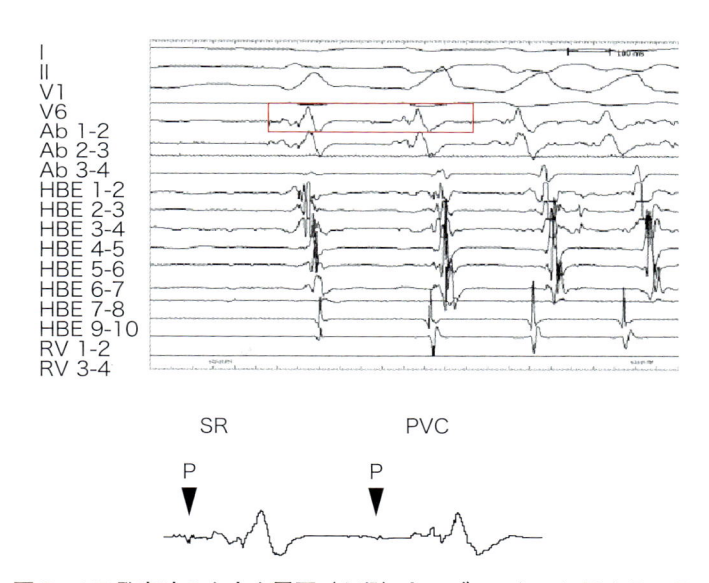

図3 VF発症時の心内心電図（上段）とアブレーション用カテーテルで記録したVF発症時の局所電位の拡大図（下段）
洞調律時（図中上段最左の波形）にも心室電位（QRS波）に先行する，先鋭なプルキンエ電位が認められる．VF発症時第1拍目（図上段左から2拍目）では分裂したプルキンエ電位が心室電位にさらに先行して認められる．
SR：洞調律，PVC：心室性期外収縮，P：プルキンエ電位，Ab：アブレーションカテーテル，HBE：ヒス束電位記録カテーテル，RV：右心室電位記録カテーテル

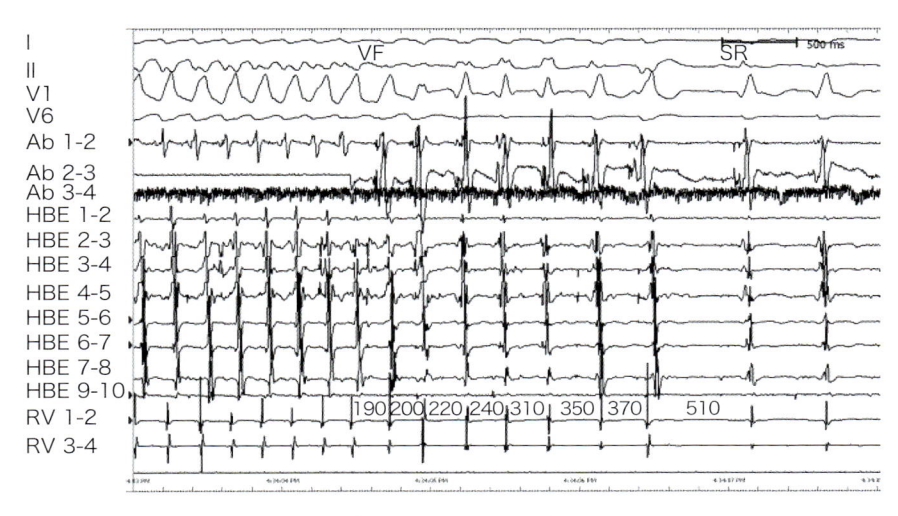

図4　VFに対するカテーテルアブレーション時の心内心電図
VF中に高周波通電を行ったところ，頻拍は徐々に徐拍化し洞調律への復帰が得られた
図中の数字は心内心電図のR–R間隔を表す．頻拍中の高周波通電により徐々にR–R間隔の
延長がみられ，停止に至っていることがわかる

おわりに

　ESの病態および，その対処法について述べた．VFを目の当たりにすると，とかく焦りがちとなる．早急に除細動を行うことは当然として，再発を防ぐためには原因を検索し次に何をすべきか考えることが肝要である．迅速なESからの離脱は予後の改善に必須であり，薬物治療として抗不整脈薬のみならずβ遮断薬や全身麻酔薬もその一助となる．特殊な症例として異常プルキンエ線維由来の期外収縮が発症に関与し，カテーテルアブレーションが奏功する場合もある．

文献

1) 循環器病の診断と治療に関するガイドライン．不整脈薬物治療に関するガイドライン（2009年改訂版）http://www.j-circ.or.jp/guideline/pdf/JCS2009_kodama_h.pdf（2012年9月閲覧）
2) Nademanee, K., et al.：Treating Electrical Storm Sympathetic Blockade Versus Advanced Cardiac Life Support-Guided Therapy. Circulation, 102：742-747, 2000
3) Haissaguerre, M., et al.：Mapping and Ablation of Idiopathic Ventricular Fibrillation. Circulation, 106：962-967, 2002
4) Enjoji, Y., et. al.：Catheter ablation of fatal ventricular tachyarrhythmias storm in acute coronary syndrome-role of Purkinje fiber network. Journal of Interventional Cardiac Electrophysiology, 26：207-215, 2009

プロフィール

円城寺由久（Yoshihisa Enjoji）
大崎病院東京ハートセンター循環器内科不整脈診療部

第3章 不整脈をみたら

7. 植込み型除細動器（ICD）を勧めたいとき

佐藤　明

> ● Point ●
> ・一次予防か，二次予防か
> ・一次予防の場合，基礎心疾患があるか，ないか
> ・心不全の合併があるかないか
> ・植込み型除細動器は最善の治療か，人の死とは何か，日本の医療経済の行方は

はじめに

　徐脈性不整脈に対する植込み型ペースメーカーは，1960年代に実用化され，わが国でも'74年に保険償還された．年々ハードおよびソフト面での改良が重ねられ，急速に小型化，高機能化が進んできた．一方，頻脈性不整脈に対する治療は'50年代以降薬物療法が中心であったが，'89年のCAST（Cardiac Arrhythmia Suppression Trial）報告以来[1]，薬物療法は大きな転換期を迎え，非薬物療法の位置づけが飛躍的に向上した．心臓突然死を防ぐ目的で'80年代に植込み型除細動器（ICD）が開発され'90年代には欧米で急速に普及した．さらに'96年以降には両室ペーシングによる心臓再同期療法（CRT）も確立されていった．一方，欧米から大きな遅れを取ったわが国では，'96年にICD，2004年にCRT，そして'06年に両室ペーシング機能付き植込み型除細動器（CRT-D）の保険適用が認められ，その遅れを取り戻すべく急速に普及していった．この稿では，急速に発展してきた植込み型除細動器および両室ペーシング機能付き植込み型除細動器に関し，その適応から人生観，医療費の問題にまで幅広く論じたい．

1. 植込み型除細動器，両室ペーシング機能付き植込み型除細動器とは

1 心臓突然死を防ぐ

　心臓突然死は心不全死と並んで心疾患患者の主要な死因である．米国では心臓突然死が年間約40万人でその80〜90％が心室細動・心室頻拍によると考えられている．わが国での心臓突然死の実態は必ずしも明らかではないが，年間6〜8万人と推定され，米国同様その直接死因の多くは心室性頻脈性不整脈と考えられている．心臓突然死を防ぐことは生命予後の改善にきわめて重要であり，植込み型除細動器は心疾患の種類や一次予防，二次予防にかかわらず，生命予後を改善する最も有効な治療法の1つである．

表1 両室ペーシング機能付き植込み型除細動器（CRT-D）の適応

Class I
1. 最適の薬物治療でもNYHAクラスⅢまたは通院可能な程度のクラスⅣの慢性心不全を呈し，左室駆出率35％以下，QRS幅120 msec以上，洞調律で，植込み型除細動器の適応となる場合
Class Ⅱa
1. 最適の薬物治療でもNYHAクラスⅢまたは通院可能な程度のクラスⅣの慢性心不全を呈し，左室駆出率35％以下，QRS幅120 msec以上，心房細動を有し，植込み型除細動器の適応となる場合
2. 最適の薬物治療でもNYHAクラスⅡの慢性心不全を呈し，左室駆出率30％以下，QRS幅150 msec以上，洞調律で，植込み型除細動の適応となる場合
3. 最適の薬物治療でもNYHAクラスⅢまたは通院可能な程度のクラスⅣの慢性心不全を呈し，左室駆出率35％以下で既に植込み型除細動器が植込まれ，または予定され，高頻度に心室ペーシングに依存するかまたはそれが予想される場合
Class Ⅱb
1. 最適の薬物治療でもNYHAクラスⅡの慢性心不全を呈し，左室駆出率35％以下，植込み型除細動器の植込みが予定され，高頻度に心室ペーシングに依存することが予想される場合
Class Ⅲ
1. 左室駆出率は低下しているが無症状で，植込み型除細動器の適応がない場合
2. 心不全以外の慢性疾患により身体機能が制限されたり，余命が12カ月以上期待できない場合

文献2より引用

2 心不全を改善する

　心不全においては心室内伝導障害，心房心室間同期不全，心室内同期不全，心室間同期不全が生じやすい．これらを改善するのが**両室ペーシングによる心臓再同期療法（cardiac resynchronization therapy：CRT）**である．心臓再同期療法は心収縮能が低下し，QRS幅が120msec以上の心臓の同期不全を伴う中等症以上の慢性心不全患者において適応となる（**表1**）．これにより心不全悪化を防止するのみならずその予後を改善する．心不全には心臓突然死を合併する者も多く，植込み型除細動器の適応のある症例には，両室ペーシング機能付き植込み型除細動器（CRT-D），適応のない症例には，ペーシング機能のみの心臓再同期療法（CRT-P）を選択する．しかし心臓再同期療法が開発されて16年経つ現在でも問題となっているのが，心臓再同期療法の適応患者のなかに無効例が約30％存在することである．心エコー検査・核医学検査・MRI検査など各種検査を利用し，有効例の検出を試みるも，未だ確立していない．

2. 植込み型除細動器はどんな症例に役立つの？

1 一次予防，二次予防とは

　二次予防とは過去に心肺停止，持続性心室頻拍や心室細動の心電図が記録されているものに対する適応である．一方，一次予防とは心室頻拍が非持続性である場合，失神を認めるが心電図で不整脈が記録されていない場合，あるいは低心機能のために突然死，不整脈死のリスクが高い場合，などに対する適応をさす．

2 二次予防では

　急性の原因（急性虚血，電解質異常，薬剤など）によらない心室細動または持続性心室頻拍を有し，患者の同意や協力が得られ，余命1年以上見込まれる症例は，Class IまたはⅡaの対象と

表2 ICDによる二次予防

Class I
1. 心室細動が臨床的に確認されている場合
2. 器質的心疾患に伴う持続性心室頻拍を有し，以下の条件を満たすもの （1）心室頻拍中に失神を伴う場合 （2）頻拍中の血圧が80 mmHg以下，あるいは脳虚血症状や胸痛を訴える場合 （3）多形性心室頻拍 （4）血行動態の安定している単形性心室頻拍であっても，薬物治療が無効または副作用のため使用できない場合や薬効評価が不可能な場合，あるいはカテーテルアブレーションが無効あるいは不可能な場合
Class II a
1. 器質的心疾患に伴う持続性心室頻拍がカテーテルアブレーションにより誘発されなくなった場合
2. 器質的心疾患に伴う持続性心室頻拍を有し，臨床経過や薬効評価にて有効な薬剤が見つかっている場合
Class II b
1. 急性の原因（急性虚血，電解質異常，薬剤等）による心室頻拍，心室細動の可能性が高く，十分な治療にもかかわらず再度その原因に暴露されるリスクが高いと考えられる場合
Class III
1. カテーテルアブレーションや外科的手術により根治可能な原因による心室細動，心室頻拍（WPW症候群における頻脈性心房細動・粗動や特発性持続性心室頻拍）
2. 12カ月以上の余命が期待できない場合
3. 精神障害等で治療に際して患者の同意や協力が得られない場合
4. 急性の原因（急性虚血，電解質異常，薬剤等）が明らかな心室頻拍，心室細動で，その原因の除去により心室頻拍，心室細動が予防できると判断される場合
5. 抗不整脈薬やカテーテルアブレーションでコントロールできない頻回に繰り返す心室頻拍あるいは心室細動
6. 心移植，心臓再同期療法（CRT），左室補助装置（LVAD）の適応とならないNYHAクラスIVの薬物治療抵抗性の重度うっ血性心不全

文献2より引用

なる（表2）．植込み型除細動器が開発された際，最初に適応となったのは二次予防の症例である．器質的心疾患に伴う持続性心室頻拍，心室細動，心臓突然死からの蘇生例における，2年間の再発率は10〜20％と報告されている[3]．

過去に心停止の既往がある症例では，植込み型除細動器を植え込むメリットは大きく，患者や家族からも受け入れられやすい．積極的に植込み型除細動器を進めてよい症例と考えられる．

3 一次予防では

　MADIT-I（1996年），MUSTT（'99年）の試験結果を受けて，非持続性心室頻拍か原因不明の失神を有し，心機能低下を認め，電気生理検査で心室頻拍/細動が誘発される場合を適応とした．MADIT-II（2002年），SCD-HeFT（'05年）試験などの一次予防試験の結果が報告され，これらのエビデンスに基づき，ICDの一次予防の適応はさらに拡大されていった．

　本邦でも冠動脈疾患あるいは拡張型心筋症に基づく慢性心不全で，十分な薬物治療を行ってもNYHAクラスIIまたはクラスIIIの心不全症状を有し，かつ左室駆出率35％以下の場合は，Class Iの適応となる．また，冠動脈疾患あるいは拡張型心筋症の症例のなかで，原因不明の失神を有し，高度の心機能低下（35％以下）または中等度の心機能低下（35-50％）を有し，電気的生理機能検査で心室細動または持続性心室頻拍が誘発された症例はClass IまたはIIaの適応となる．これに伴い，本邦でもICD症例は増加してきている．また肥大型心筋症，催不整脈性右室心筋症，Brugada症候群，QT延長症候群，などの特殊な心疾患に関しても細かく適応が決められており，日本循環器学会が編纂した不整脈非薬物治療ガイドライン（2011年改訂版）を参考にされたい．

3. 植込み型除細動器の問題点

1 植込み型除細動器は万能ではない

　植込み型除細動器は頻脈性心室性不整脈を止め，突然死を予防する効果がある．しかし除細動後に頻脈性心室性不整脈をくり返す症例，心停止や無脈静電気活動（pulseless electrical activity：PEA）を併発した症例の救命は困難である．症例によっては**抗不整脈薬やカテーテルアブレーションの併用，心不全や全身状態の改善などが必要**となる場合が少なくない．

2 誤作動が起こる

　植込み型除細動器は突然死を予防するために，頻脈性心室性不整脈が疑われた際は，躊躇せずに抗頻拍ペーシングや電気的除細動が働く．頻脈性心室性不整脈を感知するアルゴリズムはメーカーごとに異なるが，多くは脈拍数がある一定以上の頻脈の際に，たとえ上室性不整脈であっても頻脈性心室性不整脈と判断し，植込み型除細動器が働くよう設定されている．そのため**上室性不整脈の場合は意識清明な状態で除細動が働いてしまう**．除細動による衝撃は，症例によって異なるものの「背中をバットで殴られる」と表現されるほど強いことが多く，体験された症例では，除細動の恐怖に苛まれるものも多い．誤作動の予防のため，薬剤またはカテーテルアブレーションによる上室性不整脈のコントロール，除細動が働く際の脈拍数の設定，除細動前に衝撃の少ない抗頻拍ペーシングなどで回避を試みる．しかし，MADIT II [4]では不適切作動症例が83/719症例（11.5％）に認められ，課題として残されている．精神的に追い込まれる症例では精神科・心療内科とのリエゾン治療が必要となる．

3 人生観と医療費

1）年齢制限は？

　基本的には植込み型除細動器の適応に年齢制限はない．脳死が人の死として認められつつある昨今でも，最期は心停止により亡くなる．植込み型除細動器はそれを可能な限り食い留めてくれる．前述のように，植込み型除細動器は二次予防のみならず，一次予防へも適応が拡大され，年々普及してきており，予後改善に寄与するものと期待されている．実際，平成22年の第21回生命表によると，本邦の平均寿命は男79.55年，女86.30年と年々寿命は延びてきている．しかし生命予後が改善することだけが本当によいことなのであろうか．植込み型除細動器が予後を改善するといわれる一方で，ショックに対する不安からquality of life（QOL）が低下するという報告もある．Carroll, S. L. らは植込み型除細動器の適応をより若い層にするべきと報告している．個々の症例の最適な死亡年齢など推測できない．最終的には各個人の人生観に左右されるが，例えば「90歳を超える寝たきり状態の衰弱した症例」に植込み型除細動器が必要なのであろうか．

2）医療経済への影響は？

　平成23年度厚生統計要覧によると平成24年度償還価格は植込み型除細動器本体のみで3,060,000円，両室ペーシング機能付き植込み型除細動器本体のみで4,090,000円の費用がかかる[5]．日本の医療費が26兆7425億円［循環器系5兆5394億円（20.7％）］と年々高騰してきていることを踏まえると，倫理的および経済的な観点からも植込み型除細動器の必要な症例，そうでない症例をもう一度検討する必要もあろう．実際，CRT-PとCRT-Dを選択する際，米国では90.3％，イタリアでは85.7％，ドイツでは85.2％がCRT-Dであるのに対し，フランスでは63.6％，イギリスでは57.9％，スウェーデンでは41.7％とCRT-Dの割合が低くなっている[6]．

これは経済面や死生観の違いが影響しているといわれている．本邦でも一症例ごとによく適応を検討する必要があろう．

おわりに

　本稿は，植込み型除細動器の適応から問題点までを幅広く述べた．予後の面から考えれば，突然死を予防し予後を改善する重要な治療の1つである．しかし患者および医療者側の人生観，日本の医療経済が大きくかかわる治療であり，適応の決定には総合的な判断が求められる．

文献

1) The Cardiac Arrhythmia Suppression Trial (CAST) Investigators Preliminary report.：Effect of encainide and flecainide on mortality in a randomized trial of arrhythmia suppression after myocardial infarction. N Engl J Med, 321：406-412, 1989
2) 循環器病の診断と治療に関するガイドライン．不整脈の非薬物治療ガイドライン（2011年改訂版）．http://www.j-circ.or.jp/guideline/pdf/JCS2011_okumura_h.pdf（2012年9月閲覧）
3) Mitchell, L. B.：Clinical trials of antiarrhythmic drugs in patientswith sustained ventricular tachyarrhythmias. Curr Opin Cardiol；12：33-40, 1997
4) Daubert, J. P., et al.：MADIT II Investigators. Inappropriate implantable cardioverter-defibrillator shocks in MADIT II：frequency, mechanisms, predictors, and survival impact. J Am Coll Cardiol, 51：1357-1365, 2008
5) 平成23年度厚生統計要覧 第5編　社会保険　第1章　医療保険一般診療医療費，入院―入院外・年齢階級×傷病分類別
6) Brugada, J., et al.：EUCOMED Database, The EHRA White Book, 2008

プロフィール

佐藤　明（Akira　Sato）
さいたま赤十字病院　循環器科
1995年自治医科大学医学部卒業，2004年より現職
心房細動を中心とした不整脈のカテーテル治療．孤立性心房細動に対するカテーテル治療は成功率や安全性の向上により，年々普及してきている．今後は器質的心疾患や慢性心不全に合併した心房細動症例に対しても適応を拡大し，カテーテル治療により心不全の予後を改善させていきたい．

第3章 不整脈をみたら

8. アブレーションに向いている心房細動

静田 聡

● Point ●

- 心房細動の患者数の増加に伴い，心房細動に対する根治的カテーテル・アブレーションの数も急増している
- 心房細動に対するカテーテル・アブレーションの基本術式は肺静脈隔離術である
- 3Dナビゲーションシステムの開発と進歩により，心房細動アブレーションの治療成績は向上している
- アブレーションに適しているのは，左房径の小さい症候性の発作性心房細動である

はじめに

　心房細動は加齢とともに増加し，高齢化社会を迎えたわが国では爆発的に患者数が増加している．
　心房細動を発症すると，数年から十数年の経過で徐々に発作の頻度が増え，発作の持続時間も長くなるのが常である．抗不整脈薬は心房細動の発作予防に有効であることが多いが，やはり時間経過とともに徐々に効果が乏しくなり，洞調律の維持が困難となる．
　本稿では，心房細動の根治療法としてのカテーテル・アブレーションについて概説し，どのようなケースがアブレーションに適した心房細動であるかについて論じたい．

1. まず基本：カテーテル・アブレーションとは？

　カテーテル・アブレーションとは，電極カテーテルの先端から500kHzの高周波電流を流すことで，頻脈性不整脈の原因となる心筋組織を熱凝固させる治療方法である．
　歴史的には，1982年にScheinmanらが電極カテーテルから直流通電を行うことで房室ブロックの作成に成功したのが最初である．直流通電は組織の破壊力は強いが，衝撃波や高熱のために心穿孔や血栓塞栓症の問題があり，広く普及するには至らなかった．その後，'85年にHuangらが高周波通電によるアブレーションの実験結果を報告し，高周波により心筋組織が安全かつ均一に焼灼されることが示された．以後は急速に高周波アブレーションが普及し，現在広く行われているカテーテル・アブレーションの大半は高周波アブレーションである．カテーテル先端に液体窒素を灌流させて心筋組織を冷凍凝固する方法も実用化されているが，本邦では未だ認可されていない．

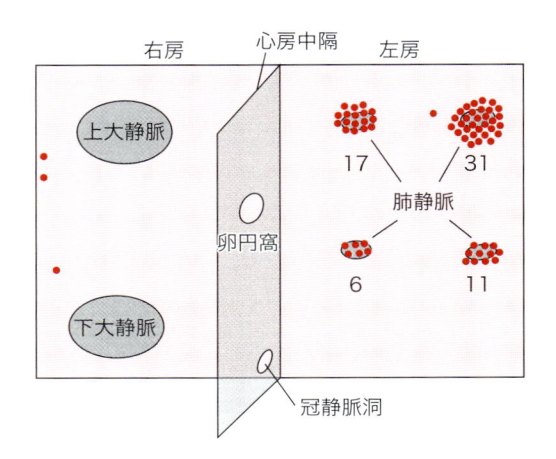

図1 心房細動のトリガーとなる異所性興奮の起源
文献1をもとに作成

2. 心房細動に対するアブレーション

　心房細動の根治療法としてのカテーテル・アブレーションは，'98年にフランスのボルドー大学のHaissaguerre教授らによってはじめて報告された[1]．心房細動の原因となる異所性の心房興奮の多くが，肺静脈内に入り込んだ袖状の心筋から発火することが明らかになり（図1），肺静脈内の局所起源の焼灼により62％の長期成功率が示された．しかし，肺静脈内の局所起源の焼灼では，手術中に発火しない起源の焼灼は困難であった．

　その後，肺静脈と左心房の接合部を円周状に焼灼して肺静脈内の心筋を左心房から電気的に切り離す"肺静脈隔離術"が標準術式となり，高率に心房細動の根治が可能となった．現在では薬剤抵抗性の発作性心房細動はもちろんのこと，持続性や慢性の心房細動にまで適応が拡がっている．

3. 3Dナビゲーションシステムの開発と進歩

　左心房～肺静脈の3次元構造は複雑であり，X線透視だけではカテーテル操作には相当の熟練を要し，長時間の透視による被曝が問題であった．しかし，近年の3D-マッピングシステムの開発と進歩により，肺静脈隔離術における技術的問題は大幅に改善された．特にマルチスライスCTの画像を取り込んで融合させることにより，リアルな3次元ナビゲーションが可能になったことから，現在では熟練した術者が肺静脈隔離に要する時間は穿刺を合わせても2時間前後となっている．

　現在広く使用されている3D-マッピングシステムはジョンソン・エンド・ジョンソン社のCARTO®システムとセント・ジュード・メディカル社のEnSite NavX™システムである．本稿では，筆者が使用しているCARTO®システムについて述べる（図2）．

　CARTO®システムでは，患者の背面の3点からそれぞれ別の磁場を発生させ，3次元の磁場座標を構築する．その磁場座標で認識されるセンサーが内蔵された専用のカテーテルを用いてマッピング・焼灼を行う（図2A）．マルチスライスCTの3D画像を取り込んで位置合わせを行ったうえで焼灼を行うが（図2B, C），ミリ単位の精度できわめて正確に焼灼を行うことが可能である．

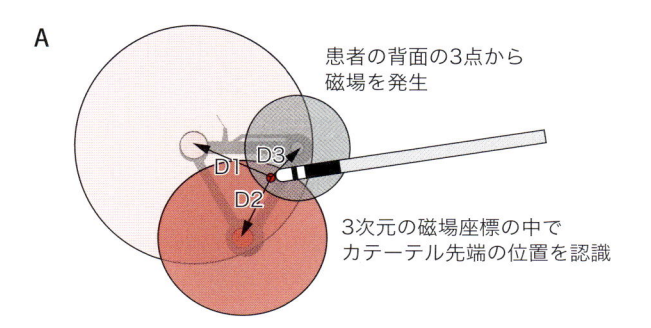

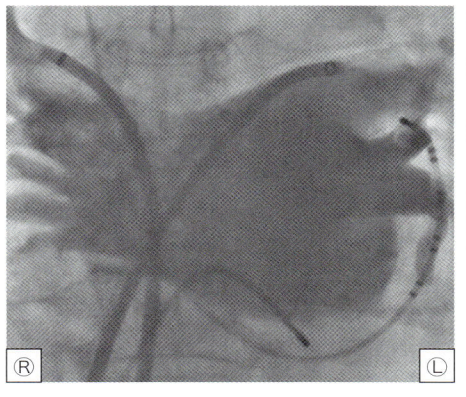

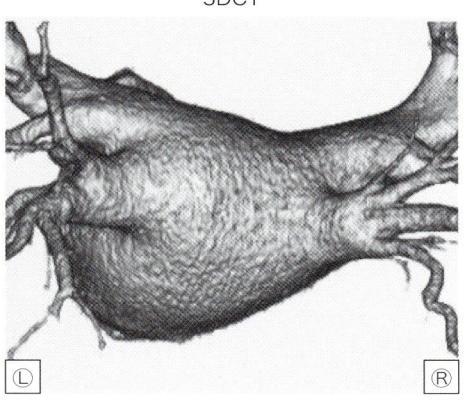

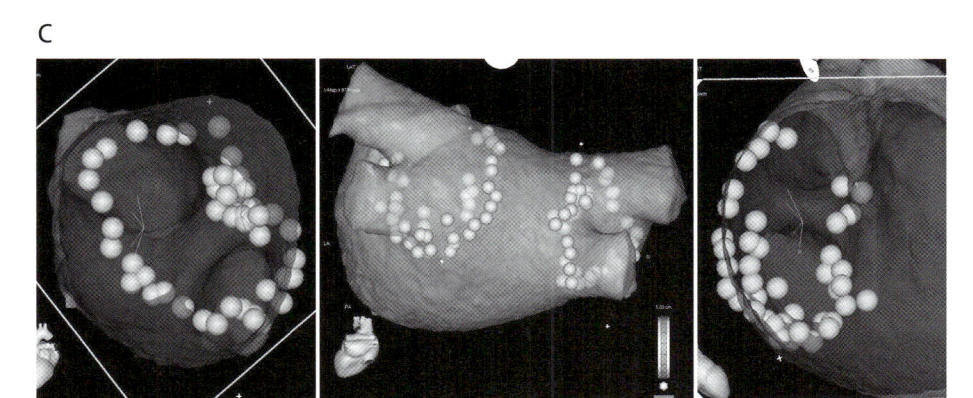

図2　CARTO® システムによる3Dマッピング

A）CARTO® システムの原理：患者の背面の3点から磁場を発生させ、3次元の磁場座標を構築する．その磁場座標の中で認識されるセンサーが内蔵された専用のマッピング・焼灼用カテーテルを用いる

B）左房造影と3DCTのイメージの重ね合わせ（CARTOMERGE™）：手術中に造影した左房～肺静脈の造影イメージ（左側）とあらかじめ撮影したマルチスライスCTの3Dイメージ（右側）を見比べながら、マッピング用のカテーテルで左房の内面をなぞり、両者を重ね合わせる（CARTOMERGE™）

C）CARTO® システム上の焼灼ポイント：CARTO® システム内に取り込まれ、CARTOMERGE™ により位置合わせを行った後に左右の肺静脈の焼灼・隔離を行う．外からのビュー（中央）だけでなく、左心房の中から覗いた形のEndoscopic view（左側、右側）が解剖学的なカテーテル位置の把握にきわめて有用で、ミリ単位の精度で焼灼が可能である
（Color Atlas ❸参照）

4. 症例提示：心房細動アブレーションの実際

心房細動に対する肺静脈隔離術を施行した典型的な症例を提示する（図3）．

> **症例**
> 図2と同一症例で，年齢は65歳男性．薬剤抵抗性の頻発する発作性心房細動に対してアブレーションとなった．カテーテルを図3Aのように配置し，アデノシン三リン酸の急速静注により心房細動を誘発した結果，左上肺静脈の発火から心房細動が惹起された（図3B）．広範囲同側肺静脈隔離を左肺静脈（図3C），右肺静脈（図3D）の順で行った後，隔離された右肺静脈内で高頻度の発火をみとめた（図3E）．左右の肺静脈ともに心房細動の原因となっていたと考えられる症例である．本症例は1回のアブレーションで心房細動発作は完全に消失した．

5. 心房細動アブレーションの合併症

心房細動に対するアブレーションでは左心房〜肺静脈の広範囲を焼灼することから，従来のアブレーションではあまりみられなかったさまざまな合併症に注意する必要がある．**心タンポナーデ，肺静脈狭窄，血栓塞栓症，横隔神経障害，迷走神経障害，左房食道瘻**などである．

2010年に報告された2回目のWorldwide Surveyでは，世界の主要182施設で2003年から2006年に行われた心房細動アブレーション16,309例のデータが報告されている[3]．主要合併症の頻度は4.54％で，内訳は死亡0.15％，心タンポナーデ1.31％，脳卒中または一過性脳虚血発作が0.94％，加療を要す肺静脈狭窄が0.29％，左房食道瘻0.04％，永続的な横隔神経麻痺が0.17％などとなっている（表1）．

心房細動のアブレーションの成否は肺静脈の隔離状況次第と言っても過言ではないことから，長期的成功率のみを追求するのであれば再発がないよう高出力通電を行うことになる．しかし，高出力通電を行った場合には上記の合併症のリスクが高くなるため，焼灼出力は控えめにするのが一般的である．その結果として，焼灼部位の伝導再開により肺静脈の異所性興奮が再び左心房に流入するようになり，**30〜40％の症例では心房細動が再発する**．薬剤が無効の場合には2回目のアブレーションが必要となるが，多くの場合は伝導再開部位を数ポイント焼灼するのみで肺静脈の再隔離に成功し，手術時間は1回目よりも格段に短いのが通常である．

6. 心房細動アブレーションの成否の予知因子

心房細動アブレーションの治療成績に影響を及ぼすとされている因子を表2に示す．最も広く認知されているのが**心房細動のタイプと左房径**である．

■1 心房細動のタイプ・左房径・器質的心疾患

心房細動アブレーションの長期成績は，発作性よりも持続性の方が悪く，さらに持続期間が長いほど成績が悪いことが報告されている[2,3]．これは，心房細動の持続期間が長くなるほど心房

A 心房細動を誘発する際のカテーテル位置

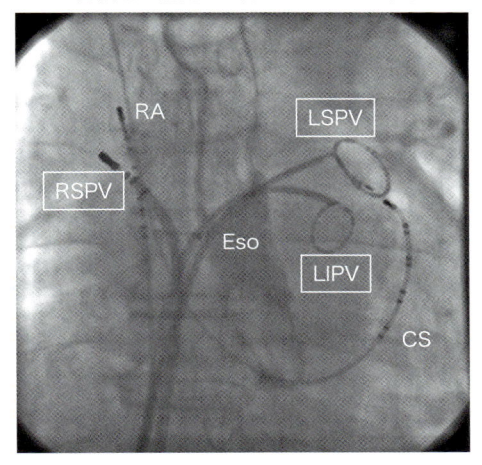

B LSPVからの発火による心房細動

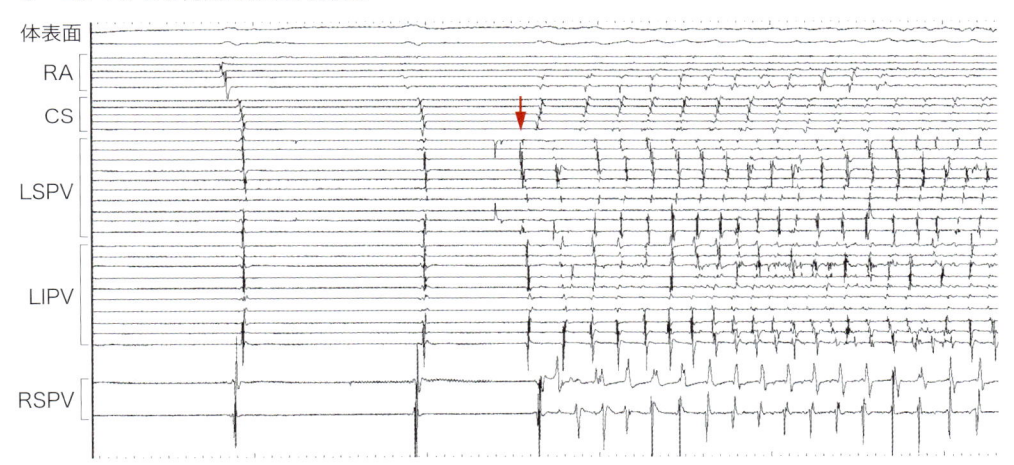

図3 肺静脈隔離の実際

図2と同一症例における肺静脈隔離の実際を示す．

A）心房細動を誘発する際のカテーテル位置：円周状の電極カテーテルが左上肺静脈（LSPV）と左下肺静脈（LIPV）に留置され，マッピング・焼灼用カテーテルが右上肺静脈（RSPV）に留置されている．また，冠静脈洞（CS），右房（RA）にも電極カテーテルが留置されている．中央に縦走するのは造影された食道（Eso）

B）LSPVからの発火による心房細動：アデノシン三リン酸（ATP）の急速静注により，LSPVからの発火（firing）が起こり（↓），心房細動が惹起された．ATPにより房室ブロックを生じ，最上段の体表面心電図ではP波のみ→f波のみとなっていることに注意

C）左肺静脈の広範囲同時隔離：LSPVとLIPVに留置した電極カテーテルに記録される肺静脈電位が同時に消失している．LSPVとLIPVが一塊として同時に隔離された

D）右肺静脈の広範囲同時隔離：同様に，RSPVとRIPVに留置した電極カテーテルで記録される肺静脈電位が同時に消失し，RSPVとRIPVが一塊として同時に隔離された

E）隔離された右肺静脈内での発火：右肺静脈（RPV）隔離後，RPV，特にRIPVから高頻度の発火（firing）がみられるが（↑），上段の体表面心電図およびRAとCSの心内心電図を見れば，洞調律のままである．RPVは完全に隔離され，RPVからの発火が心房に全く影響を及ぼしていないことがわかる

C 左肺静脈の広範囲同時隔離

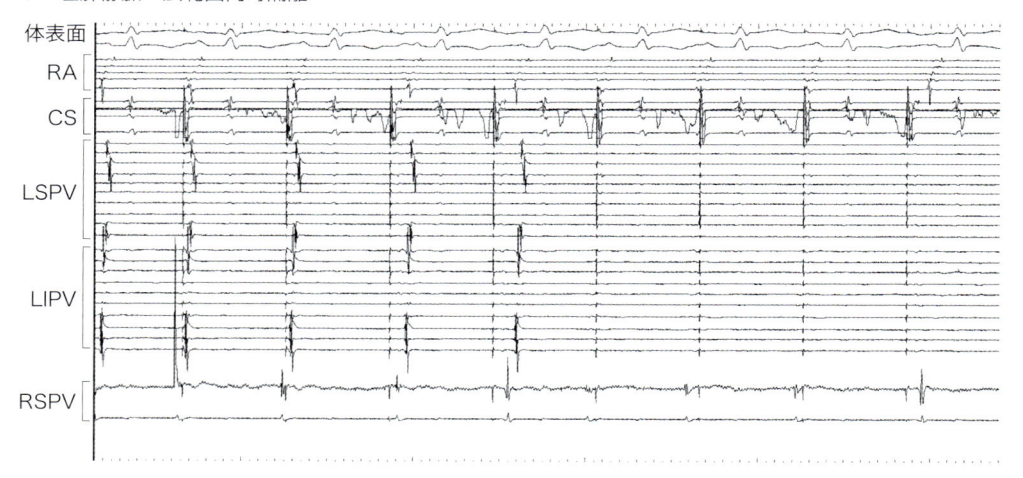

D 右肺静脈の広範囲同時隔離

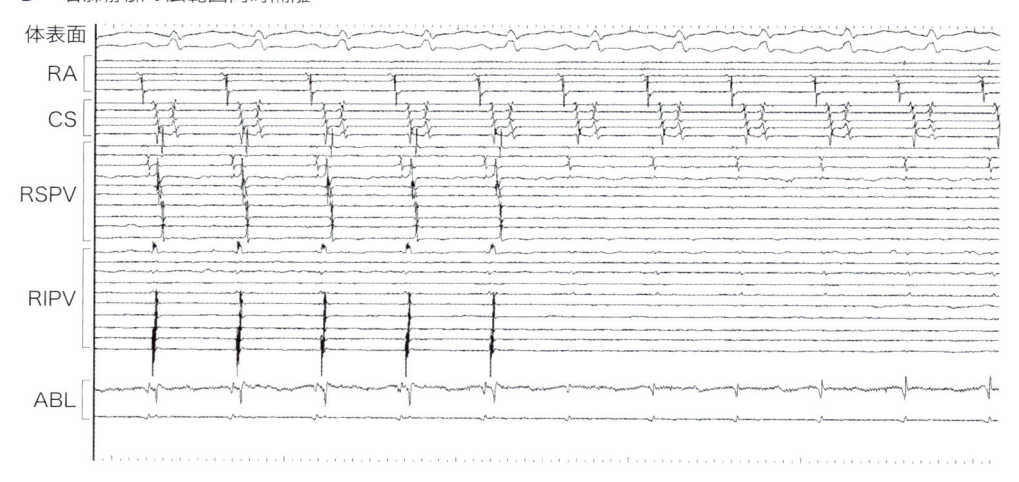

E 隔離された右肺静脈内での発火

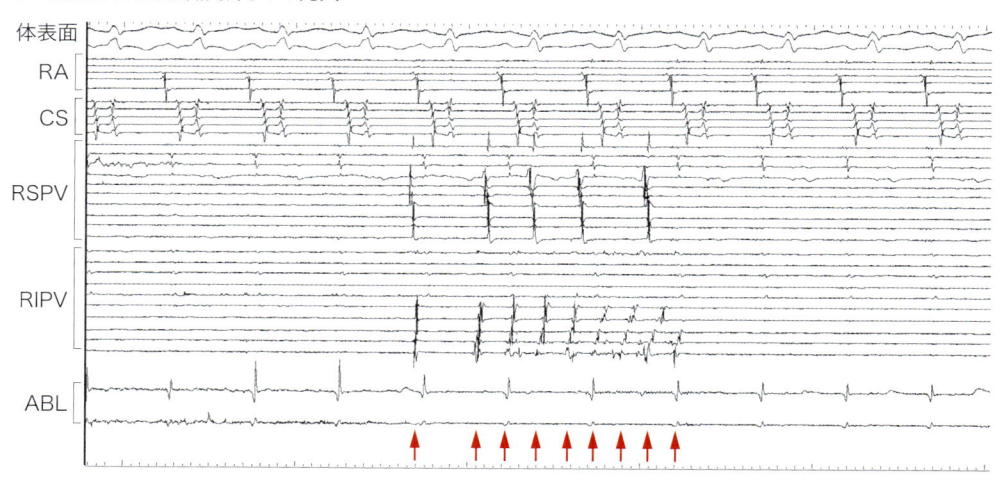

表1　2010年のWorldwide Surveyにおける心房細動アブレーションの主要合併症の頻度

合併症のタイプ	N	頻度（%）
死亡	25	0.15
心タンポナーデ	213	1.31
気胸	15	0.09
血胸	4	0.02
敗血症・膿瘍・心内膜炎	2	0.01
永続的な横隔神経麻痺	28	0.17
鼠径部の仮性動脈瘤	152	0.93
動静脈瘻	88	0.54
弁損傷	11	0.07
左房食道瘻	6	0.04
脳卒中	37	0.23
一過性脳虚血発作	115	0.71
治療を要する肺静脈狭窄	48	0.29
全体（N＝16,309）	741	4.54

文献3より引用

表2　心房細動アブレーションの治療成績の規定因子

① 心房細動のタイプ（発作性・持続性・長期持続性）
② 左房径
③ 器質的心疾患
④ 左室駆出率
⑤ 睡眠時無呼吸症候群
⑥ 肥満
⑦ 高齢者
⑧ 慢性維持透析例

の変性・リモデリングが進行し，肺静脈以外の部位も心房細動の原因になってくるからである．2010年のWorldwide Surveyにおける心房細動アブレーションの長期成功率は，平均1.3回の手技で，発作性が84.0％，持続性が74.8％，1年以上の長期持続性が71.0％であった（抗不整脈薬併用例を含む）[2]．

一方，左房径についても，左房が拡大するほど治療成績が悪いという認識が一般的である．左房径が55 mm前後をアブレーションの適応限界と考える術者も多い[4]．宮崎らは，左房径が大きくなるほど，心房細動アブレーションの治療成績が段階的に悪くなることを報告している（図4）[5]．

他の因子として，心筋症や僧帽弁狭窄症などの器質的心疾患がある場合には，心房細動アブレーションの治療成績が悪いことが知られている．心筋症の場合には，それによる心房筋全体の変性が原因である．僧帽弁狭窄症については，長年の圧負荷による左房の変性・拡大が高度である例が多く，アブレーションの適応としない術者も多い．

2 低左室機能例

低左室機能例については，背景となる心筋症などの基礎心疾患の影響で治療成績が悪いことに加えて，合併症を生じた場合に致命的となる可能性もあることから，慎重に適応を検討する必要がある．一方で，低左室機能例では心房収縮の有無が血行動態に及ぼす影響が大きく，アブレーションにより洞調律が維持された場合のメリットが非常に大きいことが報告されている（図5）[6]．Kahnらは，左室駆出率40％以下でNYHA2-3度の心不全がある薬剤抵抗性の心房細動例81例を肺静脈隔離術群（41例）と房室結節焼灼術＋両心室ペースメーカーによるレートコントロール群（40例）に無作為に振り分けている．その結果，肺静脈隔離術群では20％の症例で2回目のアブレーションを要したものの，6カ月時点での洞調律維持率は抗不整脈薬併用例も含めると88％と高率であった．左室駆出率は，肺静脈隔離術群で術前の27±8％から6カ月時点で35±9％に有意に改善したのに対して，レートコントロール群では29±7％から28±6％と不変であった（図5A）．同様に6分間歩行距離やミネソタQOLスコアについても，肺静脈隔離群で有意に改善がみられたのに対して，レートコントロール群では改善がみられなかった（図5B, C）．低左室機能例は，心房細動アブレーションに関してハイリスク・ハイリターンのカテゴリーと考えられ，個別の症例に応じて適応を考慮する必要がある．

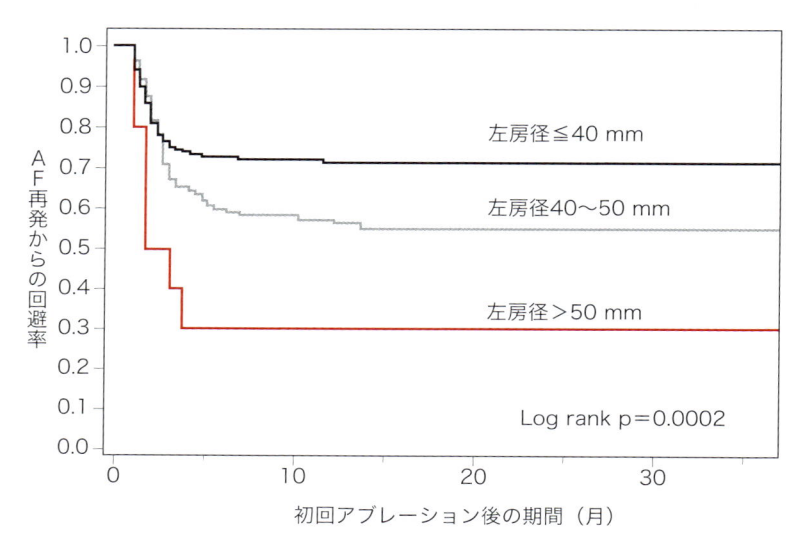

図4　左房径による心房細動アブレーションの治療成績の違い
文献5より引用

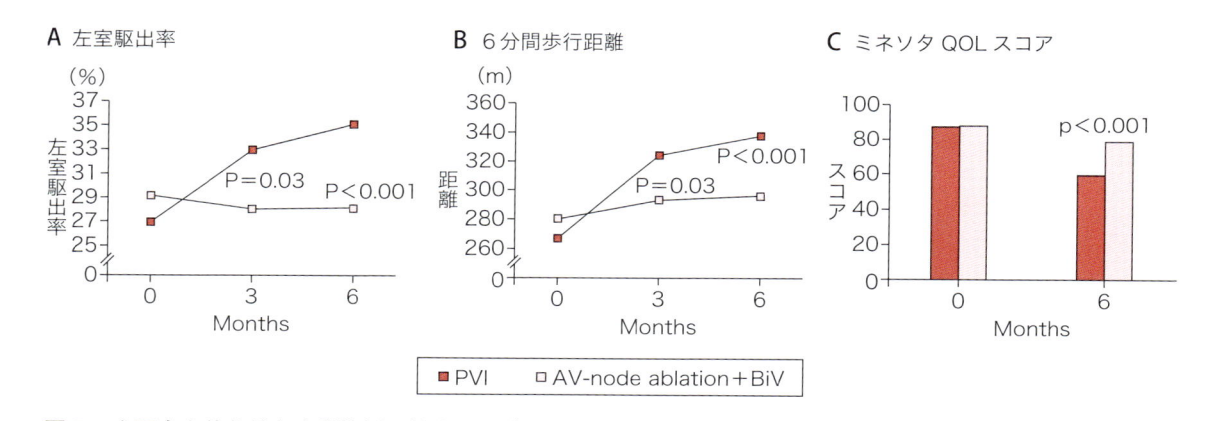

図5　心不全を伴う低左室機能例に対するアブレーションの効果
PVI：肺静脈隔離術，AV-node ablation＋BiV：房室結節焼灼術＋両心室ペースメーカー
文献6より引用

3 その他の規定因子

　睡眠時無呼吸症候群や肥満が心房細動アブレーションの治療成績に及ぼす影響については議論があるが[7)〜9)]，いずれにせよ心房細動アブレーションの適否を決めるうえでの決定的な条件とは考えられていない．睡眠時無呼吸に対してはその重症度に応じてCPAPの導入などを検討し，肥満に対しては減量を指導することが望ましい．

　年齢については，高齢者の場合に心房変性が高度で治療成績が悪いとの報告があるが[10)]，それ以上に超高齢者に対するアブレーションのリスクを考慮して，一定の年齢制限を設ける術者が多い．筆者は心房細動アブレーションの年齢上限を一応80歳としている．

　慢性維持透析例は心房細動アブレーションの治療成績が悪いことが報告されており[11)]，侵襲的

表3 日本循環器学会の不整脈の非薬物治療ガイドライン（2011年改訂版）における心房細動アブレーションの適応基準

> Class I：
> 1. 高度の左房拡大や高度の左室機能低下を認めず，かつ重症肺疾患のない薬物治療抵抗性の有症候性の発作性心房細動で，年間50例以上の心房細動アブレーションを実施している施設で行われる場合
>
> Class II a：
> 1. 薬物治療抵抗性の有症候性の発作性および持続性心房細動
> 2. パイロットや公共交通機関の運転手等職業上制限となる場合
> 3. 薬物治療が有効であるが心房細動アブレーション治療を希望する場合
>
> Class II b：
> 1. 高度の左房拡大や高度の左室機能低下を認める薬物治療抵抗性の有症候の発作性および持続性心房細動
> 2. 無症状あるいはQOLの著しい低下を伴わない発作性および持続性心房細動
>
> Class III：
> 1. 左房内血栓が疑われる場合
> 2. 抗凝固療法が禁忌の場合

文献12より引用

手技に伴うリスクも高いことから，アブレーションの適応としない術者も少なくない．ただし，60〜70％程度の成功率は期待できるため，自覚症状の強いケースを中心に筆者は積極的にアブレーションを行っている．

7. 心房細動アブレーションのガイドラインでの適応基準

心房細動の適応基準について，2011年に改訂された日本循環器学会のガイドラインを表3に示す．心房細動アブレーションの経験が豊富な施設で行われるという前提で，症候性かつ薬剤抵抗性の発作性心房細動で，高度の器質的心疾患や肺疾患がない場合は，Class I 適応となっている[12]．

米国およびヨーロッパのExpert Consensusでは，症候性の心房細動で，少なくとも1剤の抗不整脈薬が無効の場合は，発作性がClass I 適応，持続性がClass II a 適応，1年以上の長期時持続性がClass II b 適応となっている[13]．

おわりに

以上，心房細動に対するアブレーションの概略および適応について述べた．

ひとことで言えば，アブレーションに向いている心房細動とは，左房径の小さい（40 mm 以下），症候性で薬剤抵抗性の発作性心房細動ということになる．

しかし，持続性でも最近では70％以上の成功率が期待できるようになっており，また低左室機能例ではリスクが高い一方でメリットも大きい．十分な経験のある術者が設備と体制の整った施設で行うという前提で，筆者は心房細動アブレーションの適応については日本循環器学会のガイドラインのClass II b までは積極的に考えていいものと考えている．

いずれにせよ，個別の症例についてしっかりとリスク・ベネフィットを考慮し，十分な説明に基づく患者同意（インフォームド・コンセント）を得たうえで，治療の適応を決定すべきであることは言うまでもない．

文献

1) Haïssaguerre., et al.：Spontaneous initiation of atrial fibrillation by ectopic beats originating in the pulmonary veins. N Engl J Med, 339：659-666, 1998
2) O'Neill, M. D., et al.：Long-term follow-up of persistent atrial fibrillation ablation using termination as a procedural endpoint. Eur Heart J, 30：1105-1112, 2009
3) Cappato, R., et al.：Updated Worldwide Survey on the Methods, Efficacy, and Safety of Catheter Ablation for Human Atrial Fibrillation. Circ Arrhythm Electrophysiol, 3：32-38, 2010
4) Cappato, R., et al.：Worldwide survey on the methods, efficacy, and safety of catheter ablation for human atrial fibrillation. Circulation, 111：1100-1105, 2005
5) Miyazaki, S., et al.：Preprocedural Predictors of Atrial Fibrillation Recurrence Following Pulmonary Vein Antrum Isolation in Patients With Paroxysmal Atrial Fibrillation: Long-Term Follow-Up Results. J Cardiovasc Electrophysiol, 22：621-625, 2011
6) Khan, M. N., et al.：Pulmonary-Vein Isolation for Atrial Fibrillation in Patients with Heart Failure. N Engl J Med, 359：1778-1785, 2008
7) Chilukuri, K., et al.：A prospective study evaluating the role of obesity and obstructive sleep apnea for outcomes after catheter ablation of atrial fibrillation. J Cardiovasc Electrophysiol, 21：521-525, 2010
8) Cha, Y. M., et al.：Catheter ablation for atrial fibrillation in patients with obesity. Circulation, 117：2583-2590, 2008
9) Ng, C. Y., et al.：Meta-Analysis of Obstructive Sleep Apnea as Predictor of Atrial Fibrillation Recurrence After Catheter Ablation. Am J Cardiol, 108：47-51, 2011
10) Tuan, T. C., et al.：The Impact of Age on the Electroanatomical Characteristics and Outcome of Catheter Ablation in Patients with Atrial Fibrillation. J Cardiovasc Electrophysiol, 21：966-972, 2010
11) Sairaku, A., et al.：Outcomes of Ablation of Paroxysmal Atrial Fibrillation in Patients on Chronic Hemodialysis. J Cardiovasc Electrophysiol, 2012 Jul 25 [Epub ahead of print]
12) 循環器病の診断と治療に関するガイドライン．不整脈の非薬物治療ガイドライン（2011年改訂版）：15-16, http://www.j-circ.or.jp/guideline/pdf/JCS2011_okumura_h.pdf（2012年9月閲覧）
13) Calkins, H., et al.：2012 HRS/EHRA/ECAS Expert Consensus Statement on Catheter and Surgical Ablation of Atrial Fibrillation：Recommendations for Patient Selection, Procedural Techniques, Patient Management and Follow-up, Definitions, Endpoints, and Research Trial Design. Heart Rhythm, 9：528-606, 2012

プロフィール

静田　聡（Satoshi Shizuta）
京都大学医学部附属病院　循環器内科

第4章 これも知っておきたい

1. アナフィラキシーに出会ったときの動き方

原　知也

●Point●
- アナフィラキシーを早期に認知して初期治療を開始できる
- アナフィラキシーの治療の基本はアドレナリン筋注と大量輸液
- アドレナリンの投与方法をマスターする
- 二相性反応を想定した経過観察を行う

はじめに

　アナフィラキシーは掻痒や蕁麻疹だけの軽症〜中等症のものから，ショックや気道閉塞を伴う重症のものまで，幅広い病状を呈する．一般的に発症が急激なほど，症状も重篤になりやすい．また早期診断と迅速な処置が必要である．ここでは，できるだけ早くアナフィラキシーの診断をつけて，迅速に初期治療を行うためのポイントを解説する．

1. アナフィラキシーの診断

　アナフィラキシーはさまざまな症状を呈し，その診断が遅れることがある．そのため，Sampsonらが呈示した早期診断のための臨床診断基準[1]（表1）を覚えておこう．この診断基準のエッセンスは，アナフィラキシーの**原因物質の曝露歴**（病歴）と，**全身皮疹**（視診），そして**呼吸器症状・血圧低下**（バイタルサイン）が重要だということだ．表2にまとめられているアナフィラキシーの代表的な原因物質などを念頭におきながら，すばやく情報収集しよう．

　なお免疫学的には，原因物質がIgEを介して脂肪細胞の脱顆粒を引き起こすアナフィラキシー反応と，原因物質がIgEを介さずに脂肪細胞に直接作用して脱顆粒を引き起こすアナフィラクトイド反応の2種類があるが，実際の救急の現場では両者を区別する必要はない．

2. 初期対応（表3）

1 初期蘇生

　救急の蘇生の基本はABCである．

表1　アナフィラキシーの診断基準

以下の①〜③のいずれか1つでも認めるときに強く疑われる．

① 皮膚・粘膜のいずれかまたは両方に所見を認め，急性に発症する（全身の蕁麻疹，掻痒症，紅潮，口唇・舌・口蓋垂の腫脹など） 　　加えて少なくとも以下の1項目を満たす	
a. 呼吸器症状	呼吸困難，喘鳴，気管支攣縮，最大呼気流量の低下，低酸素血症など
b. 血圧低下または終末器官の障害	虚脱，失神，失禁など
② アレルゲンと想定されるものに曝露後，急速（数分から数時間）に以下の2つ以上の項目を満たす	
a. 皮膚・粘膜の所見	全身の蕁麻疹，掻痒症，紅潮，口唇・舌・口蓋垂の腫脹など
b. 呼吸器症状	呼吸困難，喘鳴，気管支攣縮，最大呼気流量の低下，低酸素血症など
c. 血圧低下または終末器官の障害	虚脱，失神，失禁など
d. 持続する消化器症状	腹痛，嘔吐など
③ 既知のアレルゲンへの曝露後の低血圧（数分から数時間）	
a. 乳児，小児	年齢相当の正常値未満，または30％以上の収縮期血圧低下
b. 成人	90 mmHg未満，または30％以上の収縮期血圧低下

文献1より引用

表2　アナフィラキシー・アナフィラクトイド反応をきたす物質

アナフィラキシー反応	アナフィラクトイド反応
薬物	薬物
抗菌薬	麻薬
ワクチン	アスピリン
局所麻酔薬	NSAIDs
酵素製剤	血液製剤
血液製剤	造影剤
マムシ抗毒素血清	高張輸液
食物	透析膜
ナッツ，ピーナッツ	運動
穀類	
卵	
魚介類	
毒	
蜂，蛇，アリ	
ラテックス	
ハウスダスト，花粉など	

文献2より引用

表3　アナフィラキシーの初期治療

① アドレナリン：0.3〜0.5 mg筋注5〜15分ごと
② 輸液：大量輸液　生食1 L全開
③ 抗ヒスタミン薬：クロルフェニラミンマレイン酸塩5 mg静注＋ファモチジン20 mg静注
④ ステロイド：1.0〜2.0 mg/kgメチルプレドニゾロン6時間ごと静注
⑤ β刺激薬吸入：ベネトリンなど
⑥ グルカゴン（β遮断薬内服中）：1〜5 mg静注5分ごと
⑦ 昇圧薬：ノルアドレナリン，バソプレシン
⑧ 活性炭，強力ミノファーゲンC…？

文献2より引用

A = airway（気道）

喉頭浮腫や上気道閉塞は急速に進行するので，上気道狭窄がある場合には早期の気管挿管を考慮する．また喉咽頭の浮腫により挿管困難な場合には輪状甲状靱帯切開が必要になることもある．

B = breathing（呼吸）

呼吸器症状がある場合や血行動態が不安定な患者では**高濃度酸素投与**を行う．喘鳴などの気管支攣縮を疑う所見がある場合はサルブタモールなどのβ_2刺激薬の吸入を行う．

- サルブタモール（ベネトリン®）吸入液0.3〜0.5 mLを生理食塩液2 mLに溶解し，ネブライザー吸入

C = circulation（循環）

血圧低下があれば，下肢を挙上し成人なら1〜2 L，小児ならば20 mL/kgの細胞外液（乳酸リンゲル液など）を全開で投与する．高齢者や心疾患・腎疾患患者などでは血圧をみながら慎重に輸液を行う．適切な前負荷を補うことを優先し，輸液を行っても血圧が低い場合にはじめて昇圧薬を考慮する．

2 アナフィラキシーの管理

1）アドレナリン/グルカゴン

アナフィラキシー治療の基本はアドレナリンである．α_1受容体を刺激して末梢血管収縮・浮腫軽減をきたし，β_1受容体を刺激して心収縮力を増強させ，β_2受容体を刺激して脂肪細胞の脱顆粒を抑制し，同時に気管支拡張作用も有する．アドレナリンの使い方は必ずマスターしよう．アドレナリンは，

① 0.01 mg/kg（0.3〜0.5 mg）を
② 大腿外側もしくは四部に**筋注**（皮下注ではない！）
③ 血圧や症状の経過をみて5〜15分ごとに反復投与する

皮下注では血中濃度の上昇が遅いため現在では推奨されない．筋注後は8±2分で最高血中濃度に達するのに対して，皮下注では34±14分もかかってしまうのだ[3]．また，**静注は十分な輸液にも反応しない難治性ショックなどの重症例に限り**，投与量も0.1 mgずつ2〜3分かけて投与する．実際にはアドレナリン1 mg/1 mLを生理食塩液9 mLで希釈し1 mLずつ投与を行う．

- アドレナリン注0.3〜0.5 mgを大腿外側もしくは四部に筋注

もしも患者がβ遮断薬を内服している場合には，アドレナリンに反応しないことがある．そのような場合はグルカゴンを追加投与しよう[4]．グルカゴンはβ受容体と関係なく気管支平滑筋を弛緩させ，昇圧作用がある．**副作用に嘔吐が多いため，気道閉塞に注意して投与する．**

- グルカゴン1〜5 mgを静注し，症状に合わせて5分ごとにくり返す

2）抗ヒスタミン薬（H_1, H_2）

　抗ヒスタミン薬はアドレナリンに比べて，作用が遅く，昇圧効果がなく，第一選択にはならない．ただし抗ヒスタミン薬は蕁麻疹や血管性浮腫などの皮膚症状の改善には有用であり，皮膚症状のみの場合では抗ヒスタミン薬の処方だけでも構わない．またH_2拮抗薬も合わせて投与した方が，効果的との報告があり，アナフィラキシーならば2剤を併用しよう．

---

①皮膚症状のみの場合
- ジフェンヒドラミン塩酸塩（レスタミンコーワ®錠）30〜50 mg内服

②アナフィラキシーの場合
- クロルフェニラミンマレイン酸塩（ポララミン®注）5 mg静注に加えてファモチジン（ガスター®注）20 mg静注

3）ステロイド

　よく使われているステロイドだが，作用発現が遅く急性期の治療には向かない．はっきりとしたエビデンスはないが，症状遷延や二相性反応の予防に用いる．あくまで急性期には効果がないことを知っておきたい．ちなみにアスピリン喘息の人はメチルプレドニゾロンなどのコハク酸エステルのステロイドで症状が悪化する場合があるので，その場合はリン酸エステルのデキサメタゾン（デカドロン®）などを選択しよう．

避けるべきもの
- メチルプレドニゾロン（ソル・メドロール®）125 mg（1〜2 mg/kg）を6時間ごとに静注
- ヒドロコルチゾン（ソル・コーテフ®）100〜200 mgを6時間ごとに静注

選択しやすいもの
- ヒドロコルチゾン（ハイドロコートン®）500〜1,000 mgを6時間ごとに静注
- デキサメタゾン（デカドロン®）3.3〜6.6 mgを6時間ごとに静注

---

3 二相性反応を考慮した経過観察

　すべての患者で経過観察をどうするか考えなくてはならない．なぜなら，いったん状態が安定しても再度同じような症状を起こす**二相性反応**があるからだ．二相性反応はアナフィラキシー全体の5〜20％の患者に起こるとされ，特に初期の症状が重篤な患者に多い．また**初期の症状から72時間以内（多くは6時間以内）に起こる**とされる．

　①アドレナリン投与による反応が弱かった，②初期の症状が重篤，③心・肺・腎疾患などの合併症がある，④高齢者，⑤医療機関へのアクセスが困難，といった場合には最低6時間は経過観察することを勧める．

さいごに

　アナフィラキシーは医師なら誰でも遭遇しうる疾患であり，診断・治療の遅れが命とりになるため，適切な初期対応を必ずマスターしてほしい．その診断は臨床所見から行い，治療の基本は早期のアドレナリン投与である．いったん病状が落ち着いても二相性反応を考慮して経過観察を行う必要がある．

文献・参考文献

1) Sampson, H. A., et al.：Second symposium on the definition and management of anaphylaxis：summary report–Second National Institute of Allergy and Infectious Disease/Food Allergy and Anaphylaxis Network symposium. Ann Emerg Med, 47：373-380, 2006
　↑アナフィラキシーの診断基準を提唱した論文．
2) 藤谷茂樹：アナフィラキシーショックの呼吸・循環管理．レジデントノート，10：1180-1187, 2008
3) Simons, F. E., et al.：First-aid treatment of anaphylaxis to food：focus on epinephrine. J Allergy Clin Immunol, 113：837-844, 2004
　↑アナフィラキシーでのアドレナリンのエビデンスがうまくまとめられている．
4) Thomas, M., et al.：Best evidence topic report. Glucagon infusion in refractory anaphylactic shock in patients on beta-blockers. Emerg Med J, 22：272-273, 2005
　↑グルカゴンのエビデンスがコンパクトにまとめられている．
5) Simons, F. E.：Anaphylaxis. J Allergy Clin Immunol, 125：S161-181, 2010
　↑アナフィラキシーの比較的新しい系統的Review文献．

プロフィール

原　知也（Tomoya Hara）
徳島大学病院循環器内科シニアレジデント
2年間の初期研修から徳島大学病院で過ごし，現在はシニアレジデントとして初期研修医の先生達と一緒に病院中を東奔西走しながら毎日を過ごしています．

第4章 これも知っておきたい

2. 血圧が低いときに考えること

佐川俊世

Point

- すぐに治療が必要な低血圧は必ず症状がある
- 急性か慢性かを考える．急性の場合は重篤な病態が合併していることが多い
- 血圧の低い慢性心不全の急性増悪は要注意
- 血圧の低い高齢者は薬剤のチェックを忘れずに

はじめに

　救急外来（ER）で血圧が高いときに考える循環器疾患は，ほとんどが何らかの症状を訴えて受診する．このとき，研修医は高血圧緊急症だけは見逃さないぞと参考書片手に診療し，治療が必要ならば高いものは下げましょうと降圧治療を開始する．高血圧緊急症の診断・治療の参考書もたくさん出版されている．

　一般外来では4,000万人以上といわれている高血圧患者は医師ならば必ず診療に携わり，高血圧の診断・治療に対して日本高血圧学会は2009年には3回目の改訂を行った高血圧治療ガイドラインを出している．

　それでは，血圧が低いときに考える循環器疾患はどうかというと，ERでは症状があれば心原性ショックを念頭におき対応している．ERにおいてショック以外の低血圧をきたす疾患として重要なものに薬物性と起立性低血圧がある．症状のない低血圧の患者は基本的にはERに受診しない．一般外来を受診する低血圧患者は本態性低血圧症を含めてさまざまな疾患を鑑別する必要がある．低血圧に関してガイドラインはなく詳細な参考書もない．今回，外来で血圧が低いときに考えることを循環器疾患中心に簡単にまとめてみた．

1. まず基本

1 低血圧とは？

　低血圧とは，収縮期血圧が100 mmHg未満である場合をさす．

2 起立性低血圧とは？

　起立性低血圧は起立して3分以内に収縮期血圧が20 mmHg以上あるいは拡張期血圧が10

表1　症候性低血圧をきたす疾患

・本態性低血圧	
・心血管系	心筋梗塞，心不全，大動脈弁狭窄症，閉塞性肥大型心筋症，心タンポナーデ，重症不整脈など
・呼吸器疾患	肺梗塞，肺高血圧症，慢性閉塞性肺疾（COPD）
・内分泌疾患	甲状腺機能低下症，Addison病，下垂体疾患
・神経疾患	頸動脈洞過敏症，過換気症候群，舌咽神経痛
・薬物性	降圧薬，利尿薬，抗うつ薬，抗不安薬，向精神薬，抗Parkinson薬，麻酔薬，アルコール
・起立性低血圧	

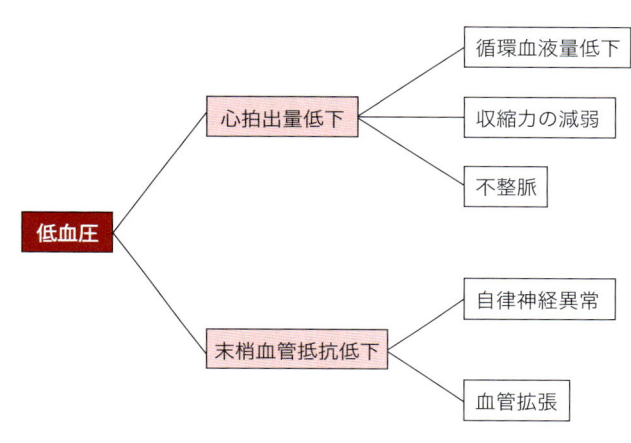

図1　低血圧の原因

mmHg以上低下する場合である．

3 低血圧の分類

経過分類　①急性低血圧　②慢性低血圧
原因分類　①本態性低血圧　②症候性低血圧

急性低血圧にはショック，一過性低血圧（起立性低血圧，食後低血圧，排尿後低血圧）があり，慢性低血圧に本態性低血圧と症候性低血圧が含まれる．

本態性低血圧は原因不明の低血圧による症状がある患者で，血圧が低いが無症状で病的意義のないものを体質性低血圧という．

症候性低血圧をきたす疾患は表1に示す．

4 低血圧の原因

血圧は，心拍出量×全末梢血管抵抗の式で求められる．低血圧の原因はこの式から心拍出量の減少か末梢血管抵抗の低下の2つに分けられる．さらに心拍出量の低下は循環血液量の低下，心収縮力の低下，不整脈の3つに分けられ，末梢血管抵抗の低下は自律神経異常と血管拡張の2つに分けられる（図1）．

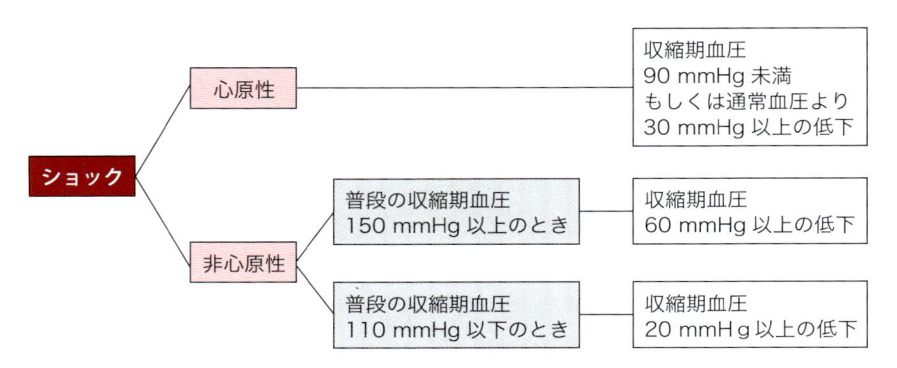

図2 心原性・非心原性ショックの定義

5 ショックとは？

心原性ショックは，収縮期血圧が90 mmHg未満もしくは通常血圧より30 mmHg以上の低下がショックの定義とされる．

非心原性ショックは収縮期血圧が90 mmHg未満，もしくは通常の収縮期血圧が150 mmHg以上の場合は60 mmHg以上の低下で，通常の収縮期血圧が110 mmHg以下の場合は20 mmHg以上の低下と定義されている（図2）．

2. 実際の症例で考えてみよう

●すべての症例に共通して大事なポイント
血圧の数字にとらわれない！ 患者を診て触って聴く．

研修医T君の症例で考えてみよう．

> **症例1**
> 69歳女性
> 【主訴】全身倦怠感
> 【現病歴】1カ月前より食欲不振，不眠を自覚．1週間前より全身倦怠感が強くなり独歩でER受診．慢性心不全の診断で外来通院している．心電図は慢性心房細動を認める．現在の投薬はワーファリン，β遮断薬，利尿薬を内服．
> 【既往歴】大動脈弁閉鎖不全および僧帽弁狭窄症のため2010年に両弁ともに人工弁置換術施行．
> 【現症】意識レベル：清明，血圧84/56 mmHg，脈拍数86/分，呼吸数16/分，SpO₂ 96％（room air）

収縮期血圧80 mmHgであったためトリアージナースがすぐに医師をコールした．研修医T君が連絡を受け血圧を聞きショックと判断し救急処置ベッドで酸素，ルートの準備をしているとこ

ろに上級医が到着．上級医は患者を診て触って外来診察室で診察をするように研修医に指示した．T君は収縮期血圧がショックなのになぜすぐにA（air way）B（breezing）C（circulation）を確保しないのか？と考えた．

■ **症例1のポイント**

ショックの診断で重要なのは**臨床症状を含めて判断することである**．

ショックの5徴：①Pallor（蒼白）②Prostration（虚脱；身体的・精神的）③Perspiration（冷汗）④Pulselessness（脈拍触知不良）⑤Pulmonary deficiency（呼吸不全）は低血圧の患者がいた場合にすぐに観察すべきである．これらの徴候は患者を診て触るだけでわかることである．

患者を診て，（顔色が蒼白か？呼吸が速くないか？不穏ではないか？）

患者を触って，（冷たくないか？湿っていないか？脈が速くないか？脈が弱くないか？）

慣れれば1分以内でショックの5徴を確認できる．この症例の場合，経過も急性でなくすべての徴候がなかったので上級医はショック状態ではないと判断し救急処置ベッドから通常の外来診察に変更した．

その後，**患者を聴診して**，呼吸音と心音の確認を行いラ音，Ⅲ音ともに聴取しなかった．

この患者は通常でも収縮期血圧が80 mmHg台で経過しており，最終的にうつ病を疑い後日メンタルヘルス科を受診するようにお話し帰宅した．

つづいて，研修医Sさんの症例はどう考えるか？

> **症例2**
>
> 74歳女性
>
> 【主訴】労作時息切れ，全身倦怠感，夜間多尿
>
> 【現病歴】1カ月前より食欲不振，不眠を自覚．ここ数日夜間トイレに行く回数も増え労作時の息切れと全身倦怠感が強くなり家族に付き添われてER受診．拡張型心筋症，慢性心不全の診断で外来通院している．現在の投薬はワーファリン，β遮断薬，ACE阻害薬，利尿薬を内服．
>
> 【既往歴】65歳　拡張型心筋症
> 　　　　　66歳　両心室ペーシング機能付き植込み型除細動器（CRT-D）植込み施行
>
> 【現症】意識レベル：清明，血圧80/56 mmHg，脈拍数60/分，呼吸数24/分，SpO$_2$ 92 %（room air）

この症例の収縮期血圧はショックとしてよい．主訴だけ考えると危機感はないが，研修医Sさんは，病歴とバイタルから心不全増悪をまず頭に浮かべた．患者を診て触って聴いてみたらどうだろうか？

まず患者を診て，呼吸は速い．触ってみたら冷たい．聴いてみたらⅢ音が聴取できた．

ショックの5徴のうちPulmonary deficiency，Perspirationの2つはある．Ⅲ音が聴取されるので慢性心不全の急性増悪として考えてよい．Sさんはすぐに病態の評価が必要と考え上級医をコールした．上級医は研修医Sさんに適切な判断をしたことを褒め，すぐに心機能の評価が必要と判断し心エコーを施行したところ左室駆出率（EF）は20 %と重度の低下を認めた．

■ 症例2のポイント

　この症例は**低心拍出量症候群（low output syndrome：LOS）の心不全増悪**である．この症例の全身倦怠感は心拍出量低下による症状でショックの5徴のProstrationでもある．また，心不全増悪による心拍出量低下により交感神経が活性化され末梢血管収縮が起こるが，夜間安静にすると腎血流量が増加するため夜間多尿となっていた可能性がある．LOSの患者で心不全増悪時の症状を見逃した場合，治療内容や予後に大きな影響を与える．LOSでは通常の収縮期血圧も低めのことが多く血圧値そのものの変化は小さいために，心不全が増悪しても低心拍出による臓器への灌流低下症状を把握することが難しいことがある．

　この症例は循環器センターに入院させドブタミンとPDE阻害薬の併用療法を行った．

　最後に研修医Yさんの症例を考えよう．

症例3
- 82歳，女性
- 【主訴】ふらつき
- 【現病歴】高血圧，弁膜症，心房細動，慢性心不全の診断で外来通院している．7月に入り食欲が低下しはじめた．ふらつきも出現したためER受診．
- 【既往歴】2002年　僧帽弁狭窄症に対して生体弁置換術，三尖弁閉鎖不全症に対して三尖弁輪縫縮術施行．
  　　　　　 2005年　洞不全症候群に対してペースメーカー植込術施行
- 【現症】意識レベル：清明，血圧86/56 mmHg，脈拍数124/分（心房細動），呼吸数18/分，SpO₂ 98％（room air）
- 【処方内容】ワーファリン®1 mg，ラシックス®20 mg，アルダクトン®A25 mg，ザイロリック®100 mg，レニベース®2.5 mgすべて1回（朝食後）

　この症例は診察所見より脱水による低血圧を疑い輸液を施行したところ，血圧も110/70 mmHgに上昇し症状も改善した．生化学検査でも5月と比較してBUN，Crの軽度上昇を認めK値も5.5 mEq/Lと上昇していた．ラシックス®を10 mgに減量しアルダクトン®の内服中止を指示し帰宅させた．

■ 症例3のポイント

　血圧が低めの高齢者が不定愁訴（めまい，立ちくらみ，食欲がない，元気がないなど）で来院したときは，**必ず薬物性の低血圧を疑い処方内容を確認すること**が重要である．その際，複数の医療機関に通院していることもあるので注意が必要である．また血圧は季節変動があり，**夏の時期には飲水不足が容易に低血圧を引き起こす**ので特に注意が必要である．

おわりに

　血圧が低いときに考えることとして3つの症例を呈示した．症例1と2は慢性心不全が基礎疾患にある血圧が低めの症例．2症例とも収縮期血圧はショックである．症例1は心不全の病態は

安定しており，症例2は増悪を認めていた．主訴の全身倦怠感は2つの症例に共通しており「だるい」，「疲れやすい」，「元気がない」など，さまざまな表現で患者は訴える．その症状がショックの徴候の1つであるか否かを見極めることはとても重要である．

当たり前のことだが，**患者を診て聴いて触ること**の重要性をぜひ再認識していただければと思う．

症例3で重要なのは，聴くという行為は聴診器だけでなく，病歴を聴取し処方内容を確認することも含まれるということである．高血圧は当然だが心不全，慢性腎臓病（CKD）の治療薬に降圧薬が使われているので薬剤性低血圧も注意が必要である．今回，詳細は触れないが加齢，糖尿病の自律神経障害に伴う起立性低血圧は，ふらついて頭をぶつけたなど外傷を主訴にERを受診した患者に合併していることがある．病歴を聴取すれば起立性低血圧を疑うのは容易でベッドサイドで起立試験を施行すれば診断も可能である．

最後に，高齢化や地球温暖化などわれわれを取り巻く医療環境も変化してきているが，診察の基本「診て聴いて触ること」は不変である．

プロフィール

佐川俊世（Toshio Sagawa）
帝京大学医学部附属病院　救急科病院准教授，ERセンター長
1988年3月　帝京大学医学部卒業
1997年5月　米国ノースウエスタン大学留学
1999年4月　帝京大学医学部附属病院内科助手，2006年帝京大学医学部附属病院内科講師を経て2009年4月より現職．

第4章 これも知っておきたい

3. 甲状腺機能と不整脈

杉浦杏奈, 速水紀幸

● Point ●

- 心房細動をみたら甲状腺機能をチェック
- 甲状腺機能亢進症の2％に心房細動合併
- まずは甲状腺の治療を．甲状腺機能の正常化で洞調律に戻ることが多い
- 低電位とともに徐脈なら甲状腺機能低下症を鑑別に

はじめに

　循環器は甲状腺ホルモンと密接なかかわりがあり，その影響を受けやすい．甲状腺機能亢進症では，甲状腺ホルモンの心筋細胞に対する直接的な作用に加え，全身臓器の代謝が亢進するため，心拍出量が増加し頻脈をきたす．動悸が初発症状となることが多く，さらには心房細動などの不整脈を引き起こす原因となる．

1. まず基本

1 甲状腺ホルモンの働き

　甲状腺ホルモンは心筋に作用し，Caチャネルやβ受容体を増加させ[1]，心房筋においてはKチャネル（Kv1.5）を増加させることが知られている[2]．
　Caチャネルの増加によりCa過負荷が生じ，不応期が短縮する．Kチャネルが増加してもやはり不応期が短縮する．β受容体が増加すると頻脈をきたす．

2 甲状腺機能亢進症

　甲状腺機能亢進症では，**洞頻脈に加え心房細動が合併しやすい**．わが国における甲状腺機能亢進症の初診時での心房細動の合併率は，男性2.9％，女性1.4％であり，合計1.7％である[3]．高齢者や基礎疾患をもつ例ではこの割合は増加し，一過性心房細動を含めるともう少し増加すると考えられる．
　甲状腺ホルモンの働きにより不応期が短縮すると心房細動が維持されやすくなる．また，頻脈により心不全になると心房が伸展され，これも心房細動を起こしやすくなる．
　症状としては動悸や労作時息切れ，易疲労性などを認める．**甲状腺機能亢進症に伴う洞頻脈は，**

貧血による洞頻脈に比べると夜間でもレートが高いのが特徴である．また，甲状腺機能亢進症に合併する心房細動では，通常の心房細動より心拍数が多く，心不全を誘発しやすい．

3 甲状腺機能低下症

甲状腺機能低下症では，全身の代謝が低下し，皮膚乾燥や全身倦怠感，洞徐脈，拡張期高血圧といった症状がみられる．また，血管抵抗の上昇，心筋収縮力の減少，心嚢液の貯留などが生じる．コレステロール値が上昇するので動脈硬化の進行促進も問題となる．

甲状腺機能低下症による不整脈は，洞徐脈のみである．甲状腺機能低下症は見逃されやすい疾患であり，洞徐脈がみられたりQRS振幅がやや低いかなと思ったら，一度は疑って甲状腺機能をチェックした方がよい．

2. 治療のスジ

1 心房細動を合併した甲状腺機能亢進症

1）心拍数コントロール

心室レートの高い心房細動になりやすいため，甲状腺の治療とともにレートコントロールを行う．β遮断薬が著効することが多いため，入院中ならばプロプラノロールを静注し心拍数をみながら投与量を調整する．外来で管理するときはプロプラノロールの内服がよい．β遮断薬を使用できない例では，ベラパミルやジルチアゼムを用いる．心不全合併例では，ジギタリスや利尿薬を併用して心拍数をコントロールする．

2）洞調律化

甲状腺ホルモンが高いうちは，除細動を行っても心房細動が再発しやすい．逆に甲状腺の治療により甲状腺ホルモンが下がると，心房細動は自然に洞調律に戻ることが多い．**甲状腺機能が正常化してから4カ月程度までは心房細動の自然停止が期待でき，積極的な除細動は行う必要はない**[4]．甲状腺機能正常化後の洞調律復帰率を図1に示す．

しかし，受診時期が遅れたり甲状腺機能のコントロールが困難で亢進状態が長期にわたった例では心房細動が慢性化する．甲状腺機能が正常化して4カ月経っても心房細動が持続している場合は薬物による除細動，あるいは直流除細動を行う．甲状腺機能亢進症に伴う心房細動は，**長期間持続している場合でも除細動による洞調律の維持率が高いため，一度は除細動を試みるとよい**[5,6]．除細動後の洞調律維持率を図2に示す．薬物による除細動ではⅠa群Ⅰc群の抗不整脈薬がよく用いられる[7]．

3）抗凝固療法

血栓予防も原則として必須である[7,8]．ワルファリンを使用する場合は，PT-INR 2.0〜3.0（70歳以上は1.6〜2.6）でコントロールし，洞調律の維持が確認されれば中止してよい．また，今は直接トロンビン阻害薬ダビガトランや経口Ⅹa因子阻害薬リバーロキサバンも選択肢となっている．

2 甲状腺機能低下症

甲状腺ホルモンの補充により，洞徐脈も正常化に向かう．通常，ペースメーカや心拍数を上げる薬の投与は必要としない．

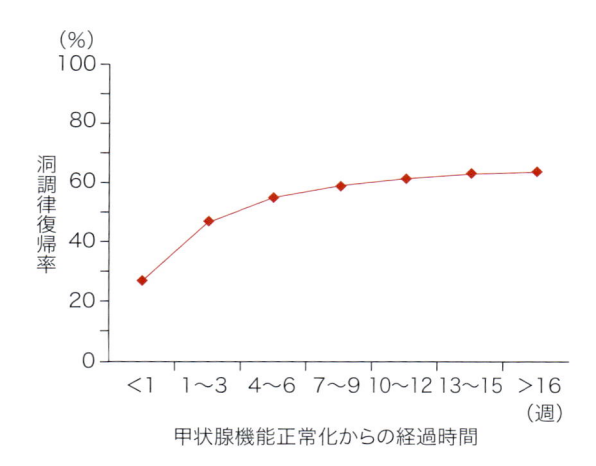

図1 甲状腺機能正常化後の洞調律復帰率
甲状腺機能の正常化から3週間以内に約半数が自然に洞調律となり，15週間で62％が洞調律に戻っていた．このため4カ月後までは自然停止が期待される（文献4より引用）

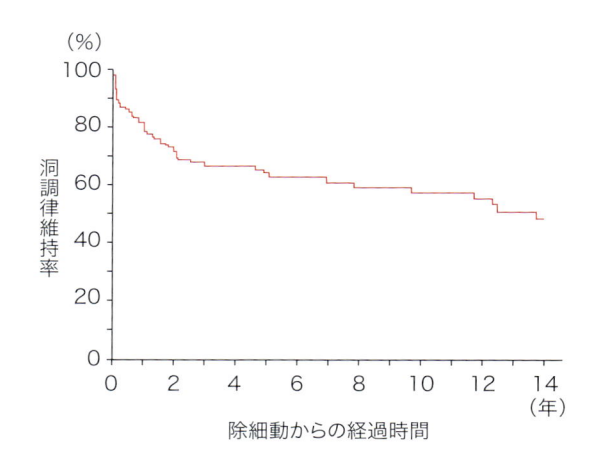

図2 除細動後の洞調律維持率
甲状腺機能亢進症に長期間合併した心房細動例に除細動を行った研究で，成功したうちの67％が平均80.6カ月のフォローアップ後も洞調律を維持しており，14年後も45.7％が維持していた（文献9より引用）

3. 個人的な意見

　心房細動や頻脈性不整脈，また逆に徐脈性不整脈をみかけたときは必ず一度は甲状腺機能を測定している．心不全の患者も甲状腺機能はほぼ全例確認をする．甲状腺機能異常を伴う例はまれだが，異常を伴う例では甲状腺ホルモンを正常域に戻すと心疾患が安定する．また，高齢女性に多いのが，FT_3やFT_4は正常値だがTSHが高値である**潜在性甲状腺機能低下症**である．経過観察とする例が多いが，甲状腺ホルモンを補充すると，心不全のコントロールがつきやすくなった例がある．基本的にはTSHが10μU/mLを超えれば甲状腺ホルモンの補充を行う．

おわりに

　甲状腺機能は循環器疾患と密接なかかわりがある．甲状腺機能を正常化させれば循環器疾患も改善する可能性が高く，甲状腺の治療と並行して循環動態の安定化をはかる必要がある．特に，甲状腺機能亢進症に伴う心房細動は甲状腺機能が正常化すれば洞調律を維持できる可能性が高く，心房細動が慢性化していても除細動を検討する価値はあるだろう．

文献

1) Klein, I. & Danzi, S.：Thyroid disease and the heart. Circulation, 116：1725-1735, 2007
2) Watanabe, H., et al.：Thyroid hormone regulates mRNA expression and currents of ion channels in rat atrium. Biochem Biophys Res Commun, 308：439-444, 2003
3) Shimizu, T., et al.：hyperthyroidism and the management of atrial fibrillation. Thyroid, 12：489-493, 2002
4) Nakazawa, H. K., et al.：Management of atrial fibrillation in the post-thyrotoxic state. Am J Med, 72：903-906, 1982
5) Shimizu, T., et al.：Hyperthyroidism and the management og atrial fibrillation Thyroid, 12：489-493, 2002

6) Nakazawa, H., et al.: Efficacy of disopyramide in conversion and prophylaxis of post-thyrotoxic atrial fibrillation. Eur J Clin Pharmacol, 40: 215-219, 1991
7) Fujiki, A. & Inoue, H.: Pharmacological caridoversion of long-standing atrial fibrillation. Circ J (Suppl A): A69-74, 2007
8) Nakazawa, H., et al.: Management of atrial fibrillation in the post-thyrotoxic state. Am J Med, 72: 903-906, 1982
9) Nakazawa, H., et al.: Is there a place for the late cardioversion of atrial fibrillation? A long-term follow-up study of patients with post-thyrotoxic atrial fibrillation. Eur Heart J 21: 327-333, 2000

プロフィール

杉浦杏奈(Anna Sugiura)
帝京大学医学部附属溝口病院第四内科　助手

速水紀幸(Noriyuki Hayami)
帝京大学医学部附属溝口病院第四内科准教授　　専門:不整脈

第4章 これも知っておきたい

4. ERでの心エコー

山形研一郎，宇野漢成

●Point●
- 心エコーの前にまずは身体所見をチェック
- ERでは詳細な測定よりも，まずは診断，そして重症度の判断
- 緊急時の心エコー診断は日頃の修練から

はじめに

　ERでみる胸部症状や呼吸困難感を伴う疾患は循環器，呼吸器そして整形外科疾患が多いが，そのなかで循環器疾患は，発症から診断までのプロセスがいかにすみやかになされるかで救命の可否が分かれてしまうことが多い．そのプロセスは通常の患者と同じように，本人から聴取できる場合は症状の推移を聴き，続いて身体所見をとりながら考えられる疾患を列挙し，必要な検査を組立てていくが，一刻を争うような場合にはこれらをすべて同時に行わなくてはならない．心エコーはそのなかで疾患を鑑別，診断さらには重症度を評価するうえで有用であるが，悠長に時間をかけると目の前で患者が急変することもあり，いかにポイントを押さえながら見ていくかが重要である．ここではERで心エコーを行う際にどこが重要なのかを述べて効率的な心エコーを伝えたい．

1 心エコーを常日頃から

　この稿では急性期疾患の心エコーについて述べるが，初心者が急性期疾患の患者にいきなり心エコーをあてても診断がつかないだろう．まずは最低限の標準断面（胸骨左縁長軸，胸骨左縁短軸像，心尖部四腔像，心尖部二腔像）を出せるように同僚同士で心エコーをあて，正常所見をおおむね知っておくべきである．それができるようになったら，異常所見が書かれている患者に対して，自分でレポートを参照しながらその画像を確認していくと，異常所見の診断もできるようになってくる．このくり返しがあることによりはじめて緊急時にも自信を持ってエコーができるようになる．

2 急性期疾患の鑑別を

　先述したように，患者を診るときはまず症状からある程度疾患を絞っていくべきである．心臓に伴う急性疾患は枚挙に遑がないので，特に見逃してはならない，命にかかわる代表的な疾患をあげておく．

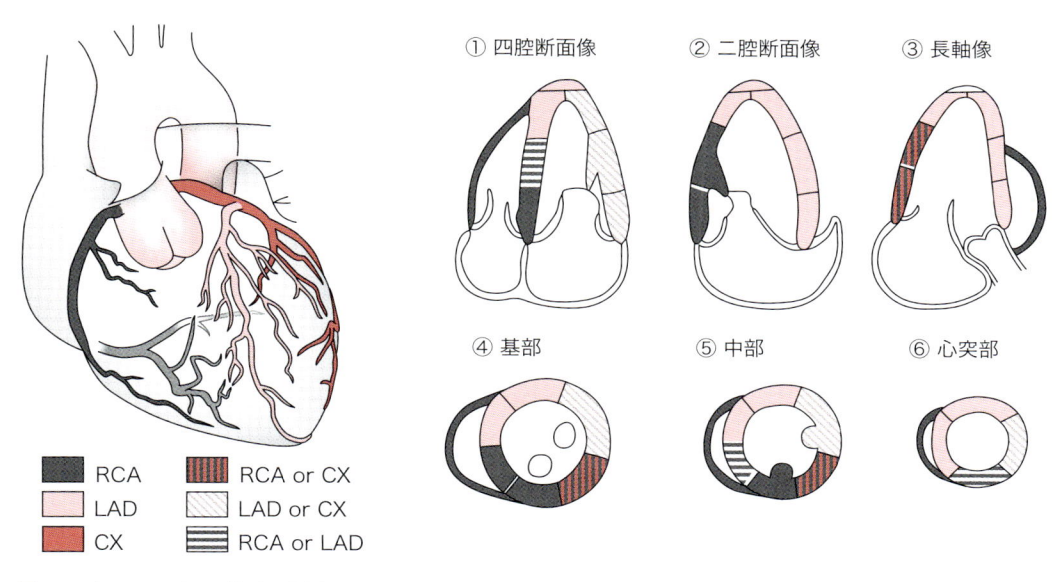

図1 心エコーと冠動脈の対応
心臓の動きとそれに対応する冠動脈を常にイメージしながら心エコーをやろう
RCA：右冠動脈，LAD：左前下行枝，CX：回旋枝
文献3をもとに作成

1. 急性心筋梗塞

　30分以上持続する前胸部の痛みや圧迫感を認め，心電図では連続する誘導でSTが上昇し，採血で心筋逸脱酵素が高値を呈する場合，医学生でも高学年になれば心筋梗塞が鑑別にあがるだろう．心筋梗塞を疑ってから，カテーテル検査の準備ができるまでの間，再度診察を行い，心雑音の有無から弁膜症や心破裂，心室中隔穿孔の可能性，頸静脈怒張の有無から右心不全がありそうかどうか，などを想定してエコーを行うべきである．みるべきポイントは，

① 心電図変化から予想される位置に一致した壁運動異常（図1）
② 弁逆流の有無
③ 心嚢液の有無
④ 肺高血圧の有無

などである．これらは最低限急いで行うべきチェックで，急ぐ理由は1つ，**急性心筋梗塞が疑われるときは一刻も早くカテ室に連れて行くことがdoor to balloon時間（再灌流までの時間）を短くし，生命予後をよくできるためである**[1]．そのためすぐに必要としない計測などはすべて省く．唯一の例外は，聴診ではっきりと異常心雑音があるにもかかわらず，音源となる弁膜の異常所見が何も見つからないときで，この場合何かを見逃している可能性がある．特に心室中隔穿孔は聴診をしないと見落とされがちであるので，注意深く観察をしよう．**下壁梗塞で血圧が低い場合は右室梗塞の有無を必ずチェック**する．

■ ワンステップ上へ

　急性心筋梗塞の原因として**上行大動脈解離**が隠れていることがある．大動脈解離に伴う心筋梗塞は右冠動脈にからんでいることが多く，心電図で下壁誘導にST上昇を見たら右側胸部誘導をとって満足することなく，心エコーで解離による内膜の剥離（フラップ）も検索してみよう．大動脈解離は疾患の存在を知らないと診断できないのである．

2. 急性左心不全

　急性左心不全は呼吸困難感を主訴としてくる場合が多いが，その原因疾患だけで成書が1冊以上書けてしまうほど多岐にわたるので詳細は割愛したい．急性左心不全は病歴や身体所見，X線，採血などから疑い，Norhiaの分類から大まかな臨床病型を決めるのが最近の潮流である．そのうえでさらなる重症度の評価および病因診断のために心エコーを施行する．その際のポイントは

① 心機能低下の有無
② 肺高血圧の有無
③ 弁膜症の有無
④ 胸水，下大静脈径など，心外臓器

を素早くみていくことが重要である．

1 心機能評価

　心機能とは収縮能に限らず，拡張能も含めて評価することが望ましい．収縮機能の指標は左室駆出率（ejection fraction：EF）を用いることが多い．収縮能の低下はEFの低下でわかるが，拡張能の低下は頻拍のため急性期には評価が難しいので，収縮能が保たれているにもかかわらず左心不全症状に一致する所見があれば，まずは拡張障害による心不全として治療して大きく失敗することは少ない．そのうえで症状が改善していく経過を心エコーで追っていき，拡張能を評価していけばいいだろう（図2）．

2 肺高血圧

　また急性左心不全では二次性肺高血圧の進行とともに三尖弁逆流（TR）が出現し，それにより右室と右房の圧較差が推定できる．下大静脈径が20 mm以上かつ呼吸性変動が50％以下であれば，右房圧が15 mmHgと推定し，これにTRで求めた圧較差を足せば肺動脈の収縮期圧が得られる．軽度〜中等度の肺高血圧合併は急性左心不全を疑わせる所見の1つである．

3 弁膜症

　弁膜症についても詳細は紙面の都合で残念ながら割愛するが，重要なのはその弁膜症が重症かどうかであろう．例外もあるだろうが，狭窄症でも閉鎖不全症でも雑音がしないものは悪さをしていないと考え，雑音がする弁膜症はエコーで重症度判定するのが手っ取り早いだろう．

　心不全は初診でみた場合はその原因がわからないことも多く，無理に心エコーで診断をつけよ

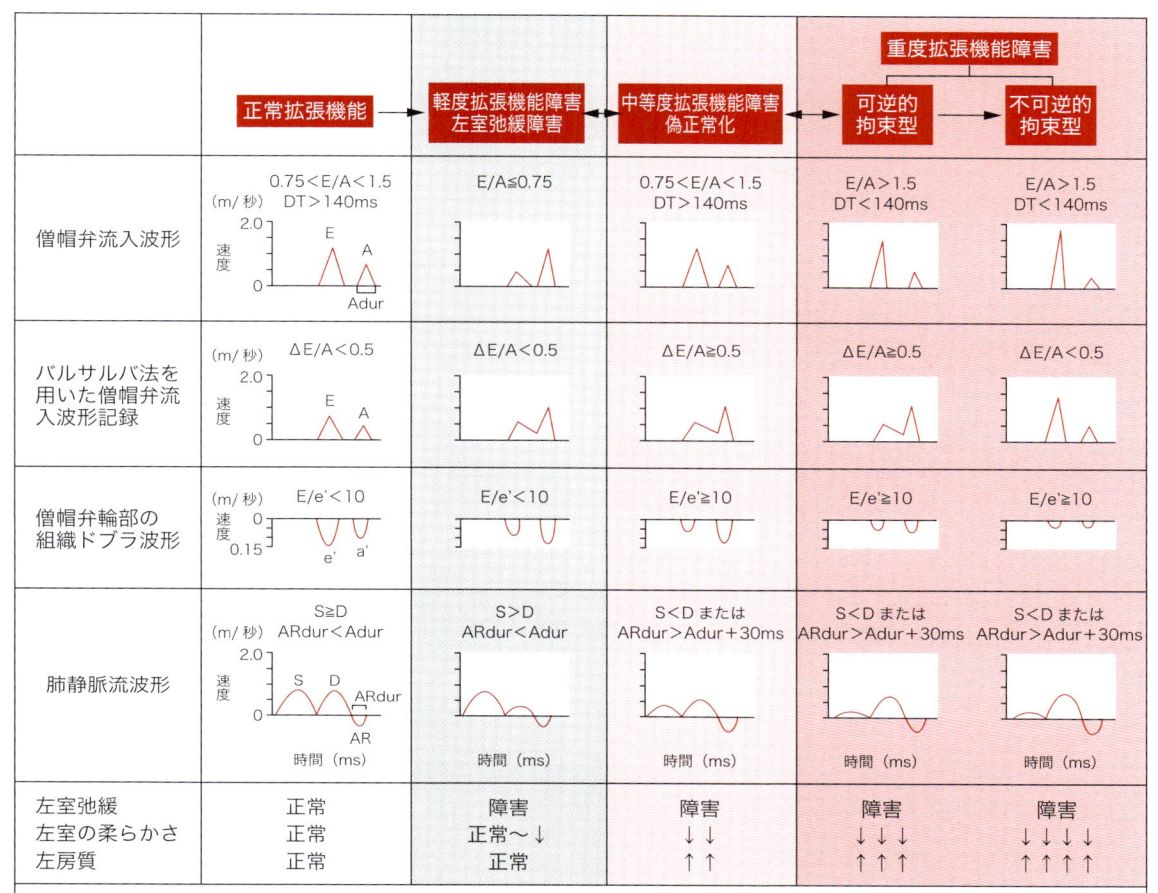

		正常拡張機能	軽度拡張機能障害 左室弛緩障害	中等度拡張機能障害 偽正常化	重度拡張機能障害 可逆的拘束型	重度拡張機能障害 不可逆的拘束型
僧帽弁流入波形		0.75<E/A<1.5 DT>140ms	E/A≦0.75	0.75<E/A<1.5 DT>140ms	E/A>1.5 DT<140ms	E/A>1.5 DT<140ms
バルサルバ法を用いた僧帽弁流入波形記録		ΔE/A<0.5	ΔE/A<0.5	ΔE/A≧0.5	ΔE/A≧0.5	ΔE/A<0.5
僧帽弁輪部の組織ドプラ波形		E/e'<10	E/e'<10	E/e'≧10	E/e'≧10	E/e'≧10
肺静脈流波形		S≧D ARdur<Adur	S>D ARdur<Adur	S<D または ARdur>Adur+30ms	S<D または ARdur>Adur+30ms	S<D または ARdur>Adur+30ms
左室弛緩 左室の柔らかさ 左房質		正常 正常 正常	障害 正常〜↓ 正常	障害 ↓↓ ↑↑	障害 ↓↓↓ ↑↑↑	障害 ↓↓↓↓ ↑↑↑↑

E：拡張早期波，A：心房収縮期波，DT：E波の減速時間，Adur：A波持続時間，e'：僧帽弁輪部早期拡張速度，a'：心房収縮時の僧帽弁輪速度，S：収縮時波形，D：拡張時波形，ARdur：肺静脈心房逆流速度

図2 拡張能評価の指標
拡張能の評価法にはいろいろな方法がある．まずは僧帽弁流入波形を覚えることが基本となるが，慣れてきたら一つのみで判断することなく総合的に判断しよう（文献4をもとに作成）

うとせず，まずは病状を落ち着かせてから原因精査をするという考えが必要である．

■ ワンステップ上へ

　心エコーで左室収縮能を評価する方法としてmodified Simpson法が広く知られている．特に心エコーをやりはじめたころはEF計測を毎日のようにやっていくが，研修医の診療録のなかには循環動態がほとんど変わっていないのに1日の間にEFが20％も改善している症例がある．これはmodified Simpson法によるEF計測では内壁の取り方など少しの誤差で大きな値の違いが出てくることに起因していることがほとんどであり，気をつけなければいけない．

　ERではまず時間も労力もかからないvisual EF（つまり見た目のEF）を重視してほしい．細かいvisual EFは幾多の症例をみないとなかなかわからないが，**左室がよく動いているか，中程度の動きか，動いていないのか**，の3段階評価で十分である．それだけで**EF50％以上，30〜50％，30％未満**がおよそわかるようになり，治療方針の決定に役立つであろう．

3. 肺塞栓

　肺梗塞は欧米では心筋梗塞，脳卒中と並ぶ三大血管疾患と呼ばれている．日本でもその認知度および診断能力の上昇によりその発見頻度は高くなっている．一般的な症状は非特異的であり，軽度の咳嗽から心肺停止状態までさまざまである．肺塞栓症の直接診断としては造影CTや肺動脈造影がGold Standardであるが，重症度や予後評価という意味で心エコーの役割は大きい．みるべきポイントは，

① 肺高血圧の程度
② 右室拡大，およびそれに伴う収縮期の心室中隔扁平化の有無，右室収縮機能
③ 心内血栓の有無

であろう．特に**心室中隔の扁平化**は特徴的であり，一度みると忘れられないが，きれいな短軸像が出ていないと扁平化していると勘違いしてしまうこともある．その場合は肺高血圧や右心拡大の有無などから判別できるので，扁平化を見たからすぐに肺高血圧，という風にこだわる必要はないだろう．また，しばしば右心系内に血栓がみられることもあり，より確実な肺塞栓症の診断の手助けとなる．

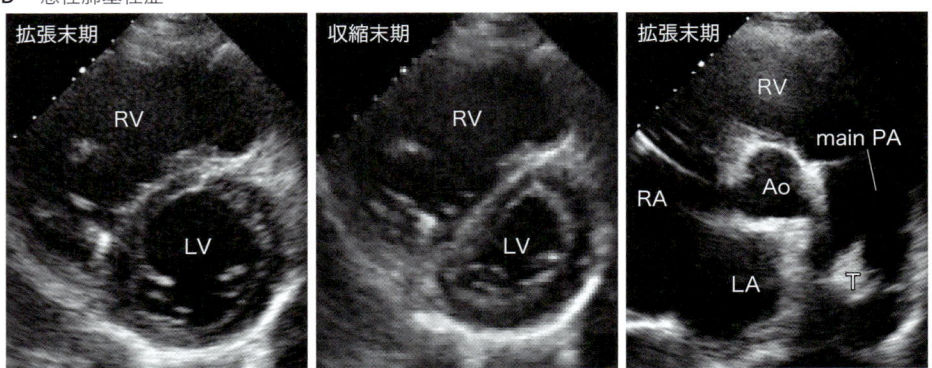

RA: 右房，RV: 右室，LA: 左房，LV: 左室，Ao: 大動脈，PA: 肺動脈，T: 血栓

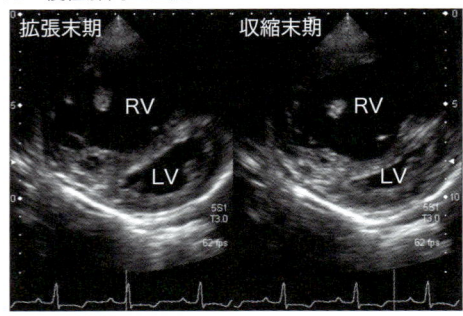

図3　慢性肺高血圧症（A）と急性肺塞栓症（B）の違い
慢性では全周期を通して左室は右室に圧排されている．一方，急性肺塞栓症では拡張期は圧排されていない．また，肺動脈内に血栓も認められる

■ ワンステップ上へ

　収縮期の心室中隔扁平化は右室の圧負荷（＝肺高血圧）を意味し，拡張期の扁平化は右室の容量負荷（＝右室拡大）を意味する[2]．徐々に左室が大きな右室に圧排される時間が長くなり，最終的には心室中隔が終始扁平化した状態に至る．そのときの右室圧は常に左室圧より高くなっているのである．一般に急性肺塞栓症において収縮期肺動脈圧は60 mmHgを超えないと言われているので，**体血圧が保たれているのに終始中隔の扁平化を見たら慢性血栓塞栓性肺高血圧症や特発性肺動脈性肺高血圧症を疑うべきである**（図3）．

4. 大動脈解離

　大動脈解離はさっきまで普通に会話していた患者が，次の瞬間には心停止に至ることがあり，いかに早く症状から診断へたどり着くかが重要であるため，最終診断はほとんどの例では造影CTになると思われる．ただ，**撮影までの間にエコーをしておくと，早めに治療を開始できたり，いざ手術となった際に外科へ提供すべき情報が得られたりすることがある**．その際のポイントは，

　①　解離によるフラップの有無
　②　大動脈弁の逆流の有無
　③　心嚢液，胸水貯留の有無
　④　局所壁運動異常の有無

をみていく．特に**上行大動脈基部の解離**は心エコー中に傍胸骨左室長軸像でそのままみられることが多く，ぜひとも観察すべき部位である．そこに剥離した内膜（フラップ）がみられれば診断がつく．しかし大動脈は心臓の観察以上にアーチファクトの判断に悩まされる．そのため**フラップと断定できなくても，解離を疑うなら積極的に造影CTを撮影すべきである**．

　解離に起きやすい合併症としては大動脈弁の逆流があり，これに伴う心不全がないかも評価をしていく．また，**心タンポナーデ**は解離の死因のトップを占めており，その存在を否定することも患者管理において重要である．心筋梗塞の項でも述べたように，右冠動脈を閉塞することもあるので，心電図とともに**壁運動異常の有無**も逃さず拾い上げてほしい所見である（図4）．

■ ワンステップ上へ

　大動脈の観察は慣れていないと困難である．経胸壁エコーで大動脈を描出する部位は，傍胸骨左室長軸像での上行および心臓後面の下行大動脈，横隔膜付近の胸腹部大動脈，胸骨上窩からの大動脈弓部などがあげられる．胸部X線をイメージしながらプローブを移動させていくとわかりやすいだろう．ただ，大動脈の走行は心臓の位置以上に多岐にあふれているため，常日頃からいろいろな症例に対してエコーを当てて大動脈を描出する練習をしておくといいだろう．

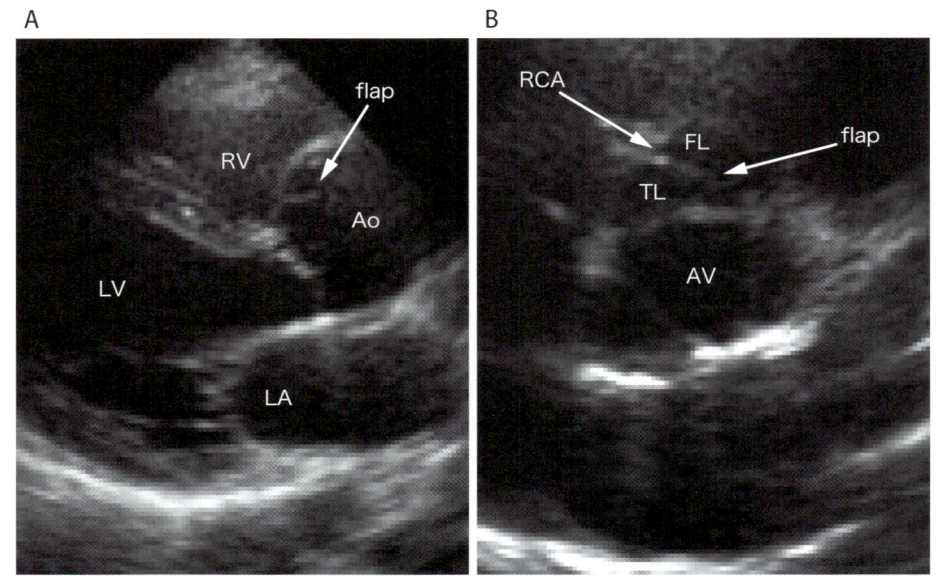

RV：右室，LV：左室，LA：左房，Ao：大動脈，AV：大動脈弁，TL：真腔，FL：偽腔，RCA：右冠動脈

図4　上大動脈解離に下壁梗塞を合併した症例
上行大動脈に剥離した内膜を認める（A）．偽腔から右冠動脈が出ているのがわかる（B）

おわりに

　本稿ではERでのエコーに絞り，本当にチェックすべき優先度の高い疾患を羅列形式でまとめた．しかしERにはこれ以外の種々の心疾患が紛れ込んでおり，そのような患者が予想外の転機をたどってしまうのも事実である．もし本稿を読んだうえで心エコーに興味がわいてくるようであれば成書を通読することを勧める．普段の努力で1人でも多くの患者が救えることを願っている．

文献

1) Lang, R. M., et al.：Recommendations for chamber quantification：A report from the american society of echocardiography's guidelines and standards committee and the chamber quantification writing group, developed in conjunction with the european association of echocardiography, a branch of the european society of cardiology. J Am Soc Echocardiogr, 18：1440-1463, 2005
2) Cannon, C. P., et al.：Relationship of symptom-onset-to-balloon time and door-to-balloon time with mortality in patients undergoing angioplasty for acute myocardial infarction. JAMA, 283：2941-2947, 2000
3) Redfield, M. M., et al.；Burden of systolic and diastolic ventricular dysfunction in the community：Appreciating the scope of the heart failure epidemic. JAMA, 289：194-202, 2003
4) Ryan, T., et al.：An echocardiographic index for separation of right ventricular volume and pressure overload. J Am Coll Cardiol, 5：918-927, 1985

プロフィール

山形研一郎（Kenichiro Yamagata）
東京大学医学部附属病院循環器内科

宇野漢成（Kansei Uno）
東京大学医学部附属病院循環器内科　コンピュータ画像診断学／予防医学講座

第4章 これも知っておきたい

5. 神経調節性失神（NMS）はありふれた病気か

丹野　郁

> **● Point ●**
> ・失神の原因疾患として，神経調節性失神の頻度が最も高い
> ・神経調節性失神の診断には，詳細な病歴が重要であるが，Head-up tilt試験が補助診断として用いられる
> ・神経調節性失神の治療には，薬物療法，Tilt訓練，ペースメーカ治療がある

はじめに

「神経調節性失神はありふれた病気か？」と問われたならば，「内科研修医あるいは救急当番の医師であれば，必ず遭遇する病態の1つである」といえる．

1. 神経調節性失神の頻度

失神とは，全般性脳血流低下による一過性意識消失発作により体位の維持ができない状態であり，すみやかに自然回復する，と定義される．救急外来の3〜5％，入院の1〜3％に失神を主訴とする患者が存在する[1]．Framingham研究では，26年間追跡期間中，男性の3％，女性の3.5％に少なくとも1回失神の経験があったと報告されている[2]．失神の原因疾患は，反射性失神（神経調節性失神および類縁疾患）が60％，起立性低血圧が15％，不整脈が10％，器質的心疾患に伴う失神が5％と報告されており，神経調節性失神の頻度が最も高い[3]．それぞれの発症様式や治療法，予後が異なるためその鑑別が重要である．

神経調節性失神（neurally mediated syncope：NMS）は，血管迷走神経性失神，排尿，咳嗽，嚥下，食後などの特定の状況で発症する状況失神，恐怖，疼痛，驚愕など情動ストレスにより惹起される情動失神，および反射性失神を総称する概念とされている．誘因となる刺激の種類や圧受容器，中枢への神経求心路は異なるが，共通して脳幹の循環中枢に刺激が達し，遠心路として交感神経の緊張が低下し末梢血管の拡張が起こり，同時に遠心路としての迷走神経の亢進が起こる．その結果血圧低下と徐脈により脳血流は低下し失神にいたる（図1）．失神発作時の状況から神経調節性失神を疑うことはできるが，失神の診断と治療効果の判定および機序の解明にHead-up tilt試験が用いられる[4]．

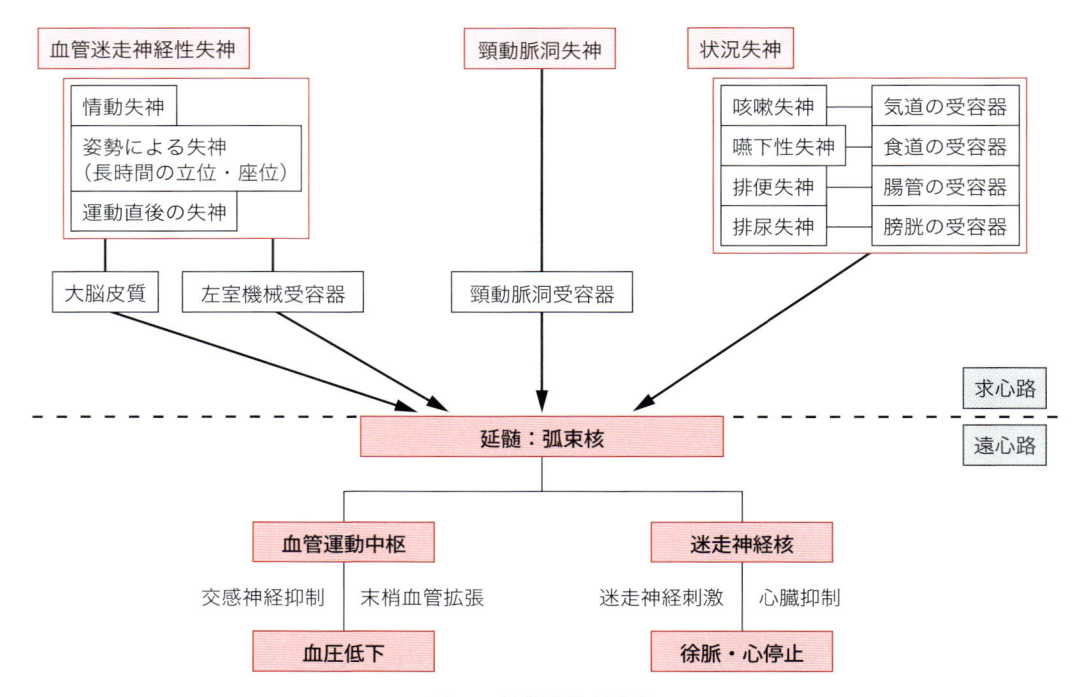

図1　神経調節性失神

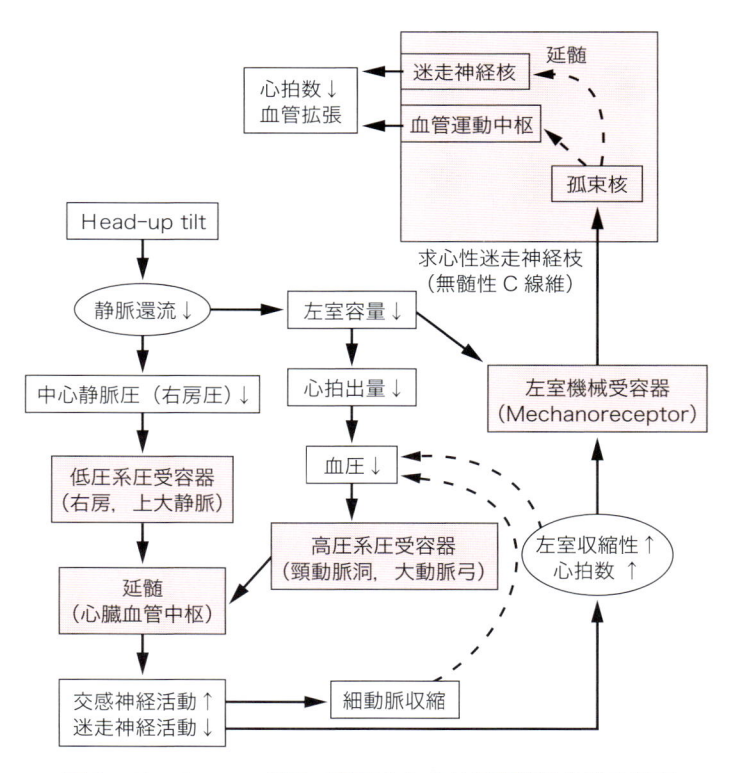

図2　Head-up tilt 試験で誘発される神経調節性失神の機序
文献5より転載

2. 神経調節性失神の機序

　Head-up tilt試験で誘発される神経調節性失神は**図2**に示すような病態が考えられる[5]．通常，起立することにより横隔膜以下の容量血管に血液が貯留し静脈還流量が減少し，左室充満圧の減少と心拍出量の減少がみられ血圧が低下する．これに対し，動脈の圧受容体からの求心性インパルスが減少し，血管運動中枢，副交感神経心臓抑制中枢に対する緊張性抑制が解除され，遠心性交感神経活動の亢進と遠心性副交感神経活動の抑制が起こり血圧は保たれる．

　しかし，この過程で容積が減少した心室に陽性変力作用が加わると心過動状態となり，求心性無髄性迷走神経線維（C fiber）に連続する心室圧受容器が発火する．この求心性インパルスは延髄孤束核で線維を変え血管運動中枢を抑制し，副交感神経心臓抑制中枢を亢進させ，遠心性交感神経の抑制と副交感神経の亢進が起こり，血管拡張，心抑制，徐脈となり失神が生じる．朝礼などでの同一姿勢での長時間の起立位はこのような神経調節性失神の誘因となる．この反射はどの個体にも存在するため状況によってはどの個体にも神経調節性失神は生じうる．Head-up tilt試験は個々の症例における神経調節性反射の起こりやすさを評価しているといえる．

3. 神経調節性失神の診断

　失神発作時の状況から神経調節性失神を疑うことができる．神経調節性失神を疑う臨床的に有用な所見は

> ① 前兆としての腹部不快感
> ② 顔面蒼白
> ③ 意識回復後の悪心や発汗
> ④ 前失神状態の既往
> ⑤ 失神の初発から最後の発作の期間が4年以上

などである[6]．このような病歴から神経調節性失神という診断も可能ではあるが，疑わしい場合にはHead-up tilt試験が診断に有用である[4]．

　Tilt試験とは患者を受動立位として血圧，心拍数を持続的に測定し，失神の原因精査を行うことを目的とした検査である．傾斜角度60～80度，負荷時間10～20分の条件で，神経調節性失神に対するTilt試験の感度（陽性率）は6～42％と高くはないが，特異度は90～100％と高率である．イソプロテレノール負荷を併用した場合，感度は60～87％と上がるが，特異度は45～100％となり偽陽性率も高くなる．そのほかニトログリセリン，硝酸イソソルビド，ATPなどが負荷試験として用いられている．Tilt試験の判定は神経反射による前駆症状や失神を伴う血圧低下と徐脈を認めた場合に陽性とする[3]．

　Tilt試験で誘発される神経調節性失神は心拍数と血圧の反応から3つの病型に分類される[7]．血圧の低下のみ認める**血管抑制型**（vasodepressor type），血圧と心拍数の両方が低下する**混合型**（mixed type），心拍数毎分40以下の徐脈が遷延するか3秒以上の心停止が誘発される**心抑制型**（cardioinhibitory type）である（**表1**）．この分類は失神における心臓の因子または血管の因子の関与の度合いの参考となり，治療法の選択に有用である[8]．

表1　Head-up tilt試験で誘発される神経調節性失神の病型

Type 1：混合型（mixed type）
心拍数は増加した後減少するが40/分以下にはならないか， 40/分以下でも10秒未満あるいは心停止3秒未満 血圧は上昇した後，心拍数が減少する前に低下
Type 2：心抑制型（cardioinhibitory type）
心拍数は増加した後減少し，40/分以下が10秒以上あるいは心停止3秒以上 　2A：血圧は上昇した後，心拍が低下する前に低下 　2B：血圧は心停止時あるいは直後に80 mmHg以下に低下
Type 3：血管抑制型（vasodepressor type）
心拍数は増加した後不変のまま血圧低下 心拍数は低下しても10％未満

4. 神経調節性失神の治療

　はじめに患者教育が必要である[5]．患者にこの疾患の病態を理解させ，**増悪因子を避けるようにし，失神前駆症状が出現したらすみやかに臥位をとるように指導する**．失神発作の頻度，重症度に応じて，生活指導に加えて薬物療法および非薬物療法を適宜追加する．

　薬物療法にはβ遮断薬，ジソピラミド，交感神経刺激薬 - α刺激薬，鉱質コルチコイド，セロトニン再吸収阻害薬，などの有効性が報告されているが，これまでの無作為二重盲検試験では神経調節性失神に対する有効性が明らかではなく，それぞれの薬物治療に対して相反する結果も報告されている．

　非薬物療法としては，Tilt訓練，ペースメーカ治療がある．Tilt訓練は自宅の壁などを利用して自分で起立訓練を行う方法である．両足を壁の前方15〜20 cmに出し，臀部，背部，頭部で後ろの壁に寄り掛かる姿勢を30分持続する．これを毎日1〜2回くり返す．この訓練を継続することにより30分以上の立位保持が可能となる[9]．機序としては，立位負荷直後の交感神経機能亢進の抑制が考えられている．心抑制型の神経調節性失神にはペースメーカ治療の可能性も報告されているが[10]，再発予防効果に差を認めなかったとする報告もある[11]．

5. 神経調節性失神の予後

　器質的心疾患が否定された神経調節性失神患者の予後は比較的良好で，平均観察期間30カ月で1例も死亡例はない[12]．Framingham研究においても26年の経過観察において神経調節性失神は死亡率に影響を与えなかった[13]．しかし失神が再発した場合，外傷や重大な事故の原因となる可能性があるため，必要な症例には適切な治療が必要である．

おわりに

　花粉症は医学的診断ではアレルギー性鼻炎である．これを病気とみるか体質と判断するか？ そもそも正常と病気の境界は西洋医学が強引に線引きしたに過ぎない．大事なことは個々の患者に起きている病態を正確に把握して，個々の患者に合わせて適切に対処することである．

文献

1) Kapoor, W. N. et al.:Evaluation and management of the patients with syncope. JAMA, 268:2553-2560, 1992
2) Kapoor, W. N., et al.:A prospective evaluation and follow-up of patients with syncope. N Engl J Med, 309:197-204, 1983
3) Task Force for the Diagnosis and Management of syncope, European Society of Cardiology (ESC) European Heart Rhythm Association (EHRA), et al.:Guidelines for the diagnosis and management of syncope (version 2009) Eur Heart J, 30:2631-2671, 2009
4) Almquist, A., et al.:Provocation of bradycardia and hypotension by isoproterenol and upright posture in patients with unexplained syncope. N Engl J Med, 320:346-351, 1989
5) 井上 博, 相澤義房, 安部治彦, ほか:失神の診断・治療のガイドライン. Cir J, 71 (Suppl IV):1049-1101, 2007
6) Benditt, D. G.:Neurally mediated syncopal syndromes:pathophysiological concepts and clinical evaluation. Pacing Clin Electrophysiol, 20:572-584, 1997
7) Sutton, R., et al.:Proposed classification for tilt induced vasovagal syncope. Eur J Cardiac Pacing Electrophysiol, 2:180-183, 1992
8) Grubb, B. P. & Karas, B.:Clinical disorders of the autonomic nervous system associated with orthostatic intolerance:an overview of classification, clinical evaluation, and management Pacing Clin Electrophysiol, 22:798-810,1999
9) Ector, H., et al.:Tilt training:a new treatment for recurrent neurocardiogenic syncope and severe orthostatic intolerance. Pacing Clin Electrophysiol, 21:193-196,1998
10) Ammirati, F., et al.:Permanent cardiac pacing versus medical treatment for the prevention of recurrent vasovagal syncope:a multicenter, randomized, controlled trial. Circulation, 104:52-57, 2001
11) Connolly, S. J., et al.:Pacemaker therapy for prevention of syncope in patients with recurrent severe vasovagal syncope:Second Vasovagal Pacemaker Study (VPSII):a randomized trial. JAMA, 289:2224-2229, 2003
12) Baron-Esquivias, G., et al.:Long-term outcome of patients with vasovagal syncope Am heart J, 147:883-889, 2004
13) Savage, D. D., et al.:Epidemiologic features of isolated syncope. The Framingham study. Stroke, 16:626-629, 1985

プロフィール

丹野 郁（Kaoru Tanno）
昭和大学医学部内科学講座循環器内科学部門
失神の原因は多岐にわたり，原因を同定することが重要です．神経調節性失神の病態は患者により様々であり，夫々に応じた対応が要求されます．夫々の患者と向き合いその病態を把握することが，よい治療につながると思います．

第4章 これも知っておきたい

6. 大人で見つかる先天性心疾患

杉下和郎

● Point

- 内科でも先天性心疾患やその合併症（心不全，不整脈）を診ることがある
- 冠動脈疾患などの合併を鑑別しEisenmenger化する前に手術
- カテーテル治療が開発され，Eisenmengerに対する肺移植も
- 感染性心内膜炎に対する注意．術後成人した症例の診療も課題

はじめに

わが国においても，学校検診などの健康診断が普及する以前の世代には，成人後に自覚症状が出現してはじめて先天性心疾患という診断に至る症例がみられた．しかし，健康診断が普及し心エコー検査が発達した現代においては，先天性心疾患の多くは小児期に「小児科」で診断され，必要に応じて心臓「外科」で手術を受けている．したがって，循環器「内科」で先天性心疾患を診ることはほとんどない，と考えられがちである．

1. まず基本

1 成人期に診断される主な先天性心疾患[1)2)]

1）心房中隔欠損症（ASD）
成人期に診断される先天性心疾患として最多（約3割）．不完全右脚ブロック，II音の固定性分裂，肺動脈領域での駆出性収縮期雑音が特徴的．部分肺静脈還流異常症（PAPVR）を合併することがある．

2）心室中隔欠損症（VSD）
先天性心疾患としては最多だが，小児期に自然閉鎖することがある．全収縮期雑音が特徴的．肺動脈弁下欠損は大動脈弁閉鎖不全を合併することがある．

3）Fallot四徴症
小児期に姑息的手術しか行われずに成人になっている症例もある．

4）動脈管開存（PDA）
連続性雑音や脈圧増大が特徴的．

5）Ebstein病

合併心奇形や三尖弁閉鎖不全の程度によって，右心不全の程度や予後はさまざまである．WPW症候群を合併することがある．

6）修正大血管転位（cTGA）

徐脈や弁逆流の精査を契機に診断されることがある．心室中隔欠損や三尖弁逆流や房室ブロック，右胸心などを合併することがある．右心室が体循環を担っているため，合併奇形がなくても，成人期に心不全をきたすことがある．

2 検査法

1）心エコー検査[1)3)]

簡便かつ非侵襲的であり最も診断能力が高い．区分分析法（segmental approach）を用いた形態診断や，左右短絡（肺体血流比Qp/Qs）や肺高血圧などの血行動態診断，心機能評価を行うことができる．（下記の「*2.*-**2**」も参照）．心房中隔欠損症や胸部大動脈疾患の観察や術中・術直後の評価などには経食道エコーも有効である．

2）心臓カテーテル検査[1)3)]

小児の先天性心疾患では心臓カテーテル検査を行わずに手術を行うこともあるが，成人の先天性心疾患では非侵襲的検査で十分な評価をしにくい血行動態や冠動脈病変の合併を正確に評価するために心臓カテーテル検査を行う．右心カテーテル法での酸素飽和度測定で，短絡のレベルを確認し，肺血管抵抗や肺体血流比（Qp/Qs）を算出する．左心カテーテル法で冠動脈病変合併の有無や左心機能を評価する．疾患によっては，カテーテルの通過あるいは造影剤の流入によって短絡路の存在を確認できる．**造影剤腎症や若年症例における放射線被曝**に注意が必要である．

3）MRI, CT[1)3)]

心臓の形態異常や心血管以外の胸部構造との関係を三次元評価するのに有用である．**MRI**では心機能評価も可能だが，（今後普及されるであろうMRI対応の機種以外の）**ペースメーカや植込型除細動器**などが植込まれている症例では禁忌となる．CTにおける造影剤腎症や放射線被曝に対する注意は心臓カテーテル検査と同様である．

2. ここでつまずく

1「小児科の病気であって内科の病気ではない」という誤った思い込み

いくら健康診断が普及し心エコー検査が発達したといっても，残念ながら小児期に適切な診断を受けることがなかった症例や，小児期に診断されていたが血行動態への影響が小さかったため経過観察（あるいは放置）されていた症例や，小児期に外科手術（特に姑息的手術）を受けた後自覚症状がなかったため通院中断し詳細不明となってしまった症例が，不整脈や心不全などの合併症を生じて，循環器内科を受診することはある．

2「心エコー検査をすれば即診断できる」という誤った思い込み

確かに心エコー検査は侵襲性が低くきわめて有用であるが，同検査の質は術者の知識や経験などに依存する．普段成人の心エコー検査ばかりをしている医師（循環器内科医）や技師は，先天性心疾患の検査に不慣れである．また，成人期まで診断されていない先天性心疾患は，構造異常

A 胸部単純X線写真

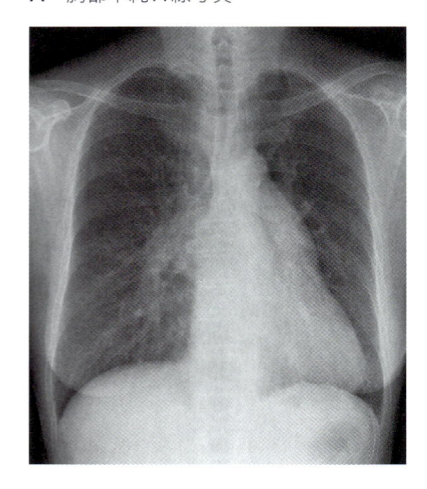

図 40年近く放置していた心房中隔欠損症

症例は65歳女性．26歳で診断されるも放置．
自覚症状はないが，健診にて胸部単純X線写真で異常を指摘されて受診．
(A) 胸部単純X線写真：左第2弓突出と右肺動脈突出．
(B) 心電図：正常洞調律．不完全右脚ブロック
(C) 心エコー検査
　(C-1) 心窩部アプローチ：＋マークの間が心房中隔欠損孔（径1.7 cm）
　(C-2) カラードプラー：欠損孔に左右短絡血流を認める．肺体血流比（Qp/Qs）は2.2と算出された
(D) 心臓カテーテル検査（左前斜位）
　（次頁参照）

B 心電図

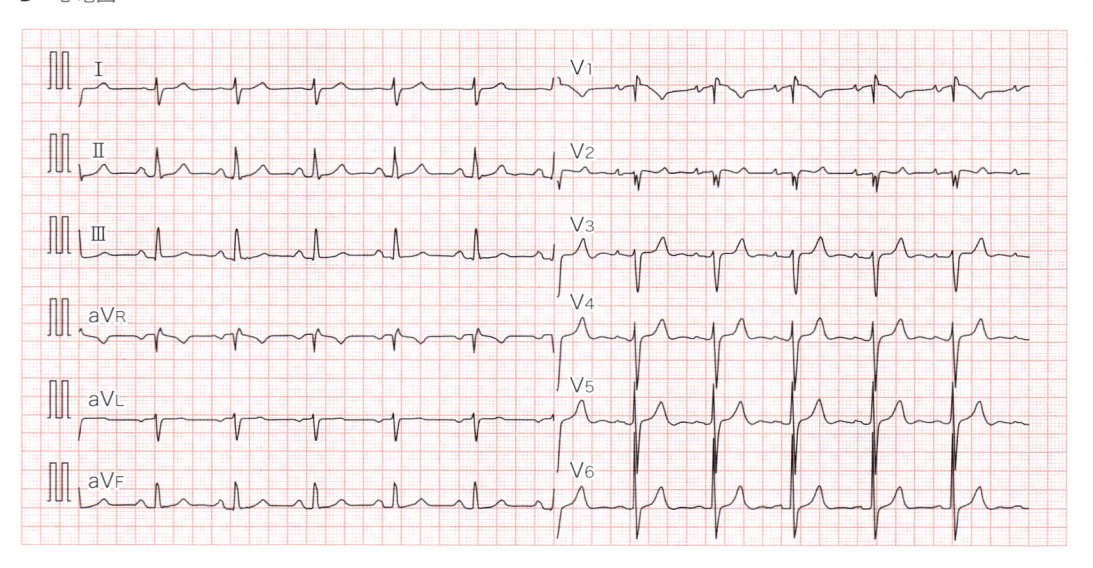

C1 心エコー検査：心窩部アプローチ

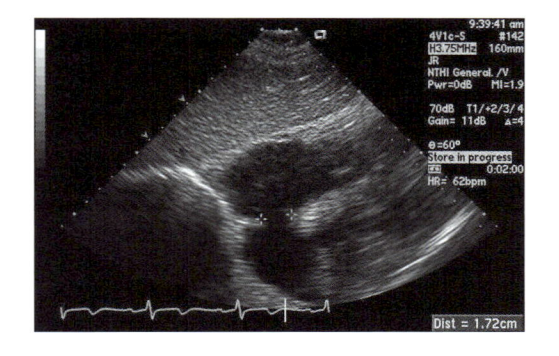

C2 心エコー検査：カラードプラー

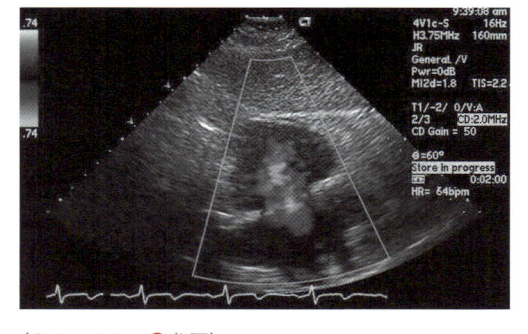

（Color Atlas ❷参照）

D　心臓カテーテル検査（左前斜位）

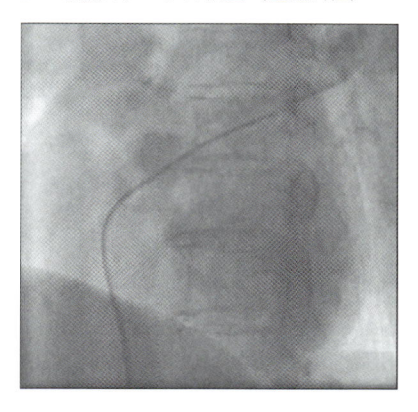

（D）心臓カテーテル検査（左前斜位）
：大腿静脈から挿入したカテーテルが，右房から心房中隔欠損孔を通過して，左房から肺静脈に至っている．Qp/Qsは3.4であった

が軽度であったり非典型的であったりすることがある．したがって，心エコー検査をする場合には，十分な準備をしておかないと，必要な情報が得られないで終わってしまうこともあり得る[4]．

3. 少しひねって

1 先天性心疾患術後成人症例は何科で診るべきか？

　新生児の約1％が先天性心疾患を有して誕生するが，診断法や外科手術が進歩したことにより，その約9割は成人になることができるようになった．わが国では年間出生数が約100万人であるので，年間約1万人の先天性心疾患児が誕生し，約9,000人が成人となることになる．1970年代には先天性心疾患と言えば小児の病気であったが，1997年には先天性心疾患症例の約半数が成人症例となった．このままでいけば，2020年には先天性心疾患を有するのは小児症例よりも成人症例の方が多くなると推測される[1]．

　わが国では，先天性心疾患症例は外科手術後も小児循環器科で継続加療されていることがほとんどである．しかし，成人としての社会的問題（就業，結婚，喫煙など）や加齢に伴う非心臓疾患・心臓疾患（妊娠，高血圧，冠動脈疾患など）を生じることがある．欧米では，1980年代から，小児循環器医，循環器内科医，心臓外科医，内科専門医，産婦人科医，精神科医，専門看護師，専門技師，臨床心理士，ソーシャルワーカーなどからなる「成人先天性心疾患診療施設」を開設し，チーム医療を行うようになってきた[1]．わが国でもそのような方向に変化しつつある．

4. 少しわかってきたころ

1 何故，成人になって見つかるか？

　ⓐ 軽度の左右短絡でも長期間になると右心系容量負荷の増大が生じる，ⓑ 加齢に伴って高血圧や虚血性心疾患などが加わることによって左室壁コンプライアンスが低下して左右短絡量が増加する，ⓒ 右房負荷や先天的な構造異常によって成人後に生じた心房細動や心房粗動などの不整脈のために右心系容量負荷が増大する，などの機序が考えられる[1]．

2 心不全治療[1]

先天性心疾患による心不全に対しても，それ以外の心不全と同様，アンジオテンシン変換酵素阻害薬（ACE阻害薬），アンジオテンシンⅡ受容体遮断薬（ARB），β遮断薬，利尿薬あるいは強心薬が用いられる．しかし，先天性心疾患は個々の疾患や症例によって病態が違うため，治療法に関して十分なエビデンスがあるとはいえない．

3 不整脈治療[1]

先天性心疾患に頻脈性不整脈（上室頻拍や心房粗動など）を合併することは少なくなく，血行動態に影響を及ぼすこともある．通常の不整脈に対してと同様，停止目的に電気的除細動や薬物療法が，再発予防として薬物療法やカテーテル焼灼術が行われる．先天性心疾患に洞結節機能不全や房室ブロックを合併することも少なくないが，ペースメーカ植込みの適応は先天性心疾患を伴わない徐脈と同様に考える．

また，外科手術後に，頻脈性不整脈や徐脈性不整脈が出現することもある．ペースメーカ植込みやカテーテル焼灼術を行う場合は，心大血管の形態異常や手術侵襲による影響（手術創など）を十分に考慮しなければいけない．

5. ここが見えれば

1 感染性心内膜炎の予防

先天性心疾患に感染性心内膜炎（IE）を合併することがあるため，歯科治療などに際しては抗菌薬を予防的に投与することが推奨されてきた．わが国のガイドライン[5]では，複雑性チアノーゼ性先天性心疾患（単心室，完全大血管転位，Fallot四徴症など）は予防投与をすべき（Class Ⅰ）とされ，それ以外のほとんどの先天性心疾患も予防投与をした方がよい（Class Ⅱa）とされている．二次孔型の心房中隔欠損症や術後半年以上残存短絡のない心室中隔欠損・大動脈管開存などはIEのリスクは低いと考えられている[5]．

欧米でも以前は同様に考えられていたが，2007年に改訂されたAmerican Heart Associationのガイドライン[6]では，歯科処置時の抗菌薬予防投与の有効性に科学的根拠が乏しいとして，抗菌薬予防投与を限定するという大きな修正がなされた．先天性心疾患に関しては，ハイリスク（わが国のガイドラインでのClass Ⅰに相当）を有する症例にのみ抗菌薬予防投与を推奨，それ以外の疾患には不要としている[6]．

6. 治療のスジ

1 Eisenmenger症候群

先天的な左右短絡により肺血流増加が持続した結果，肺動脈の末梢が器質的（不可逆性）閉塞を生じて，肺血管抵抗が増大し，肺高血圧をきたしてしまうことがある．こうなると，原疾患に対する外科手術は禁忌となる．

酸素投与，ジギタリス，利尿薬などが用いられていたが，予後改善や症状改善は難しい．血栓予防に抗凝固薬や抗血小板薬が用いられることもあったが，気管支動静脈短絡が発達して喀血や

肺内出血を合併することがあるので，慎重でなければいけない．近年，エンドセリン受容体拮抗薬やホスホジエステラーゼ5阻害薬，プロスタノイド製剤が単独あるいは併用で用いられるようになってきた[1]．

7. 考え方が変わった

1 先天性心疾患に対するカテーテル治療[1]

先天性心疾患の治療は外科手術が基本であるが，新しいデバイスの開発により，カテーテル治療が適応となる疾患が増えてきた．心房中隔欠損症に対しては，AMPLATZER Septal Occluder®という形状記憶合金のメッシュでできた円形の閉鎖栓をカテーテルを用いて留置する治療が1990年代後半に開発され，わが国でも2006年から保険適応となった（学会での認定基準を満たした施設でのみ実施可能）．動脈管開存（PDA）や冠動脈瘤に対するカテーテル治療としてコイルを用いた閉鎖術が用いられることもあるが，大きなPDAに対してはAMPLATZER Septal Occluderも有用である．現在欧米では，心室中隔欠損に対するAMPLATZERデバイス使用の治験が行われている．

2 Eisenmenger症候群に対する外科手術[1]

Eisenmeger化した先天性心疾患に対して，欧米では心内修復＋両側片肺移植が行われることが増えており[7,8]，わが国での報告もある[9,10]．しかし，基礎心疾患が心内修復困難な場合や心機能低下がある場合は，心肺移植を考慮しなければならない．

おわりに

確かに，日常の循環器内科診療において先天性心疾患が占める割合は少ない．しかし，今後とも未加療の先天性心疾患を有する患者が循環器内科を受診することは一定の確率である．また，先天性心疾患術後の成人症例を内科医が診る可能性は増加するはずである．循環器内科医でも，先天性心疾患に関する知識をup-to dateしておく必要がある．

文献

1) 成人先天性心疾患診療ガイドライン（2011年改訂版）．2004-2005年合同研究班報告（日本循環器学会，日本胸部外科学会，日本産科婦人科学会，日本小児循環器学会，日本心臓病学会）
2) 循環器超音波検査の適応と判読ガイドライン（2010年改訂版）．2009年度合同研究班報告（日本循環器学会，日本心エコー図学会，日本心血管インターベンション学会，日本心臓血管外科学会，日本心臓病学会，日本超音波学会）
3) 先天性心疾患の診断，病態把握，治療のための検査法の選択ガイドライン．2007-2008年度合同研究班報告（日本循環器学会，日本胸部外科学会，日本外科学会，日本小児科学会，日本小児循環器学会，日本心臓血管外科学会，日本心電学会，日本超音波学会）
4) Stanger, P., et al.：Diagnostic accuracy of pediatric echocardioagrams performed in adult laboratories. Am J Cardiol. 1999; 83：908-914.
5) 感染性心内膜炎の予防と治療に関するガイドライン（2008年改訂版）．2007年度合同研究班報告（日本循環器学会，日本胸部外科学会，日本小児循環器学会，日本心臓病学会）
6) Wilson, W., et al.：Prevention of Infective Endocarditis. Guidelines form the American Heart Association. Circulation, 116：1736-1754, 2007

7) Spray, T. L., et al.：Pediatric lung transplantation for pulmonary hypertension and congenital heart disease. Ann Thorac Surg, 54：216-223, 1992
8) Choong, C. K., et al.：Repair of congenital heart lesions combined with lung transplantation for the treatment of severe pulmonary hypertension：a 13 year experience. J Thorac Cardiovasc Surg, 129：661-669, 2005
9) Matsuda, H., et al.：Living-related lobar transplantation and simultaneous atrial septal defect closure in a young patient with irreversible pulmonary hypertension：a case report. Heart Vessels, 19：203-207, 2004
10) Inoue, M., et al.：Bilateral lung transplantation with closure of ventricular septal defect in a patient with Eisenmeger syndrome. Gen Thorac Cardipvasc Surg, 58：25-28, 2010

プロフィール

杉下和郎（Kazuro Sugishita）
JR東京総合病院　循環器内科
1991年東京大学医学部卒．
1998年から2001年までユタ大学で心筋細動内カルシウム動態の基礎研究．
2002年から現所属．心不全の薬物療法など一般循環器内科診療に従事．

索引 Index

数字

2枝ブロック	154
Ⅲ音	63
3枝ブロック	154

欧文

A

AⅡ	97
Academic Research Consortium	128
ACE	97
ACE2	100
ACEI	102
Adams-Stokes発作	172
ADHERE研究	42
ADH過剰症候群	15
AMI	115
APTT	181
AQP2	13
ARB	102
ARC	128
ASCEND-HF	59
ASD	234
AT1R	97
ATTEND registry	55
AVNRT	165
AVRT	165

B

bare metal stent	126
bilevel PAP	27
BMS	126
Brugada型心電図	155
Brugada症候群	155
BUN	34
βアドレナリン受容体	48
β遮断薬	91, 123

C

CABG	115, 121
cAMP	49, 54
cAMP分解酵素	47
Cardiovascular Continuum	98
CHA_2DS_2-VAScスコア	184
$CHADS_2$スコア	182
CICR	74
coronary artery bypass grafting	115
CPAP	27, 29
CRT	192
CRT-D	192
cTGA	235

D～F

DAPT	112, 128
DES	126
down regulation	40, 49
drug-eluting stent	126
dual antiplatelet therapy	112, 128
Ebstein病	235
EF	73
Eisenmenger症候群	238
Elastance	72
Electrical storm	186
Emax	72
EPAP	28
Fallot四徴症	234
Forrester分類	39, 40, 56, 61

F～J

hANP	55
Head-up tilt試験	229
HFpEF	72
IABP	67, 68
IB-IVUS	124
ICD	105, 192
implantable cardioverter-defibrillator	105
in-stent restenosis	126
integrated backscatter IVUS	124
intra-aortic balloon pumping	67
IPAP	28
ISR	126
JAST研究	183

M～O

MR	100
nesiritide	59
Nohria-Stevenson分類	56, 61
NPPV	27
OPTIMIZE-HF研究	43

P

PaO_2/FiO_2比	29
PCI	112, 115, 121, 126
PCPS	67, 70
PDA	234
PDE-Ⅲ阻害薬	47
percutaneous cardio-pulmonary support	67
percutaneous coronary intervention	112, 115, 126
peri-stent contrast staining	128
PKA	49
plain old balloon angioplasty	126
POBA	126
PSS	128
PSVT	164
PT-INR	179
P-糖蛋白阻害薬	181

Q～S

QT延長症候群	156
RAAS	56
RALES試験	33
RE-LY試験	180
R-L mismatch	63
SERCA2	75
SHF	72
short coupled PVC	156
ST	128

stent thrombosis		128
substrate		105

T〜W

Tilt 訓練		232
torsades de pointes		156
VF		186
VSD		234
VT		186
WPW症候群		162, 164

和 文

あ 行

アクアポリン-2		13, 16
アデニル酸シクラーゼ		48
アドレナリン		173, 209
アトロピン硫酸塩		173
アナフィラキシー		207
アピキサバン		181
アルドステロン		100, 106
アンジオテンシン		106
アンジオテンシン-(1-7)		100
アンジオテンシンⅡ		97
アンジオテンシンtype1受容体		97
アンジオテンシン受容体拮抗薬		102
アンジオテンシン変換酵素		97
アンジオテンシン変換酵素阻害薬		102
胃潰瘍		113
異型狭心症発作		138
イソプロテレノール		173
一時的ペーシング		170
インフラマソーム		149
植込み型除細動器		105, 192
うっ血		62
エドキサバン		181
炎症		149

か 行

拡張能		72
カテーテルアブレーション		189, 197
カテコラミン		48
カリウム保持性利尿薬		13, 31
カルシウム過負荷		107
カルシウム拮抗薬		123
カルベジロール		49
カルペリチド		12
冠血流増加		69
冠動脈バイパス手術		115, 121
冠攣縮		132, 141
冠攣縮性狭心症		132
冠攣縮誘発試験		135
気管挿管		29
基質		105
偽性心室頻拍		162
キマーゼ		97
急性冠症候群		109, 149
急性左心不全		224
急性心筋梗塞		109, 115, 223
急性心不全		143
急性肺水腫		64
急性肺塞栓		71
急速飽和		112
凝固第Ⅹa因子阻害薬		181
強心薬		45
胸水		79
胸水貯留		78
虚血性心疾患		115, 141
駆動比率		69
クリニカルシナリオ		39, 43
グルカゴン		209
クレアチニン		34
クレアチニンクリアランス		180
クレアチニン補正値		14
経口バソプレシン(V2)受容体拮抗薬		13
頸静脈怒張		63
経皮的冠動脈インターベンション		112, 115, 121, 126
経皮的心肺補助装置		67
血管拡張薬		45
血管弛緩作用		57
血小板凝集抑制		111
血小板減少		58
高カリウム血症		34
交感神経		106, 161
高感度CRP		150
抗凝固療法		219
高血圧		151
抗血小板薬		110, 111, 122
抗血小板薬2種投与		112
抗血小板薬二剤併用療法		128
甲状腺機能亢進症		218
甲状腺機能低下症		218, 219
交代性脚ブロック		153
高張性脱水		14
高張性低ナトリウム血症		16
後負荷		141
後負荷軽減		69
抗利尿ホルモン		15
呼気終末陽圧		24
呼吸筋疲労		24

さ 行

サイアザイド系利尿薬		12
再狭窄		126
サルコメア		76
酸素マスク		25
脂質異常症		151
自然免疫		149
失神		229
集合管		32
収縮期血圧		43
収縮能		72
修正大血管転位		235
硝酸薬		123, 141
女性化乳房		35
徐脈性不整脈		172
心エコー		222
心機能曲線		64
心筋虚血		122
心筋梗塞		142
神経調節性失神		229
腎血流量		34
心原性ショック		66
心室細動		71, 105, 186
心室中隔欠損症		234
心室頻拍		71, 105, 186
侵襲的体外ペーシング		170, 173
侵襲的陽圧換気		23
心臓刺激因子		87
心臓保護因子		87
浸透圧性脱髄症候群		16
浸透圧利尿薬		14
心不全		18, 85, 91
心房細動		158, 218
心房細動アブレーション		200
心房細動治療ガイドライン		183

Index

心房性ナトリウム利尿ペプチド 12, 13
心房中隔欠損症 234
スタチン 151
スタチン製剤 123
ステント血栓症 128
ステント内血栓閉塞 112
スピロノラクトン 33
潜在性WPW症候群 164
潜在性甲状腺機能低下症 220
センシング閾値 175
全身血管抵抗 64
先天性心疾患 234
前負荷 141
粗動化 161

た 行

タイチン 76
大動脈解離 227
大動脈バルーンパンピング 67
ダビガトラン 177, 179, 180
炭酸脱水素酵素抑制薬 14
短連結心室期外収縮 156
致死性心室性不整脈 186
直接的レニン阻害薬 102
低カリウム血症 34
低張性脱水 15
低ナトリウム血症 12, 15, 34
低用量ドパミン (renal dose) 39
伝導遅延 105
洞機能不全 162
等張性脱水 15
等張性低ナトリウム血症 16
洞停止 161
糖尿病 151
動脈管開存 234
動脈硬化 146
特発性心室細動 155
突然死 104
ドパミン 37, 51
ドブタミン 39, 50

トルバプタン 17

な 行

内皮障害 147
ニコランジル 141
二相性反応 210
ノルアドレナリン 37, 51

は 行

バイアスピリン® 110
肺うっ血 78
肺炎 18
肺高血圧 51
排泄率 14
排泄量 14
肺塞栓 226
バルーン拡張術 126
非観血的体表ペーシング 170, 173
非侵襲的陽圧換気 23
非侵襲的陽圧呼吸 44
等張性低ナトリウム血症 16
ピモベンダン 52, 54
非薬剤溶出性ステント 126
日和見感染 21
不安定狭心症 109
副交感神経 161
不整脈源性右室心筋症 154
プラーク 147
プラーク安定化 123
プラーク破綻 109
プラビックス® 110
フロセミド 33
プロテインキナーゼA 49
プロトンポンプ阻害薬 113
プロレニン 99
(プロ)レニン受容体 99
ペースメーカ治療 232
ヘンレの太い上行脚 32

房室回帰性頻拍 165
房室結節 158
房室結節回帰性リエントリー性頻拍 165
房室伝導障害 161
泡沫細胞 148
補助循環 66
ホスホジエステラーゼⅢ阻害薬 47
ホスホランバン 75, 107
捕捉閾値 176
発作性上室性頻拍 164

ま 行

末梢循環不全 62
慢性心不全 84
ミネラロコルチコイド受容体 100
脈圧の狭小化 63
ミルリノン 51, 52, 53
メタボリック症候群 98

や〜わ

薬剤溶出性ステント 126
陽圧換気 23
リアノジン受容体 48, 107
リザーバー付きマスク 25
リズムコントロール 159
利尿薬 44
リバーロキサバン 177, 181
両室ペーシング機能付き
植込み型除細動器 192
両室ペーシングによる心臓再同期療法 192
ループ利尿薬 12, 31
レートコントロール 159
レニン 106
ローディング 112
ワルファリン 177, 179

編者プロフィール

村川裕二（Yuji Murakawa）

1981年	東京大学医学部医学科　卒
1983年	東京大学医学部第二内科　入局
1987年	米国メリーランド州　Johns Hopkins大学　Biomedical Engineering　留学
1989年	公立学校共済関東中央病院内科
1991年	東京大学医学部第二内科/循環器内科　助手
2004年	帝京大学医学部附属溝口病院第4内科　教授

　循環器診療で用いられる薬剤として有名な硝酸薬ですら，どうして狭心症の治療に使えるのかメカニズムが明らかになるまで長い時間がかかりました．静脈系への作用，冠動脈への直接作用，あるいはそれ以外の機序もあり，患者さんごとに有効性の理由は異なっているかもしれません．わかっていること，わかっていないことを厳密に区別することは難しいことです．エビデンスに縛られると息苦しくなります．臨床では，真実かどうかはともかく，「わかりやすい説明と理解」というのもありえると思っています．肩の力を抜いて，理屈と直感のバランスが取れた診療はいかがですか．

レジデントノート　Vol.14　No.14（増刊）

循環器診療の疑問、これで納得！
何となくが自信に変わる、現場で知りたいホントのところ

編集／村川裕二

レジデントノート

2012年12月10日発行〔第14巻　第14号（増刊）〕
2013年　5月30日第2刷発行

Vol.14　No.14（増刊）　2012〔通巻162号〕
ISBN978-4-7581-0541-5

定価（本体4,500円＋税）　（送料実費別途）

発行人　一戸裕子
発行所　株式会社 羊 土 社
　　　　〒101-0052
　　　　東京都千代田区神田小川町2-5-1
　　　　TEL　　03（5282）1211
　　　　FAX　　03（5282）1212
　　　　E-mail　eigyo@yodosha.co.jp
　　　　URL　　http://www.yodosha.co.jp/

装幀　野崎一人
印刷所　株式会社 三秀舎
広告申込　羊土社営業部までお問い合わせ下さい．

© YODOSHA CO., LTD. 2012
Printed in Japan
郵便振替　00130-3-38674

本誌に掲載する著作物の複製権・上映権・譲渡権・公衆送信権（送信可能化権を含む）は（株）羊土社が保有します．
本誌を無断で複製する行為（コピー，スキャン，デジタルデータ化など）は，著作権法上での限られた例外（「私的使用のための複製」など）を除き禁じられています．研究活動，診療を含み業務上使用する目的で上記の行為を行うことは大学，病院，企業などにおける内部的な利用であっても，私的使用には該当せず，違法です．また私的使用のためであっても，代行業者等の第三者に依頼して上記の行為を行うことは違法となります．

JCOPY　＜（社）出版者著作権管理機構　委託出版物＞
本誌の無断複写は著作権法上での例外を除き禁じられています．複写される場合は，そのつど事前に，（社）出版者著作権管理機構（TEL 03-3513-6969，FAX 03-3513-6979，e-mail：info@jcopy.or.jp）の許諾を得てください．

循環器診療に役立つおすすめ書籍

そうだったのか！絶対わかる 心エコー
見てイメージできる判読・計測・評価のコツ
著／岩倉克臣

心エコー上達の第一歩にオススメ！判読の基本から計測の進め方，疾患ごとの評価まで，必ず押さえたい知識をカラー写真と図を駆使して明快に解説！ややこしい計算や評価法もすんなり理解できる．webで動画もみられる！

- 定価（本体4,000円＋税）
- A5判　171頁
- ISBN978-4-7581-0748-8

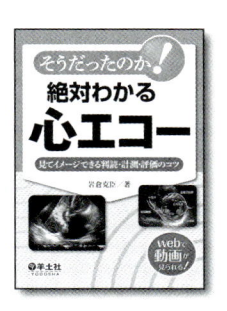

そうだったのか！絶対読める 心電図
目でみてわかる緊急度と判読のポイント
著／池田隆徳

波形アレルギーを克服したいアナタへ！心電図の達人が波形判読のコツを明快に伝授！さらに，治療の必要性を示す緊急度，コンサルトのタイミング，疾患の発生頻度など臨床で役立つアドバイスも満載．

- 定価（本体3,200円＋税）
- A5判　125頁
- ISBN978-4-7581-0740-2

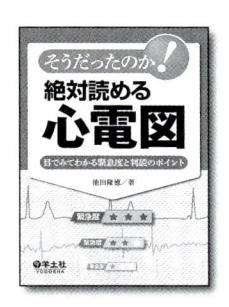

処方変更で迷わない！循環器治療薬の使い分けと代替薬の選び方
編集／澤田康文

主な循環器治療薬について，同効薬との違いや代替薬の選び方を解説．どんな症例に最適か？効果がない時や副作用が出た時の用量調節・処方変更はどうする？など，患者・症例ごとの使い分けを知るために最適な一冊！

- 定価（本体5,400円＋税）
- B6判　414頁
- ISBN978-4-7581-0747-1

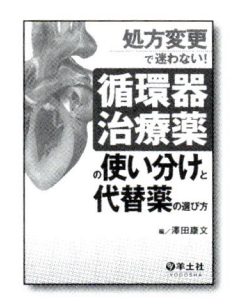

改訂版 確実に身につく PCIの基本とコツ
目で見てわかるデバイスの選択・基本手技と施行困難例へのテクニック
編集／南都伸介

豊富な画像とイラストで手技が目で見てわかる！新デバイス，役立つ新技術を大幅に追加し，エキスパートがその使い分け，操作のコツをわかりやすく解説しています．あらゆる状況にも対処できる確かな力が身につく！

- 定価（本体8,500円＋税）
- B5判　355頁
- ISBN978-4-7581-0746-4

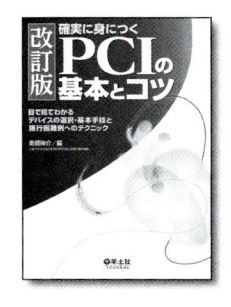

発行　羊土社 YODOSHA
〒101-0052　東京都千代田区神田小川町2-5-1　TEL 03(5282)1211　FAX 03(5282)1212
E-mail : eigyo@yodosha.co.jp
URL : http://www.yodosha.co.jp/

ご注文は最寄りの書店，または小社営業部まで

日常診療に役立つおすすめ書籍

ジェネラル診療シリーズ
もう困らない！
高齢者診療でよく出合う問題とその対応

検査や治療はどこまで必要？患者・家族に満足してもらうには？外来・病棟・在宅・施設ですぐに役立つ実践ポイント

編集／木村琢磨

全ての内科医・プライマリケア医必携！高齢者診療のコツがわかる！診察室での対応だけでなく，在宅・施設での家族や介護スタッフとの連携のポイントも解説．高齢化が進む今，知っておくべき内容が満載！

- 定価（本体4,500円＋税）
- B5判　276頁
- ISBN978-4-7581-1500-1

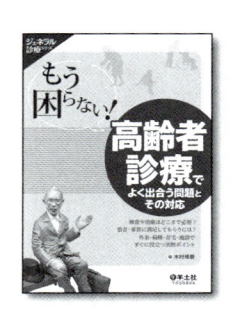

ジェネラル診療シリーズ
いざというとき必ず役立つ
小児診療のコツ 改訂版

症候・疾患別に，まず考えること，すべきことがわかる！

編集／細谷亮太

まず考えること，すべきことは何か？すぐ役立つ入門書として好評を博した初版を全面的に刷新！現場で使いやすい症候別，疾患別の構成はそのままに，診療のポイント，コツを大幅追加！小児を診ることがあるなら必携！

- 定価（本体4,500円＋税）
- B5判　284頁
- ISBN978-4-7581-1501-8

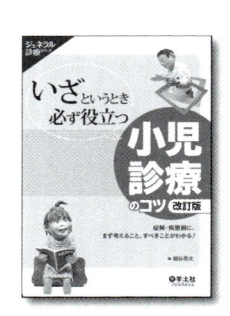

やさしい英語で外来診療

聞きもらしのない問診のコツ

監修／大山　優　著／安藤克利
協力・ナレーター／Jason F Hardy, 遠藤玲奈

英会話は苦手…という方にオススメ！外来の流れに沿って，シンプルでも患者さんにしっかり伝わる口語表現を解説．症状ごとに必要な情報を確実に聞き取るコツがよくわかる！日常ですぐ活かせる一冊です．音声CDつき

- 定価（本体3,400円＋税）
- A5判　246頁
- ISBN978-4-7581-1726-5

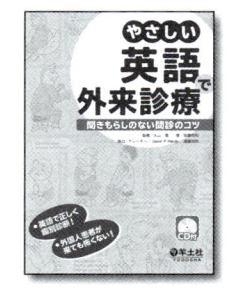

医療に必ず役立つ iPhone/iPad

日常診療・文献管理・勉強・学会などにアプリやWebサービスを徹底活用！

著／井内裕之

医療従事者のためのiPhone/iPad活用書が登場！仕事をより便利に，より効率的に行うために，厳選されたアプリやWebサービスを使いこなす方法が満載で，初級者にもわかりやすい実用的な一冊です．

- 定価（本体3,400円＋税）
- B5判　206頁
- ISBN978-4-7581-0813-3

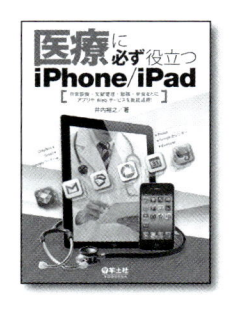

発行　羊土社 YODOSHA
〒101-0052　東京都千代田区神田小川町2-5-1　TEL 03(5282)1211　FAX 03(5282)1212
E-mail：eigyo@yodosha.co.jp
URL：http://www.yodosha.co.jp/

ご注文は最寄りの書店，または小社営業部まで

レジデントノート別冊 救急・ERノート

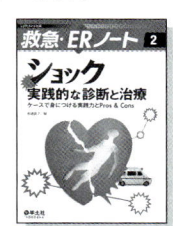

本シリーズに寄せられた声
- 教科書だけでは得られない知識があり，実践に直結している
- ケーススタディが豊富で理解しやすい
- Pros&Cons は読みやすく，いろいろな意見を知ることができる

❶ もう怖くない めまいの診かた、帰し方
致死的疾患の見逃しを防ぎ，一歩進んだ診断と治療を行うために
編集／箕輪良行

- 定価（本体4,500円＋税）
- B5判　262頁
- ISBN978-4-7581-1341-0

苦手の原因を解消し，ステップアップまで徹底解説！

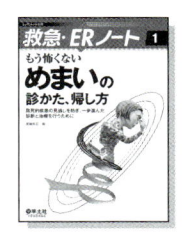

❷ ショック ― 実践的な診断と治療
ケースで身につける実践力とPros & Cons
編集／松田直之

- 定価（本体4,500円＋税）
- B5判　244頁
- ISBN978-4-7581-1342-7

現場ではどう動くのか？実際の対応法がわかる！

❸ 症例から学ぶ ERの輸液 ―まず何を選び、どう変更するか
編集／三宅康史

- 定価（本体4,600円＋税）
- B5判　261頁
- ISBN978-4-7581-1343-4

輸液療法からみた病態管理のポイントを解説！！

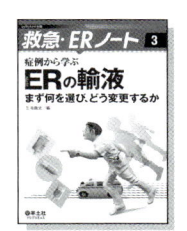

❹ 胸背部痛を極める ―あらゆる原因を知り、対処する
ケースで身につく専門医の実践的アドバンストスキル
編集／森脇龍太郎，石川康朗

- 定価（本体4,600円＋税）
- B5判　260頁
- ISBN978-4-7581-1344-1

致死的疾患を見逃さないためのポイントが満載！

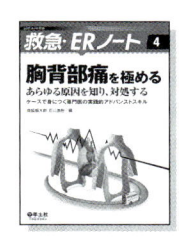

❺ まずい！から始める 意識障害の初期診療
編集／堤　晴彦，輿水健治，中田一之

ケーススタディとコーマ・ルールで系統的な診療を身につける

- 定価（本体4,700円＋税）
- B5判　276頁
- ISBN978-4-7581-1345-8

系統的な初期診療をマスター！確実な実践力が身につく！

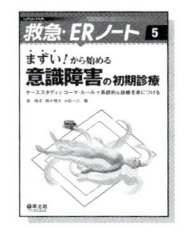

❻ 症候と疾患から迫る！ ERの感染症診療
疑い，探し，組み立てる実践的な思考プロセス
編集／大野博司

- 定価（本体5,500円＋税）
- B5判　364頁
- ISBN978-4-7581-1346-5

原因菌は何？抗菌薬の処方は？鑑別・初期対応のコツがわかる！

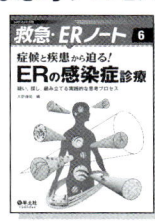

❼ 直伝！ 救急手技 プラチナ テクニック
2012年12月発行予定

合併症への対応や，手技施行後に考えるべきことなど，次の一手まで見据えた王道アプローチを伝授
編集／太田祥一

続刊もご期待ください！

発行　羊土社 YODOSHA
〒101-0052　東京都千代田区神田小川町2-5-1　TEL 03(5282)1211　FAX 03(5282)1212
E-mail：eigyo@yodosha.co.jp
URL：http://www.yodosha.co.jp/

ご注文は最寄りの書店，または小社営業部まで

プライマリケアと救急を中心とした総合誌
レジデントノート

年間定期購読料（送料サービス）
- 月刊のみ　12冊
  定価（本体24,000円＋税）
- 月刊＋増刊
  増刊を含む定期購読は羊土社営業部までお問い合わせいただくか、ホームページをご覧ください。
  URL : http://www.yodosha.co.jp/rnote/

月刊
毎月1日発行　B5判　定価（本体2,000円＋税）

初期研修医から指導医まで日常診療を徹底サポート！

現場に出てすぐに使える日常診療の基本から一歩進んだ最近のエビデンス，進路情報までかゆいところに手が届く！

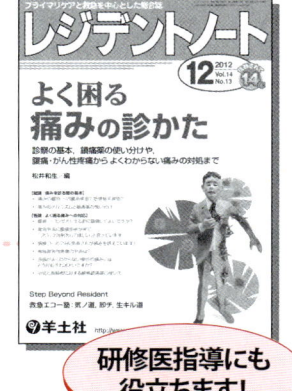

研修医指導にも役立ちます！

増刊 レジデントノート
1つのテーマをより広くより深く
□ B5判

レジデントノート Vol.14 No.11 増刊（2012年9月発行）
ピンチを回避する！救急診療のツボ
見たことがない病態では？検査で意外な結果が出たときは？
スマートな患者接遇は？…など，あなたの疑問に答えます
編集／岩田充永
定価（本体4,300円＋税）　● 救急でよくあるピンチに陥らないコツを伝授！

レジデントノート Vol.14 No.8 増刊（2012年7月発行）
答えが見つかる！慢性疾患への薬の使い方
専門医が伝授する高血圧，糖尿病，膠原病，腎疾患，慢性心不全，肺疾患診療のコツ
総編集／藤村昭夫
編集／筧 俊成，簑田清次，山縣邦弘，代田浩之，大田 健　定価（本体4,500円＋税）
● 自信がもてる，慢性疾患への薬物療法のコツを伝授！

レジデントノート Vol.14 No.5 増刊（2012年5月発行）
救急で冴える！胸部画像の読影力
適切なオーダー，正確な読影プロセス，見逃し注意症例をおさえよう！
編集／船曳知弘　定価（本体4,200円＋税）　● 見逃さず読影できる，確かな力が身につく！

発行　**羊土社 YODOSHA**
〒101-0052　東京都千代田区神田小川町2-5-1　TEL 03(5282)1211　FAX 03(5282)1212
E-mail : eigyo@yodosha.co.jp
URL : http://www.yodosha.co.jp/

ご注文は最寄りの書店，または小社営業部まで